U0121460

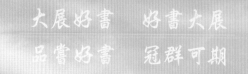

大展好書　好書大展
品嘗好書　冠群可期

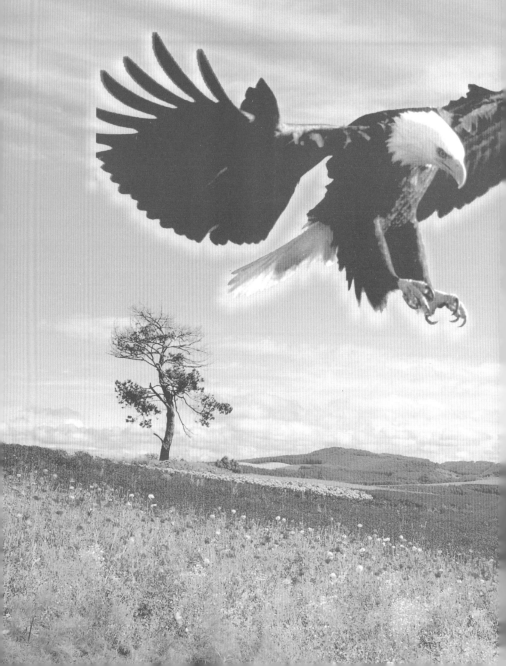

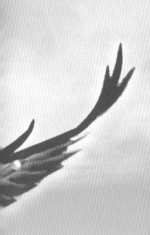

大展好書　好書大展
品嘗好書　冠群可期

中醫保健站：14

望耳診病
與耳穴治療圖解

周幸來
周　舉　主編

大展出版社有限公司

望耳診病與耳穴治療圖解

主　　編｜周幸來　周舉
責任編輯｜壽亞荷

發 行 人｜蔡森明
出 版 者｜大展出版社有限公司
社　　址｜台北市北投區（石牌）致遠一路 2 段 12 巷 1 號
電　　話｜(02)28236031・28236033・28233123
傳　　真｜(02)28272069
郵政劃撥｜01669551
網　　址｜www.dah-jaan.com.tw
電子郵件｜service@dah-jaan.com.tw
登 記 證｜局版臺業字第 2171 號

承 印 者｜傳興印刷有限公司
裝　　訂｜佳昇興業有限公司
授 權 者｜遼寧科學技術出版社
排 版 者｜弘益企業行
初版 2 刷｜2013 年 11 月
2 版 1 刷｜2023 年　7 月

定　　價｜420 元

國家圖書館出版品預行編目 (CIP) 資料

望耳診病與耳穴治療圖解 / 周幸來 , 周舉主編
—初版—臺北市，大展出版社有限公司，2008.05
面；21 公分—（中醫保健站；14）
ISBN 978-957-468-607-0（平裝）
1.CST: 五官科　2.CST: 耳科　3.CST: 經穴
413.52　　　　　　　　　　　　　97004123

編著者名單

主　編	周幸來　周　舉
副主編	朱國芹　崔玉琴
編著者	周幸來　周　舉　周　績　姜史芳
	孫　濱　葛肖鵑　雷泳生　周登雲
	周水冰　周迅雷　周水根　徐朝洪
	毛永波　范漢傑　周飛鵬　毛　飛
	周飛翔　毛光建　范小民　祝新飛
	周　拔　周　超　周　峰　周　偉
	周新民　孫磊磊　祝新宇　毛建國
	潘琪美　姜小霞　祝聯飛　朱國芹
	崔玉琴　林　玉
攝　影	周幸來
繪　圖	林　玉　劉立克

作者簡介

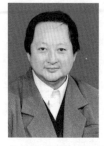

周幸來 男，1951 年出生，主治中醫師。現任浙江省江山市幸來特色醫學研究所所長。先後由人民衛生出版社、人民軍醫出版社、金盾出版社、軍事醫學科學出版社、廣西科學技術出版社出版了《中西醫臨床注射療法》、《疑難病中醫特色療法》、《中國民間診病奇術》、《現代疑難病症特色療法叢書·呼吸科疑難病症特色療法》、《現代疑難病症特色療法叢書·心血管科疑難病症特色療法》、《男科疑難頑症中醫特色療法》、《現代疑難病症特色療法叢書·男科疑難病症特色療法》、《特色療法叢書·注射療法》、《全息望診圖譜》、《特色療法叢書·電針療法》等 10 部論著，計 500 多萬字，插圖 2000 餘幅。發表醫學論文 30 多篇。

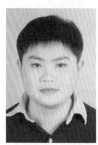

周舉 男，1978 年出生，執業醫師。現在中國軍事醫學科學院附屬醫院外二（骨）科工作。大學畢業後，曾在北京武警總醫院進修 1 年。先後與第一主編編撰、出版了《中西醫臨床注射療法》、《疑難病中醫特色療法》、《中國民間診病奇術》、《現代疑難病症特色療法叢書·呼吸科疑難病症特色療法》、《現代疑難病症特色療法叢書·心血管科疑難病症特色療法》、《男科疑難頑症中醫特色療法》、《現代疑難病症特色療法叢書·男科疑難病症特色療法》、《特色療法叢書·注射療法》、《全息望診圖譜》、《特色療法叢書·電針療法》等 10 部論著，計 500 多萬字，插圖 2000 餘幅。發表醫學論文 10 多篇。

内容提要

　　耳人人皆有，筆者從耳入手，透過觀察耳廓的位置、厚薄、大小、形態、色澤、血管、耳道分泌物、耳道贅生物及其他「陽性反應物」（諸如丘疹、皺褶、脫屑等）的改變；或用特製染色液進行耳穴染色的方法，以觀察耳穴的顏色變化；或用手指觸摸其形態表現；或用探棒、探筆等按壓耳郭上的穴位以查明其陽性壓痛點；或採用耳部資訊探測儀來進行探測耳穴敏感點等，以預測人的壽夭、所患疾病、判斷預後等。

　　本書分上、下兩篇。

　　上篇為望耳診病及耳穴診療基礎，包括耳部解剖、耳穴分布、耳穴的功能與適用病症、望耳診病方法、耳穴常用方法及耳穴療法使用注意事項等。

　　下篇為臨床各論，包括傳染病、呼吸系統疾病、消化系統疾病、心腦血管疾病、內分泌和代謝性疾病、神經系統疾病、泌尿系統疾病、婦科疾病、男科疾病、運動系統疾病等60餘種疾病，對這些疾病的症狀與體徵、望耳診病要點、耳穴療法、生活調理等進行了詳細介紹。還介紹了如何應用耳穴診療進行美容、減肥、祛斑、防近視、防考試緊張等方面的操作方法。

　　書中配有大量的各種疾病耳廓表現圖和耳穴治療圖，圖片精美，可使讀者一目了然，快速學會耳診和耳穴治療，做到有病早發現，小病早治療，大病變小病，

危重病變平安病，以保障身體康健，青春長駐。

　　本書深入淺出，人繁我簡，人簡我繁，簡繁得當，圖文並茂，雅俗共賞。既可供具有初中以上程度的廣大醫學愛好者瀏覽、學習，也可供各類各級醫務工作者以及研究人員閱讀、應用及參考，對在讀學生、實習生也有一定的學習、參考價值。

前　言

　　望耳診病是指透過觀察耳廓的位置、厚薄、大小、形態、色澤、血管、耳道分泌物、耳道贅生物及其他「陽性反應物」（諸如丘疹、皺褶、脫屑等）的變化，來輔助臨床診斷和鑒別診斷疾病的一種簡易而有效的方法。它是我國傳統醫學的重要組成部分，有著悠久的歷史根源。早在 2000 多年前就已成書的中醫經典著作《黃帝內經》中，就有「視耳好惡，以知其性」的確切記載。《黃帝內經》認爲，耳與經絡有著十分密切的聯繫，十二正經均直接或間接上達於耳，故將其高度概括爲「耳者，宗脈之所聚也」。1973年，我國文物考古工作者在湖南長沙馬王堆西漢墓出土的一批醫籍帛書中，發現有《陰陽十一脈灸經》和《足臂十一脈灸經》兩書，它是我國目前已知的最早的經脈學和灸療學專著。在《陰陽十一脈灸經》一書中，就明確記載有上肢、眼、咽喉與「耳脈」相聯繫，這無疑是先哲們長期以來對生理、病理現象進行觀察的理論概括。由此可以看出，早在 2500 年以前，我國醫家先哲就已有耳穴診療、養生等方面的論述。這一基本理論，經歷代醫學家的不斷補充及發展，使耳廓望診學——耳穴診治學這一具有東方醫學特色的耳醫學，爲人類的繁衍、生息作出了重要的貢獻。

　　近 50 年來，我國廣大醫務工作者在繼承發揚中國傳統

醫學和吸收國外耳診治學的經驗基礎上，將耳廓診斷、耳穴治療、保健、養生美容學的理論與現代醫學理論相結合；從經絡、神經、體液、淋巴、免疫、生物信息等途徑進行了有益的探討與研究，在耳診治學方面作了大量的、艱苦的、深入細緻的工作，使耳廓診斷符合率高達85%以上。耳穴治療遍及內、外、婦、兒、皮膚、五官等臨床各科幾百種病患。

正因如此，為了更好的推廣和普及望耳診病和耳穴治療的技能，或為在這一方面有研究造詣的專家、學者提供借鑒或參考，我們經過20多年的辛勤努力，收集、整理了大量的文獻資料，並結合長期的臨床實踐，撰編了這本《望耳診病與耳穴治療圖解》。我們相信，本書的出版能夠對推廣和普及望耳診病與耳穴治療技術起到積極的作用，為提高全民族的身體素質，實現世界衛生組織提出的「人人享有衛生保健、人人健康」的宗旨和「回歸大自然」的醫療總趨勢，作一點貢獻，為構建具有中西醫結合特色的望耳診病與耳穴治療技術新大廈添磚加瓦。

古人云：「授人以魚，只供一飯所需；教人以漁，則終生受用無窮。」正基於此，我們著手撰編了本書。然「百步之內，必有芳草」；「三人行，必有我師焉」。更由於編著者才疏學淺，加之時間倉促，內中謬誤之處定然不少，祈望有關專家和廣大讀者不吝賜教，予以斧正。

周幸來

於浙江省江山市幸來特色醫學研究所

目　錄

下篇　臨床各論

望耳診病

及

耳穴診療基礎

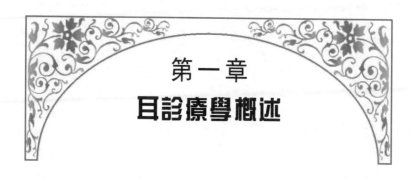

第一章
耳診療學概述

第一節　耳診療學發展簡史

　　運用耳廓和耳穴的異常變化來診斷和治療疾病在我國已有悠久的歷史，源遠流長，可追溯到 2100 多年以前。1973 年文物考古工作者，在湖南馬王堆 3 號漢墓出土的帛書中發現我國最早的醫學專著《陰陽十一脈灸經》中，就有「耳脈」的記載。

　　我國第一部系統的醫學基礎理論專著《黃帝內經》，包括《素問》和《靈樞》兩部分，其中有關耳的描述前者有 59 條，後者有 36 條。《靈樞》又稱為《黃帝針經》，書中不僅首次提出耳穴診治疾病的原理，而且還有耳穴的描述和運用耳廓治病的記載，可見應用耳廓和耳穴診治疾病在我國歷史非常悠久。同時也說明這一獨特的診病方法起源於我國的民間。

　　其後，我國的歷代醫家又不斷有新的研究進展。如唐代孫思邈在其所著的《備急千金要方》和《千金翼方》兩書中，就記載有耳中穴和陽維穴的取穴方法、主治範圍及施治方法等。

明代醫家楊繼洲在其編著的《針灸大成》一書也有耳穴的記載：「耳尖二穴，在耳尖上，捲耳取尖上是穴，治眼生翳膜，用小艾炷五壯。」詳細闡述了耳尖穴的部位、取穴方法和主治範圍，其穴位名和取穴方法一直沿用至今。明代醫家周于蕃編著了《小兒按摩術》，清代醫家張振鋆在該醫書的基礎上校訂補輯而成的《厘正按摩要術》中，詳細記載了如何利用耳廓診斷疾病，並附有耳背穴位圖，這是世界上印製的第一張耳穴圖，對後代影響較大。

汪宏在其所著的《望診遵經》一書中。則專列「望耳診法提綱」一節，論述耳廓望診，不僅提出了耳部色澤變化分屬五行、應乎五臟的觀點，還認為辨耳形可知寒熱虛實，並曰：「下消則耳輪焦乾；腸癰則耳輪甲錯；腎前病，耳則為之焦枯；腎前死，耳則為之黦黑焦癖。」清代時期，應用耳廓和耳穴來診治疾病在民間已較為普遍。

20 世紀 50 年代以來，我國對於耳診的研究取得了令人矚目的成就。

1956 年法國醫學博士諾吉爾（P.Nogier）提出了 42 個耳穴點的耳穴圖及其形似倒置胚胎的耳穴分佈規律，經葉肖麟摘譯介紹在《上海中醫藥》12 期上，對我國學者有所啟發，對耳穴的推廣普及起到了一定的促進作用。以後又有人提出了新耳穴，同時對諾吉爾的耳穴進行了驗證、篩選，豐富了對耳穴的認識，逐步充實了我國的耳穴圖，耳穴數量由原來的數十個發展到現在的200多個。

相繼出版了南京某部編著的《耳針》、王忠編著的《耳針》、陳鞏蓀等編著的《耳針的臨床應用》、劉士佩編著的《耳廓診斷與治療》、古勵等編著的《實用耳穴診

治學手冊》、李志明編著的《耳穴診治法》、黃麗春編著的《耳穴診斷治療學》以及1990年由耳穴診斷學委員會編著的《耳穴診斷學》等有關耳診學的專著，對內、外、婦、兒、五官等各科疾病在耳廓上的反映均有詳細的記載，並有大量的有關耳診學方面的論文在全國各醫學專業刊物上發表。

1987年中國針灸學會受世界衛生組織西太區辦事處的委託，制訂了「耳穴國際標準化方案（草案）」得到了世界各國醫家的認可並推廣，使耳穴日趨規範化。

1992年10月16日，經國家技術監督局批准，頒佈了《中華人民共和國國家標準·耳穴名稱與部位》，並於1993年5月1日開始實施。這一系列措施，有力的將耳診科學推上一個新臺階，使之成為一門獨立的學科，並屹立於世界醫學之林。

這充分證明其本身的科學性是經得起時間和實踐的檢驗的。然而，我們必須清醒認識到，耳穴診療法目前還處於一個發展階段，許多基礎理論和臨床問題還有待於再深入探討。

但是，在科學技術的進一步推動下，耳穴診療法亦必將有所發展、有所前進，必將成為一門系統、完整的新醫學科學體系，必定能為衛生保健事業作出新的貢獻。

第二節　耳診療學原理

一、中醫學理論的探討

(一)耳與經絡的關係

經絡與耳的關係十分密切。在十二經脈之中，手、足三陽經直接循行於耳部。其中，足陽明胃經「上耳前」；手太陽小腸經「……其支者……卻入耳中」；「手陽明之別……入耳，合於宗脈」；足少陽膽經「其支者，從耳後入耳中，出走耳前」。另外，足陽明之筋、足少陽之筋、手太陽之筋、手少陽之筋都循行於耳部。手、足三陰經則通過它的別支（經別）合於陽經而與耳部相連。

《素問・繆刺論》說：「手足少陰、太陰、足陽明之絡，此五皆會於耳中。」由此可見，十二經脈均直接或間接的與耳部發生關係。

故《靈樞・口問》說：「耳者，宗脈之所聚也。」現代實驗研究表明，在所觀察的 48 條經脈中，就有 42 條經脈與相應耳穴發生感傳聯繫，占總數的 87.5%，提示耳穴與相應經絡感傳聯繫是客觀存在的。十二經脈及陰蹺、陽蹺脈的經氣皆上通於耳，因而由經絡的聯繫，耳廓是反映臟腑生理、病理的門戶、窗口。

(二)耳與臟腑的關係

耳是機體體表與內臟聯繫的重要部位之一。五臟之中，

耳與腎、心的關係最為密切。耳為腎所主，腎開竅於耳。故《素問・陰陽應象大論》說：「腎主耳」，「腎在竅為耳」。《中藏經》亦說：「腎者，精神之舍，性命之根，外通於耳。」足可見耳與明的特殊關係。

耳與心的關係也非常密切。《針灸甲乙經》指出：心氣本通於舌，五臟皆有竅，而舌非竅，故心竅寄於耳部。現代實驗觀察也證實，手少陰心經的刺激感傳可上傳於耳廓，表明心、耳之間的確以經絡為通道，兩者之間存在著密切的聯繫。

另外，肝藏血，耳受血始能有聽覺。心主血，肺主氣，心肺合司宗氣，肺朝百脈，宗氣上貫於耳，耳方可聞及。脾胃為升降之中軸，脾胃升降失司，清陽之氣上達而貫耳，耳方能聰。因此，耳不僅是腎竅、心竅，同樣亦為肝竅、肺竅、脾竅。耳雖為人體的一小部分，但由於耳與臟腑的密切關係，故耳具有預測全身臟器生理、病理的全息作用。

二、西醫學理論的探討

(一)神經、體液學說

神經系統是機體內部的主導系統。人的身體由神經系統的支配調節，各組織器官、系統之間才能互相聯繫、協調統一，進行各種功能活動。

耳廓有著豐富的神經分佈，有來自脊神經叢的耳大神經和枕小神經，有來自腦神經的耳顳神經、面神經、舌咽神經、迷走神經的分支以及交感分支等。其中耳輪、對耳輪和耳舟的大部分由耳大神經分佈，僅上方一小部分由枕

小神經分佈。三角窩內的神經來自耳顳神經，耳大神經和枕小神經，並在三角窩的皮下形成神經叢。耳甲艇和耳甲腔的神經，除耳大神經的少數分支外，主要是面神經、迷走神經和耳顳神經分支，並在此處交織成叢。

　　耳垂的神經來自耳大神經和耳顳神經。耳廓後面上 1/3 處為枕小神經分佈，下 2/3 處為耳大神經分佈，還有迷走神經和舌咽神經的耳支也分佈於耳部的後面。耳廓的神經在真皮內形成多種感覺神經末梢，另外還伴隨血管的交感神經小束隨血管走行分佈。尤為有意義的是，專門支配內臟和腺體功能活動的迷走神經在全身體表各部均無分佈，唯獨耳廓有其分佈，這意味著耳穴與內臟、腺體的聯繫較為密切。

　　由於耳廓分佈有豐富的神經組織，因此對各種刺激的反應有高度的敏感性。當人的機體發生病變時，病理刺激通過神經系統的傳導使相應耳穴發生生物電場改變和過敏、疼痛、血管張縮、汗腺和皮脂腺的分泌及立毛肌的收縮等反應，各種治療方法產生的良性刺激也通過神經系統的傳導，阻滯或抑制了原有的病理衝動的惡性循環，並代之以正常的生理調節，致使病變減輕或消失。

(二)全息生物學說

　　我國學者張穎清教授在研究胚胎發育過程中發現，由於脫氧核糖核酸（DNA）的半保留複製和細胞的有絲分裂，可使多細胞生物體內的任何體細胞都具有與原初的受精卵（有性生殖過程中）或起始細胞（無性生殖過程中）相同的一整套基因。因此，任何一個在結構和功能上有相

對的完整性並與周圍的部分有相對明確邊界的相對獨立部分就都是全息胚，鑲嵌著人體各器官的圖譜，並由此提出了著名的「生物全息律」理論。

生物全息律中一個十分重要的內容是穴（區）分佈的全息律，認為機體的任何相對獨立、完整的部分（由幾種組織所構成的，具有一定形態和基本結構單位，如耳、頭、面、鼻、手、足、骨關節等）的每一位區都與特定的整體部位之間不斷的進行著信息交換活動，每一位區都能夠在某種程度上反映特定整體部位的演示變化。

耳穴與機體整體之間的信息交換的客觀反映，早在 20 世紀 70 年代就被國外學者所發現。美籍朝鮮人喬氏透過 20 餘次的人體實驗後，提出了「德爾他反射」，指出刺激軀體上的任何一個點後，僅需數秒鐘就可在被刺激部位對應的耳區出現皮膚溫度的改變，而非對應的軀體上則無此反應。

近些年來，我國一些研究單位也選擇耳穴做了某些類似的實驗。曾經有人在家兔胃體、胃竇、十二指腸漿膜下埋藏鉑絲電極，以觀察針刺耳穴胃、十二指腸穴區與非穴點區對胃腸生理功能的影響。實驗證明，針刺前者有明顯的效應出現，而非耳穴點區雖有一定的效應出現，但多項指標統計並無明顯的差異；也有人在胰膽穴和眼穴施行電刺激，結果發現前者有明顯的使奧迪托約肌鬆弛作用，而後者的作用則遠不如前者。這種「軀體（內臟亦然）⇔中樞⇔耳廓」間的雙向徑路，被認為是耳穴刺激療法的理論基礎。

對於耳穴的信息傳遞原理，有人提出了全息反射機

制。就是由腦內全息聯繫的神經元作為反射中樞而形成的全息反射路徑。耳廓作為一個相對完整、獨立的部分，每個耳穴在中樞神經內的投射與其所對應的整體部位的組織器官在中樞神經內的投射也存在著雙向突觸聯繫，耳穴與其對應整體部位之間的信息傳遞就是由這種聯繫而進行的。

全息反射機制闡明了人體病灶與耳穴反應區之間的直接聯繫，亦即說明一個病灶在耳穴只有一個反應點（區）。但是，一種疾病可在多處耳穴區產生陽性反應的現象也客觀存在。對此，應從機體的整體性和協調性來進行分析、考慮。

人是一個統一的、有機的整體，各組織器官系統的功能並不是孤獨進行活動的，而是密切配合，彼此協調進行的。當某一個組織器官發生疾病時，常常要影響到與其有密切關係的組織器官的活動，這種影響必然會由全息反射而將信息傳遞到耳區，當影響達到一定程度時，受到影響的組織器官所對應的耳穴區就會產生陽性反應。因而造成了一種疾病可在多處耳穴區產生陽性反應的可能性。對這些特定的耳穴區進行有效的刺激，都會在相對應的部位產生療效。

綜上所述，耳廓是機體五臟六腑、四肢百骸以及其他組織器官的重要螢光屏，是機體信息訊輸入與輸出最強、最集中的地方之一。整個耳廓是機體各臟腑組織器官的縮影，機體各臟器、各部位在耳廓皆有反應點，若各臟腑、組織器官發生病變，則必然會在耳廓得以反映。因此，透過觀察耳廓和耳穴便可窺見內臟之疾患。

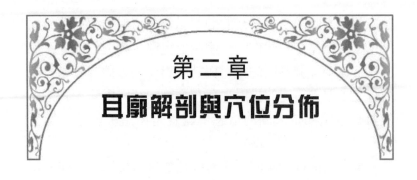

第二章
耳廓解剖與穴位分佈

第一節　耳廓生理解剖

一、耳廓的正面形態

　　耳廓的表面解剖名稱是耳穴定位的標誌。其形態與遺傳、年齡、炎症、局部外傷以及某些皮膚病等相關而有個體差異，但總的形態結構卻不變。

　　耳廓表面分為耳垂、耳輪、對耳輪、耳舟、三角窩、耳甲艇、耳甲腔、耳屏、對耳屏、屏間切跡、屏上切跡、輪屏切跡、外耳道口等 13 個解剖部位（圖 2-1）。

1. 耳垂

　　耳廓下部無軟骨的皮垂。耳垂前溝：耳垂與面部之間的淺溝。

2. 耳輪

　　耳廓邊緣向前捲曲的游離部分。包括耳輪腳、耳輪腳棘、耳輪腳切跡、耳輪結節、耳輪尾、輪垂切跡、耳輪前溝。

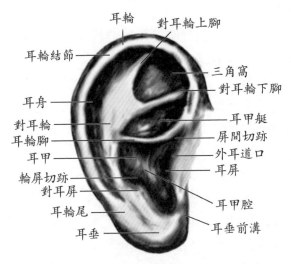

圖 2-1　耳廓正面表面解剖名稱示意圖

3. 對耳輪

耳廓邊緣內側與耳輪相對平行隆起部分，其上端分叉，使整個對耳輪形成「y」狀形。由對耳輪體、對耳輪上腳和對耳輪下腳三部分組成。

4. 耳舟

耳輪與對耳輪之間的凹溝。

5. 三角窩

對耳輪上、下腳與相應的耳輪之間所構成的三角形凹窩。

6. 耳甲艇

又稱為耳甲窩，為耳輪腳以上的耳腔部分。

7. 耳甲腔

耳輪腳以下的耳腔部分。

8. 耳屏

又稱為耳珠。為耳廓前緣的瓣狀凸起部分,同外耳道相齊平,宛如其屏障。

9. 對耳屏

對耳輪下部彎向前方的隆起部分,前方與耳屏相對。

10. 屏間切跡

耳屏與對耳屏之間的凹陷處。

11. 屏上切跡

耳屏上緣與耳輪腳之間的凹陷處。

12. 輪屏切跡

對耳輪與對耳屏之間的凹陷處。

13. 外耳道口

居於耳甲腔前,為耳屏所遮蓋的孔竅。

二、耳廓的背面形態

耳廓背面的解剖部位有 3 個面、4 個隆起、5 個溝。一般在耳廓前面隆起的,其相應的背面則凹陷;在耳廓前面凹陷的,其相應背面則隆起(圖 2-2)。

1. 3 個面

耳輪背面、耳輪尾背面、耳垂背面。

2. 4 個隆起

耳舟後隆起、三角窩後隆起、耳甲艇後隆起、耳甲腔後隆起。

3. 5 個溝

耳輪腳後溝上肢、耳輪腳後溝下肢、對耳輪後溝、耳輪腳後溝、對耳屏後溝。

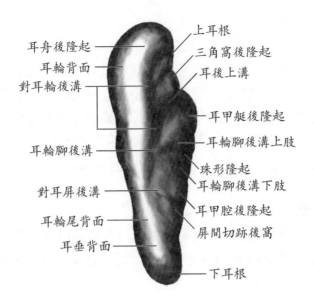

耳舟後隆起
耳輪背面
對耳輪後溝
耳輪腳後溝
對耳屏後溝
耳輪尾背面
耳垂背面

上耳根
三角窩後隆起
耳後上溝
耳甲艇後隆起
耳輪腳後溝上肢
珠形隆起
耳輪腳後溝下肢
耳甲腔後隆起
屏間切跡後窩
下耳根

圖 2-2　耳廓背面解剖名稱示意圖

三、耳　根

1. 上耳根

耳廓與頭部相連的最上部。

2. 下耳根

耳廓與頭部相連的最下部。

四、耳廓的組織結構

　　耳廓外被以皮膚，以形狀複雜的彈性軟骨為支架，並附以脂肪、韌帶、結締組織以及退化的肌肉等構成。形似貝殼，借韌帶、肌肉附著於頭顱兩側，與顱壁成 30 度角。耳廓下方的耳垂占耳廓面積的 1/4～1/5 左右，無軟骨支

撐，只含有脂肪與結締組織。

耳廓皮層分表皮和真皮二層，真皮層分佈有毛囊、皮脂腺、汗腺、血管、神經和淋巴管，還有一些散在的脂肪組織。皮下組織極薄，血管位置淺表，皮膚與軟骨緊密相貼。耳廓的肌肉包括附著於耳軟骨之間的耳內肌和附著於耳廓和顳骨之間的耳外肌，一般沒有明顯的作用。

五、耳廓的血管分佈

1.動脈

耳廓的動脈來自頸外動脈的耳後動脈和顳淺動脈，顳前動脈也有3～4個小分支分佈於耳廓。這些小血管在耳廓深部沿軟骨行走。

2.靜脈

耳廓靜脈均起於耳廓的淺層，然後彙集成幾支較大的靜脈，與同名動脈相伴而行，耳後靜脈和顳淺靜脈注入頸外靜脈。

六、耳廓的淋巴管分佈

耳廓的淋巴液通過淋巴管分別注入耳廓周圍的淋巴結，它們分別是耳前、耳後和耳下淋巴結，此三組淋巴結均彙入頸上淋巴結。

七、耳廓的軟骨和肌肉

耳廓的肌肉分兩種：一種位於耳軟骨之間，稱為耳內肌；另一種附著於耳廓與顳骨之間，稱為耳外肌。人類除少數人耳外肌尚有收縮作用能使耳廓動作外，大多數人的

耳外肌已經退化，僅遺留一些痕跡而已。

從組織學上觀察，許多耳穴，如腎、膀胱、枕、耳背溝、上耳根等部位均有已退化的耳肌附著。

八、耳廓的神經分佈

耳廓的神經分佈非常豐富，神經的來源較多，有的來自脊神經頸叢的耳大神經；有的來自腦神經的耳顳神經、面神經、舌咽神經、迷走神經的分支以及隨頸外動脈而來的交感神經。

1. 耳大神經

來自第 2、3 頸神經，分佈於耳前、耳後、耳下 2 / 3 處；枕小神經也來自第 2、3 頸神經，分佈於耳前、耳後、耳上 1 / 3 處。第 2、3 頸神經是軀體神經，與脊髓頸 2、3、4 節段相連。

2. 耳顳神經

是三叉神經下頜支的分支，分佈於耳屏、耳輪腳上部、耳輪升部及三角窩，並從骨與軟骨的交界處穿出，分佈於外耳道前 1 / 3 處。

3. 迷走神經耳支

分佈於耳甲腔、耳後肌及耳背中上部，也有分支到耳輪腳根部及三角窩、對耳輪及耳舟中部。

4. 交感神經

來自頸交感神經節，多沿耳血管分佈。

第二節　耳穴的分佈規律

耳穴的全稱叫「耳部腧穴」，耳穴是耳廓表面與人體經絡、臟腑、組織器官、四肢百骸相互溝通的部位，是脈氣所發和轉輸之處。當人體內臟或軀體任何一處有病變時，耳廓穴位就會出現壓痛敏感，皮膚電特性改變、變形、變色等陽性反應。這些反應，可作為診斷疾病的依據，並可由刺激來防治疾病，故陽性反應點又有「刺激點」之稱。

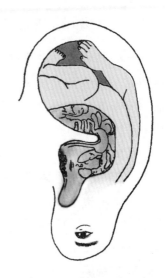

圖2-3　耳穴形象分佈示意圖
（引自植蘭英《耳穴療法》）

耳穴在耳廓正面的分佈規律，極像一個在子宮內倒置的胎兒，頭部朝下，臀及上、下肢朝上，胸腹、軀幹位於中間（圖2-3）。

一、耳穴的命名及含義

耳穴與體穴一樣，每個腧穴的名稱與其功能和適用治療範圍相關。唐代醫家孫思邈在其《千金翼方》一書中指出：「凡諸孔穴，名不徒設，皆有深意。」這說明每一個穴位都是前人智慧的結晶。耳穴的命名也是有一定的內在含義和規律的。

充分瞭解內在含義和規律，對於加深耳穴的認識、記憶和以後臨床的應用都有一定的幫助作用。現將耳穴命名歸類分述介紹於下。

(一)以中醫理論來命名

1.以藏象學說來命名

根據中醫的藏象學說，依據診斷和治療疾病的規律以臟腑的名稱來命名，例如：心、肝、脾、肺、腎、膽、胃、小腸、大腸、膀胱、三焦等。這裏面就包含有中醫藏象學說的內容，如肺除了能夠治療肺臟本身的疾病咳、喘等以外，還可以用來治療大腸的疾病，因為肺是與大腸相表裏的。還可以用來治療皮膚病，因為肺主皮毛。

另外，如膀胱穴可以用來治療坐骨神經痛，因為坐骨神經所痛的部位正是膀胱經所循行的部位。

2.以經絡腧穴來命名

耳穴中有些穴位是參考體穴的名稱來命名的。其一是因為耳穴的治療作用與體穴相似而取其名，如神門穴，無論體穴和耳穴都有鎮靜安神的功效；其二是因為位置相近而命名，如後聽宮、後聽會穴。

(二)以生理解剖名稱來命名

1.以神經、體液來命名

耳穴中有許多穴位是根據西醫學中的神經或腺體的名稱來命名的，這些穴位可以治療相應神經或腺體的疾病，以達到調節神經和體液的作用；同時相應的部位發生病變在耳穴上也可以出現反應。這樣命名的穴位有：坐骨神

經、枕小神經、腎上腺、內分泌、交感等。例如，內分泌穴可以起到調整內分泌的功效，交感穴可起到調整人體自主神經系統的功效。

2. 以解剖部位名稱來命名

耳廓正面的許多穴位是根據人體的解剖部位在耳廓上的投影用解剖名稱來命名的。例如，耳舟是上肢的投影部位，穴位則採用解剖名稱命名為肩、肘、腕、指等；耳輪為軀幹的投影部位，穴位用解剖名稱命名為頸、胸、腰、骶等；還有下肢的髖、膝、踝、跟、趾等，也均屬於解剖學命名法。

(三)以耳穴的特性來命名

1. 以耳穴的治療功能來命名

某些耳穴用以治療某些疾病的症狀時療效較為明顯，因此而得名，例如，平喘、過敏點、降壓溝等。

2. 以穴位在耳廓上面積的大小來命名

某些耳穴在耳廓上所占的面積較小，就用點來進行命名，例如，饑點、渴點、遺尿點等；某些耳穴在耳廓上所占的面積相對來說較大，就用區來進行命名，如面頰區、蕁麻疹區等；還有部分耳穴形狀細長似線狀，就以線來進行命名，如風濕線等。

3. 以耳穴所在的耳廓位置來命名

根據耳穴在耳廓上的具體位置來命名。例如，穴位位於耳廓上部的尖端處，就命名為耳尖穴；穴位位於耳背溝之中的，就命名為降壓溝穴；穴位位於耳屏上部尖端的，就命名為屏尖穴。

(四)以藥名來命名

某些耳穴是根據藥名來進行命名的，如鼻眼淨等。

(五)以疾病的名稱來命名

耳穴中某些穴位是因為治療某些疾病有特效，或者是因為患有某些疾病而在耳廓上出現反應點而得名的。如肝炎點、高血壓點、神經衰弱點等。

二、耳廓和耳穴在診治疾病中的作用

近代醫家經大量的臨床實踐和研究進一步證實，刺激耳穴或部位可用以治療疾病或保健作用，其作用主要體現在以下三方面：

1. 相應耳穴的直接治療作用

這是一切患病部位相應耳穴主治作用所具有的共同特點。如腰部罹患疾病時，可用相應耳穴「腰」來進行治療；胃部罹患疾病時，可用相應耳穴「胃」來進行治療；刺激相應耳穴，可直接疏通經氣，扶正袪邪，調整機體的陰陽虛實而取得療效。因此，在選穴時應注意選準穴位。實踐經驗豐富的耳針大夫，不僅僅靠耳穴圖索穴，更重要的是用探棒壓痛法或電探測法在耳廓上尋找敏感點施治，且往往能取得更佳的療效。

2. 相關耳穴的間接治療作用

機體組織由於經絡的聯絡和作用，臟腑之間存在著相應的表裏關係，而五臟之間又有相生相剋的關係。各臟腑的功能不同，各有所主，各有所司。構成相輔相成、相互

制約、密切相關的一個統一整體。當某一臟器發生疾病時，常可影響到相關臟器的活動。採用耳針調整患病臟器，既要選其相應耳穴主治，又可選相關耳穴輔治，後者能起到間接的治療作用。如治療皮膚病時，除選用耳穴「肺」外，還可配以「大腸」穴來進行治療，因為肺與大腸相表裏，調整大腸可以間接調整肺臟。這就要根據病症治療的需求，將主治功能相同或近似的耳穴配伍應用，以發揮協同作用。

3. 耳穴的非特異性治療作用

不是特異性的針對某種病患，而是對任何疾病都有一定的治療作用。這種治療作用，就稱為非特異性治療作用。據近代科學家研究證實，幾乎全部耳穴都可不同程度的提高機體的應激能力，並具有增強機體抵抗能力的非特異性治療和保健作用。《神仙雜術》一書中說：「每朝早起以右手從頭上引左耳二七，復以左手從頭上引右耳二七，令人耳聰目明，延年益壽。」

現代時興的自身耳廓按摩法和耳廓穴位按摩法，就是利用耳穴的非特異性治療和保健作用這一治療原理進行的，經大量臨床應用非常有效。在我國北方民間流傳著這樣一句俗話：「針灸拔火罐，不對也要好一半。」這說明我國民間早已發現針灸的非特異性治療作用。

三、耳廓和耳穴在診治疾病中的特性

耳廓和耳穴的良性刺激方法有多種，它包括針刺、按摩、按壓、貼敷、牽拉、磁療和鐳射照射等療法。做耳廓和耳穴的良性刺激來診斷疾病時，有其本身的特性，掌握

並應用好這些特性可進一步提高防治效果。

(一)耳穴與機體各部分的相互對應性

根據生物全息理論，耳穴按「倒置胎兒」的分佈規律分佈在耳廓上，人體的五臟六腑、四肢百骸、五官七竅甚至更小的部位，在耳廓上都有其相應的部位存在。

以耳廓上的耳舟部位為例予以說明，它是上肢耳穴的分佈所在，現將耳舟分為 6 等份，各等份相應耳穴自上而下排列：第 1 等份是指穴，第 2 等份是腕穴，第 3 等份是肘穴，第 4、5 等份是肩穴，第 6 等份是鎖骨穴。這些耳穴的分佈與上肢相互對應，順序亦相同，僅為倒置而已。可見，耳穴的分佈規律與經穴不同，有其一定的規律性，並與人體各部位相對應。因此，在診斷尋穴時，應遵循耳穴的分佈規律。

(二)耳穴與患病部位徵象變化的相似性

當機體某一部位罹患疾病時，其相應的耳穴就會出現變形、變色、脫屑、充血、水疱、硬結、皺褶、隆起等陽性反應。耳穴的這種陽性反應往往與患病部位的徵象和性質極為相似。

例如，某一部位發生炎症，常出現紅腫、浸潤、光澤等徵象，其相應耳穴的陽性反應也同時出現紅色、油潤、光澤；當人體發生急性扭、挫傷時，其受傷部位可出現一塊或一片紅腫，其相應耳穴的陽性反應也是一樣，出現點狀或片狀紅暈。

又比如罹患某些慢性疾患，患部常見出現白色、無光

澤、無浸潤徵象，其相應耳穴也就出現白色、無光澤、無油潤徵象；再比如慢性肥厚性胃炎，胃鏡可見胃壁增厚、其色發白，耳穴「胃」也呈片狀白色、皮膚增厚。

根據耳穴與患部徵象相似的特性，在臨床診斷疾病時，應認真、仔細觀察耳廓上耳穴的變化，以間接瞭解患病部位的疾病情況，這就是耳廓診斷學中耳廓望診的基礎。

(三)耳穴反應的迅速性和耳穴療法疾病的及時性

患病部位的相應耳穴出現陽性反應是非常及時的。現僅舉兩個例子足以說明。

其一，管遵信曾經做過家兔人工急性闌尾炎模型實驗。手術前後進行耳穴染色對比。術前耳穴全無著色，術後相應耳穴即刻出現著色。

其二，彭印高曾經做過實驗性心肌損害耳穴診斷的研究。先予腹腔內注射氯化鋇液，30分鐘後在心電圖的監護下，再向靜脈注射氯化鋇溶液。當心電圖出現異常後，立即在兔耳上尋找新出現的低電阻點。結果：心電圖出現異常後的20隻家兔，全部在內側耳窩中誘發出一個低電阻點，且兩側對稱，而實驗前沒有這個低電阻點。

上述兩個實驗都證實了耳穴診斷疾病的迅速性、及時性。

刺激耳穴疾病的療效也是十分及時的，凡從事耳針工作的醫生無人不知。特別是對頭痛、牙痛、膽絞痛、腎絞痛、胃腸道痙攣性疼痛的止痛療效，可以說是手到病除。

　　筆者曾對膽石症所致膽絞痛患者以耳針治療，在所治的 89 例患者當中，有 82 例經針刺數分鐘後，其絞痛即見緩解或消失，療效相當神速。許瑞徵等對小白鼠做過過敏性休克耳穴實驗，實驗組與對照組相比，可明顯提高存活率（P＜0.01）。

　　根據耳穴反應的迅速性和耳穴療法治病的及時性特點，在臨床工作中，應注意有病早診斷、早治療，力爭主動，將疾病及時消滅在萌芽狀態。

(四) 耳穴的雙向調節性

　　中醫學認為，人之所以罹患疾病，是因為陰陽、氣血、營衛、經絡失調所致。耳穴療法疾病的一個重要特性，就是透過對耳穴的良性刺激來調節陰陽、氣血、營衛、經絡，以達到平衡。

　　所謂雙向調節是指刺激耳穴對兩種截然相反的病理狀態都能起到治療作用。例如，刺激某些耳穴，既可使高血壓者的血壓下降，又可使低血壓者的血壓上升，均可使其達到正常血壓。若能繼續進行治療，則高血壓者不會出現低血壓，低血壓者也不會出現高血壓。失衡的血壓經調整正常後，再繼續治療不會影響其平衡狀態。

　　根據耳穴雙向調節的特點，在臨床應用時必須注意：

　　①要根據病情證型，辨證選穴；

　　②要採用恰當的耳穴刺激方法和補瀉手法，以達到「良性刺激」的要求。

　　這就要求因人、因病、因時酌情施術，只有這樣，才能達到應有的療效。

(五)一穴多能和多穴一能性

一穴多能性，是指一個耳穴能治療多種病症。例如，神門穴，不僅可治療神經系統的疾患，如精神分裂症、癔症、神經衰弱、抑鬱症、癲癇等，而且還可用於治療各種炎症性疾患，各種原因所引起的疼痛，高血壓症、過敏性疾患等。

多穴一能性，是指多個耳穴能同時治療一種相同的病症。如支氣管哮喘，不僅肺穴可用來治療，而且對屏尖、腎、腎上腺、神門、氣管等耳穴也具有平喘的作用，可供臨床施治時採用。但這些耳穴的作用是不相同的，有主有輔，各有千秋。

因此，在臨床工作中，應辨證選穴和施術。力求制訂最佳的耳穴處方，講究理、法、方、穴，以達速效、高效的治療目的。

第三節　耳穴的定位、功能作用及適用病症

下面介紹的耳穴以《中華人民共和國國家標準・耳穴名稱與部位》為依據（見圖2-4）。

(一)耳輪部穴位

1.耳中（HX_1）

【曾用名】膈、零點、神經叢點、神經官能症點。

【定位】位於耳廓中部，當耳輪腳處，亦即耳輪1區。

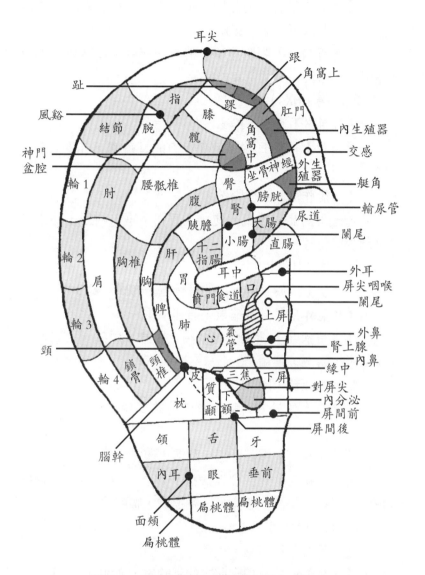

圖 2-4　耳廓正面標準耳穴定位示意圖
（引自管遵信《耳穴療法》）

【功能作用】降逆和胃，止嘔止吐，利膈驅風，清熱涼血，利濕退黃，解痙鎮痛。

【適用病症】膈肌痙攣，消化道疾患，皮膚病，小兒遺尿症，血液病，神經官能症等。

2. 直腸（HX_2）

【曾用名】直腸下段。

【定位】位於耳輪腳棘前上方的耳輪處，亦即耳輪2區。

【功能作用】調理腸腑。

【適用病症】泄瀉，便秘，直腸下垂，內痔，外痔，裏急後重症等。

3. 尿道（HX_3）

【定位】位於直腸上方的耳輪處，亦即耳輪3區。

【功能作用】益腎縮泉，通利小便。

【適用病症】遺尿症，尿頻、尿急、尿痛，尿瀦留，尿道炎，陰癢，遺精。

4. 外生殖器（HX_4）

【定位】位於對耳輪下腳前方的耳輪處，亦即耳輪4區。

【功能作用】補腎壯陽，利濕止癢。

【適用病症】外生殖器病症，會陰部皮膚病，外陰瘙癢症，陽痿，早洩，睪丸炎，陰道炎，腰腿痛等。

5. 肛門（HX_5）

【曾用名】痔核點。

【定位】位於三角窩前方的耳輪處，亦即耳輪5區。

【功能作用】清腸止血，化痔鎮痛。

【適用病症】內、外痔瘡，直腸脫垂，肛周炎或肛周膿腫，肛門括約肌鬆弛，肛門瘙癢症，肛裂等。

6. 耳尖（HX$_6$）

【曾用名】扁桃體。

【定位】位於耳廓向前對折的上部尖端處。亦即耳輪6區、7區交界處。

【功能作用】清熱涼血，疏肝息風，解痙鎮痛，平肝明目。

【適用病症】發熱，高血壓症，外耳道炎，目疾（急性結膜炎、瞼緣炎），痛症，神經衰弱，頑固性失眠等。

7. 結節（HX$_7$）

【曾用名】肝陽1、肝陽2、枕小神經。

【定位】位於耳輪結節處，亦即耳輪8區。

【功能作用】疏肝理氣，寬胸鎮痛。

【適用病症】肝炎，脅肋痛，納呆，頭暈、頭痛，高血壓和腦血管痙攣或腦外傷所引起的半身不遂、麻木等。

8. 輪1（HX$_8$）

【曾用名】扁桃體2。

【定位】位於耳輪結節下方的耳輪處，亦即耳輪9區。

【功能作用】清熱解毒，疏肝息風，解痙鎮痛。

【適用病症】各種炎症性疾患，熱病，感冒，上呼吸道感染，扁桃體炎，高血壓症等。

9. 輪2（HX$_9$）

【定位】位於輪1區下方的耳輪處，亦即耳輪10區。

【功能作用】清熱解毒，疏肝息風，解痙鎮痛。

【適用病症】各種炎性疾患，熱病，感冒，上呼吸道感染，扁桃體炎，高血壓等。

10. 輪3（HX_{10}）

【定位】位於輪2區下方的耳輪處，亦即耳輪12區。

【功能作用】清熱解毒，疏肝息風，解痙鎮痛。

【適用病症】各種炎性疾患，熱病，感冒，上呼吸道感染，扁桃體炎，高血壓等。

11. 輪4（HX_{11}）

【定位】位於輪3區下方的耳輪處，亦即耳輪12區。

【功能作用】清熱解毒，疏肝息風，解痙鎮痛。

【適用病症】各種炎性疾患，熱病，感冒，上呼吸道感染，扁桃體炎，高血壓等。

（二）耳舟部

1. 指（SF_1）

【曾用名】闌尾1。

【定位】位於耳舟最上方處，亦即耳舟1區。

【功能作用】疏經、活絡、利指。

【適用病症】各手指及指關節疾患。

2. 腕（SF_2）

【定位】位於指區的下方，亦即耳舟2區。

【功能作用】疏經活絡，解痙鎮痛，抗過敏。

【適用病症】各種腕部疾患，胃痛，過敏性皮炎等。

3. 風谿（SF_3）

【曾用名】過敏區、蕁麻疹區、結節內。

【定位】位於耳輪結節內前方，指區與腕區之間處，

亦即耳舟1區、2區交界處。

【功能作用】祛風止癢，抗過敏。

【適用病症】蕁麻疹，皮膚瘙癢症，過敏性鼻炎，哮喘，接觸性皮炎，神經性皮炎，濕疹，過敏性紫癜等。

4. 肘（SF_4）

【曾用名】睡眠誘導點。

【定位】位於腕區的下方處，亦即耳舟3區。

【功能作用】疏經活絡，通利關節。

【適用病症】各種肘關節疾患，甲狀腺疾患，失眠等。

5. 肩（SF_5）

【曾用名】闌尾2。

【定位】位於肘區的下方處，亦即耳舟4區、5區。

【功能作用】通經活絡，解痙鎮痛。

【適用病症】各種肩關節疾患，膽石症，落枕等。

6. 鎖骨（SF_6）

【曾用名】腎炎點、闌尾3。

【定位】位於肩區的下方處，亦即耳舟6區。

【功能作用】舒經活絡，通利關節，解痙鎮痛。

【適用病症】肩關節周圍炎，多發性大動脈炎（無脈症），頸椎病，肩背頸部疼痛，肩背頸部疾患，風濕痛。

(三)對耳輪部

1. 跟（AH_1）

【定位】位於對耳輪上腳的前上部，亦即對耳輪1區。

【功能作用】強筋壯骨，活血鎮痛。

【適用病症】足跟部疾患，如各種原因引起的足跟痛。

2. 趾（AH_2）

【定位】位於耳尖下方的對耳輪上腳後上部，亦即對耳輪2區。

【功能作用】活血通絡，消腫鎮痛。

【適用病症】各種原因引起的足趾關節炎症、疼痛及瘙癢，如趾關節扭傷、凍傷、關節炎、足趾活動障礙，甲溝炎等。

3. 踝（AH_3）

【曾用名】踝關節。

【定位】位於趾、跟區下方處，亦即對耳輪3區。

【功能作用】舒筋活絡，活血鎮痛。

【適用病症】踝關節疾患，踝關節扭、挫傷，踝關節炎等。

4. 膝（AH_4）

【曾用名】膝關節。

【定位】位於對耳輪上腳中1/3處，亦即對耳輪4區。

【功能作用】舒筋活絡，祛風除濕，消炎鎮痛。

【適用病症】各種原因引起的膝關節疾患及下肢活動障礙，如膝關節扭傷，膝關節骨性關節炎，風濕性關節炎等。各種筋腱疾患。

5. 髖（AH_5）

【曾用名】髖關節。

【定位】位於對耳輪上腳的下1/3處，亦即對耳輪5區。

【功能作用】活血通絡，通利關節，消炎鎮痛。

【適用病症】各種髖關節疾患，坐骨神經痛。

6. **坐骨神經（AH$_6$）**

【定位】位於對耳輪下腳的前 2 / 3 處，亦即對耳輪 6 區。

【功能作用】活血通絡，消炎鎮痛。

【適用病症】坐骨神經痛，各種腰骶部疾患。

7. **交感（AH$_7$）**

【定位】位於對耳輪下腳末端與耳輪內緣的相交處，亦即對耳輪 6 區前端。

【功能作用】鎮靜安神，解痙鎮痛，滋陰潛陽，調節自主神經功能。

【適用病症】自主神經功能紊亂引起的各種病症，如失眠、內臟神經官能症、性功能障礙等；並可治療心絞痛、腎絞痛、膽絞痛等；另外，還可治療脈管炎、肢端動脈痙攣症等。

8. **臀（AH$_8$）**

【定位】位於對耳輪下腳的後 1 / 3 處，亦即對耳輪 7 區。

【功能作用】舒筋活絡，祛風鎮痛。

【適用病症】臀部及骶部疾患，坐骨神經痛，臀筋膜炎，腰腿疼痛等。

9. **腹（AH$_9$）**

【定位】位於對耳輪體前部上 2 / 5 處，亦即對耳輪 8 區。

【功能作用】活血通絡，解痙鎮痛。

【適用病症】腹部疾患，如腹痛、腸炎、腹瀉、便秘、產後宮縮痛、腹部術後疼痛、減肥，急性腰扭傷等。

10. 腰骶椎（AH$_{10}$）

【定位】位於對耳輪體部的後上 2／5 處，腹區後方，亦即對耳輪 9 區。

【功能作用】益腎健腰，通經活絡，化瘀鎮痛。

【適用病症】腰骶部及下肢的各種疾患，如腰部急慢性扭、挫傷，腰骶椎疼痛，腰骶椎骨質增生，腰骶部關節病，腰腿痛，腰肌勞損；腎炎及腎石症引起的腰痛；腹痛，腹膜炎等。

11. 胸（AH$_{11}$）

【定位】位於對耳輪體前部中 2／5 處，亦即對耳輪 10 區。

【功能作用】疏經活絡，化瘀鎮痛。

【適用病症】胸部疾患，如胸悶、胸脇疼痛、肋間神經痛、乳腺炎、泌乳不足等。

12. 胸椎（AH$_{12}$）

【定位】位於對耳輪體的中後 2／5 處，胸區後方，亦即對耳輪 11 區。

【功能作用】強腎益精，舒經活絡，通利關節，消炎鎮痛。

【適用病症】各種胸椎疾患，如胸背部扭挫傷、胸椎退行性病變、各種原因引起的胸背部疼痛、胸脇疼痛、肋間神經痛、乳腺炎、泌乳不足、經前乳房脹痛等。

13. 頸（AH$_{13}$）

【定位】位於對耳輪體前部下 1／5 處，亦即對耳輪 12 區。

【功能作用】舒經通絡，活血鎮痛。

【適用病症】各種頸部疾患，如頸椎病、落枕、頸部扭傷、斜頸、頸部腫痛、甲狀腺疾患等。

14. 頸椎（AH$_{14}$）

【定位】位於對耳輪體部後下 1／5 處，頸區後方，亦即對耳輪 13 區。

【功能作用】強脊益精，通經活絡，祛風鎮痛，通利關節。

【適用病症】頸椎病，落枕，項背部疼痛，頸部扭傷，肩關節周圍炎及各種原因引起的頸部疼痛，甲狀腺疾患等。

(四)三角窩部

1. 角窩上（TF$_1$）

【曾用名】降壓點。

【定位】位於三角窩前 1／3 的上部處，亦即三角窩 1 區。

【功能作用】平肝息風，育陰潛陽。

【適用病症】高血壓症，頭痛，眩暈等。

2. 內生殖器（TF$_2$）

【曾用名】子宮、精宮、天癸。

【定位】位於三角窩前 1／3 的下部處，亦即三角窩 2 區。

【功能作用】補益肝腎，扶陽益精，祛瘀鎮痛，調精和血，調經止帶。

【適用病症】各種婦科疾患，如月經不調、功能性子宮出血、痛經、帶下證、盆腔炎等；各種男科疾患，如性功

能障礙、附睪炎、前列腺炎、前列腺增生症等。

3. 角窩中（TF_3）

【曾用名】喘點、肝炎點、便秘點、呼吸點。

【定位】位於三角窩中 1/3 處，亦即三角窩 3 區。

【功能作用】舒肝養血，止咳平喘，清熱解毒，通腸利便。

【適用病症】急、慢性肝炎，脅肋疼痛，咳喘不止，過敏性疾患，便秘，近視眼等。

4. 神門（TF_4）

【曾用名】神穴、陰交點。

【定位】位於三角窩後 1/3 的上部，亦即三角窩 4 區。

【功能作用】醒腦開竅，鎮靜安神，清熱解毒，祛風鎮痛，止咳平喘。

【適用病症】癲狂，抑鬱症，癔症，失眠，多夢，各種炎症性疾患，各種原因引起的疼痛，高血壓，過敏性疾患，戒斷綜合徵，咳嗽，哮喘，腹瀉等。

5. 盆腔（TF_5）

【曾用名】腰痛點。

【定位】位於三角窩後 1/3 的下部，亦即三角窩 5 區。

【功能作用】活血化瘀，調經鎮痛。

【適用病症】痛經，閉經，盆腔炎，附件炎，月經不調，下腹疼痛，腹脹等。

（五）耳屏部

1. 上屏（TG_1）

【曾用名】渴點。

【定位】位於耳屏外側面上 1/2 處，亦即下屏 1 區。

【功能作用】清熱生津，縮泉止渴。

【適用病症】糖尿病，尿崩症，口乾多飲，斜視，單純性肥胖症等。

2. 下屏（TG_2）

【曾用名】饑點。

【定位】位於耳屏外側面下 1/2 處，亦即耳屏 2 區。

【功能作用】調理中焦，清熱和胃。

【適用病症】多食，糖尿病，甲狀腺功能亢進症，單純性肥胖症等。

3. 外耳（TG_3）

【曾用名】耳。

【定位】位於屏上切跡前方近耳輪部，亦即耳屏 1 區上緣處。

【功能作用】通經絡，開耳竅，滋腎水，潛肝陽。

【適用病症】各種耳疾，如耳聾、耳鳴、中耳炎、外耳道炎，聽力減退，眩暈等。

4. 屏尖（TG_4）

【曾用名】珠頂。

【定位】位於耳屏游離緣上部尖端，亦即耳屏 1 區後緣處。

【功能作用】清熱解毒，消炎鎮痛。

【適用病症】各種原因引起的發熱、疼痛，深刺該穴可治療眼斜視。

5. 外鼻（TG_5）

【曾用名】鼻眼淨。

【定位】位於耳屏外側面中部，亦即耳屏1區、2區之間。

【功能作用】疏風開竅，活血通絡。

【適用病症】各種鼻部疾患，如鼻塞、鼻出血、過敏性鼻炎、鼻前庭炎、酒渣鼻、鼻部癤腫，單純性肥胖症等。

6. 腎上腺（TG_6）

【定位】位於耳屏下部游離緣的尖端，亦即耳屏2區後緣處。

【功能作用】培元固本，回陽固脫，祛風鎮痙，解痙鎮痛，清熱解毒，抗風濕、抗過敏、抗休克，止咳平喘。

【適用病症】各種原因引起的發熱，各種炎症性疾患，如支氣管炎、腮腺炎、風濕性關節炎、下頜淋巴結炎；各種過敏性疾患，如哮喘、蕁麻疹、過敏性皮炎；間日瘧，多發性大動脈炎（無脈症），鏈黴素中毒所致眩暈、聽力減退；昏厥、休克也可用該穴作配合治療；另外，還可治療高血壓症、低血壓症等。

7. 咽喉（TG_7）

【定位】位於耳屏內側面上1/2處，亦即耳屏3區。

【功能作用】清熱解毒，清咽利喉。

【適用病症】各種咽喉疾患，如急、慢性咽炎，急、慢性喉炎，扁桃體炎，聲音嘶啞等，對支氣管炎、咳嗽也有一定的療效。

8. 內鼻（TG_8）

【定位】位於耳屏內側面下1/2處，亦即耳屏4區。

【功能作用】疏風開竅，通利鼻竅。

【適用病症】感冒鼻塞，傷風流涕，各種鼻炎，鼻竇

炎，鼻出血等。

9. 屏間前（TG₉）

【曾用名】目1、青光。

【定位】位於屏間切跡前方耳屏最下部，亦即耳屏2區下緣處。

【功能作用】清肝明目。

【適用病症】青光眼，假性近視眼，視神經萎縮，視網膜炎，虹膜睫狀體炎等。

（六）對耳屏部

1. 屏間後（AT₁）

【曾用名】目2、散光。

【定位】位於屏間切跡後方對耳屏前下部，亦即耳屏1區下緣處。

【功能作用】清肝明目。

【適用病症】各種目疾，如屈光不正、青光眼、視網膜炎，外眼炎症性疾患，假性近視眼，瞼緣炎等。

2. 額（AT₂）

【定位】位於對耳屏外側面的前部，亦即對耳屏1區。

【功能作用】清頭明目，鎮靜止痛。

【適用病症】前額頭痛，近視眼，頭暈，失眠，多夢，額竇炎，牙痛等。

3. 顳（AT₃）

【曾用名】太陽。

【定位】位於對耳屏外側面的中部，亦即對耳屏2區。

【功能作用】清頭明目，鎮靜止痛。

【適用病症】偏、正頭痛，頭昏，頭暈，嗜睡症，以及由嗜睡而引起的遺尿症等。

4. 枕（AT_4）

【定位】位於對耳屏外側面的後部，亦即對耳屏3區。

【功能作用】安神鎮靜，平肝息風，解痙止痛。

【適用病症】頸項強直，角弓反張，抽搐不止，精神分裂症，頭痛，頭昏，頭暈，失眠，癲癇，支氣管哮喘，神經衰弱，梅尼埃病（內耳眩暈症），暈車、暈船，各種目疾，皮膚疾患等。

5. 皮質下（AT_5）

【曾用名】卵巢、睪丸、興奮點。

【定位】位於對耳屏內側面，亦即對耳屏4區。

【功能作用】填髓益腦，鎮靜安神，醒腦開竅，回陽救逆，解痙鎮痛。

【適用病症】大腦皮質功能紊亂出現的病症，如失眠、健忘、多夢，智能發育不全，精神分裂症，腎虛耳鳴，痛症，間日瘧，假性近視眼，神經衰弱，癔症，昏厥，休克，脈管炎，多發性大動脈炎（無脈症），內臟下垂等。

6. 對屏尖（AT_6）

【曾用名】平喘、腮腺、下丘腦。

【定位】位於對耳屏游離緣的尖端，亦即對耳屏1區、2區、4區的交點處。

【功能作用】宣肺止咳，利肺定喘，清熱解毒，驅散風邪。

【適用病症】呼吸系統疾患，如哮喘、支氣管炎，腮腺炎，皮膚瘙癢症，附睪炎，睪丸炎，低血壓等。

7. 緣中（AT_7）

【曾用名】腦點、遺尿點。

【定位】位於對耳屏游離緣上，對屏尖與輪屏切跡之中點處，即對耳屏 2 區、3 區、4 區交點處。

【功能作用】填精補髓，鎮靜安神，活血化瘀。

【適用病症】各種腦部疾患，如大腦發育不全、腦炎、腦震盪後遺症，侏儒症，肢端肥大症，脈管炎，遺尿症，梅尼埃病，咳嗽，月經過多，功能性子宮出血；休克、呼吸衰竭時配合選用該穴。

8. 腦幹（AT_8）

【定位】位於輪屏切跡處，亦即對耳屏 3 區、4 區之間。

【功能作用】平肝息風，健腦安神，解痙鎮痛。

【適用病症】大腦發育不全，腦震盪後遺症，腦膜炎後遺症，中風，抽搐，頸項強直，角弓反張，頭痛，眩暈，對腦膜刺激徵也有一定的療效，還有抗休克、抗過敏、鎮痛、止血等作用。

(七)耳甲部

1. 口（CO_1）

【定位】位於耳輪腳下方前 1/3 處，亦即耳甲 1 區。

【功能作用】養陰生肌，清瀉心火，祛除風邪，通利關節。

【適用病症】口腔疾患，如口腔潰瘍、舌炎、顳頜關節紊亂症，面癱，膽囊炎，膽石症，戒斷綜合徵，對結膜炎等也有一定的療效。

2. 食道（CO_2）

【定位】位於耳輪腳下方中 1/3 處，亦即耳甲 2 區。

【功能作用】清咽利膈，疏利食道。

【適用病症】各種食管疾患，如食管炎、食管痙攣、噎膈，胸悶，吞嚥困難等。

3. 賁門（CO_3）

【定位】位於耳輪腳下方後 1/3 處，亦即耳甲 3 區。

【功能作用】寬胸利氣，降逆止嘔。

【適用病症】各種賁門疾患，如賁門痙攣、神經性嘔吐、胃脘部疼痛、胸悶不適、食慾不振等。

4. 胃（CO_4）

【曾用名】幽門、下垂點、奇點。

【定位】位於耳輪腳消失處，亦即耳甲 4 區。

【功能作用】健脾和胃，補中安神，消積除滯。

【適用病症】各種胃部疾患，如胃潰瘍、胃炎、消化不良、噁心嘔吐；失眠，牙痛，癲癇，癔症，精神分裂症等。

5. 十二指腸（CO_5）

【定位】位於耳輪腳上方的後 1/3 處，緊連胃區，亦即耳甲 5 區。

【功能作用】溫中和胃，利氣止痛。

【適用病症】十二指潰瘍，幽門痙攣，膽囊炎，膽石症，胃酸缺乏症。

6. 小腸（CO_6）

【定位】位於耳輪腳上方的中 1/3 處，亦即耳甲 6 區。

【功能作用】補脾和中，養心生血，消食化滯，理氣止痛。

【適用病症】消化不良，胃腸炎，腸脹氣，闌尾炎，心律失常，腹痛，心悸，對咽痛、頸腫也有一定的療效。

7. 大腸（CO_7）

【定位】位於耳輪腳及部分耳輪的前 1/3 處，亦即耳甲 7 區。

【功能作用】清熱涼血，調理腸腑。

【適用病症】腸道疾患，如便秘、腹瀉、痢疾、痔瘡等；皮膚瘙癢症，痤瘡，咳嗽。

8. 闌尾（CO_8）

【定位】位於大、小腸兩穴之間，亦即耳甲 6 區、7 區交界處。

【功能作用】活血化瘀，解痙鎮痛，清利下焦濕熱。

【適用病症】急、慢性單純性闌尾炎，腹瀉等。

9. 艇角（CO_9）

【曾用名】前列腺。

【定位】位於耳甲艇前部，對耳輪下腳下方前部，亦即耳甲 8 區。

【功能作用】益腎，清熱，通淋。

【適用病症】前列腺炎，前列腺增生症，泌尿系感染，血尿，性功能減退，遺精，早洩等。

10. 膀胱（CO_{10}）

【定位】位於耳甲腔部，對耳輪下腳下方中部，亦即耳甲 9 區。

【功能作用】幫助氣化，清熱通淋，通利下焦，培補下元，疏通下肢經絡。

【適用病症】腰痛，坐骨神經痛，膀胱炎，腎盂腎炎，

前列腺炎，遺尿症，尿失禁，尿瀦留，後頭痛等。

11. 腎（CO_{11}）

【定位】位於耳甲艇部，對耳輪下腳下方後部，亦即耳甲 10 區。

【功能作用】填髓壯骨，益腎聰耳，清熱降火，壯腰健腎。

【適用病症】腎炎，性功能障礙，不育症，膀胱炎，腎盂腎炎，遺尿症，腰痛，關節炎，耳鳴，耳聾，重聽，青光眼，咽喉炎，陽痿，遺精，神經衰弱，哮喘，五更瀉，月經不調，痛經。該穴具有強壯的作用，可用於治療各種慢性虛弱性疾患。

12. 輸尿管（CO_{12}）

【定位】位於耳甲艇部，腎區與膀胱區之間，亦即耳甲 9 區、10 區。

【功能作用】清熱，通淋，鎮痛，清利下焦。

【適用病症】腎絞痛，輸尿管結石絞痛，腎結石，泌尿系感染等。

13. 胰膽（CO_{13}）

【定位】位於耳甲艇的後上部，亦即耳甲 11 區。

【功能作用】疏肝利膽，祛風健胃。

【適用病症】急、慢性胰腺炎，膽囊炎，膽石症，膽道蛔蟲症，消化不良，食慾不振，耳鳴，耳聾，中耳炎，聽力減退，偏頭痛，帶狀疱疹，糖尿病等。

14. 肝（CO_{14}）

【定位】位於耳甲艇的後下部，亦即耳甲 12 區。

【功能作用】疏肝利膽，清頭明目，舒筋活血。

【適用病症】急、慢性肝炎，膽囊炎，膽石症，膽道蛔蟲症，胰腺炎，胸脇疼痛、脹悶，情緒抑鬱，扭、挫傷，胃脘脹痛，中風偏癱，抽搐，頭痛，眩暈，經前期緊張，月經不調，更年期綜合徵，高血壓，近視眼，瞼緣炎，急性結膜炎，單純性青光眼等。

15. 艇中（CO_{15}）

【曾用名】臍周、臍中、腹水、醉點。

【定位】位於小腸區與腎區之間，亦即耳甲6區、10區交界處。

【功能作用】調理腸腑，理中和脾，清熱鎮痛。

【適用病症】腹痛，腹脹，膽囊炎，膽道蛔蟲症，腮腺炎，泌尿系結石，聽力減退，長期低熱等。

16. 脾（CO_{16}）

【定位】位於耳甲腔的後上部，亦即耳甲13區。

【功能作用】健脾和胃，補中益氣，消積化食，化生營血，營養肌肉。

【適用病症】脾胃功能失調所引起的各種疾患，如胃脘部脹痛、消化不良、食慾不振、腹瀉、便秘、便血、口腔炎、功能性子宮出血、白帶過多、子宮脫垂、梅尼埃病、肌營養不良、肌無力和各種原因引起的肌萎縮恢復期。

17. 心（CO_{17}）

【定位】位於耳甲腔正中凹陷處，亦即耳甲15區。

【功能作用】寧心安神，調和營血，疏通心絡，止痛止癢。

【適用病症】心血管疾患，如冠心病、心絞痛、心悸、心律失常、高血壓症、血管性頭痛、貧血、多發性大動脈

炎（無脈症），以及失眠，盜汗，神經官能症，神經衰弱，癔症，精神分裂症，舌炎，失語症，皮膚瘙癢症等。

18. 氣管（CO_{18}）

【定位】位於心區與外耳門之間，亦即耳甲 16 區。

【功能作用】宣肺止咳，平喘化痰。

【適用病症】咳喘，急、慢性支氣管炎，感冒，咽喉炎等。

19. 肺（CO_{19}）

【定位】位於心區、氣管區的周圍，亦即耳甲 14 區。

【功能作用】宣肺、平喘、利氣，補虛清熱，疏通水道，利於皮毛。

【適用病症】急、慢性支氣管炎，哮喘，感冒，聲音嘶啞，胸悶不適，鼻炎，咽喉炎，自汗，盜汗，蕁麻疹，濕疹，皮膚瘙癢症，痤瘡，扁平疣，脫髮，便秘，小便不利，水腫，戒斷綜合徵，單純性肥胖症等，以及耳針麻醉時，用該穴作為切皮時的鎮痛主穴。為針麻常用穴之一。

20. 三焦（CO_{20}）

【定位】位於外耳門後下方，肺區與內分泌區之間，亦即耳甲 17 區。

【功能作用】調三焦，利水道，清熱鎮痛。

【適用病症】水腫，小便不利，便秘，腹瀉，腹脹，消化不良，手臂外側疼痛，單純性肥胖症肝炎，肝炎，咳喘，耳聾，耳鳴等。

21. 內分泌（CO_{21}）

【定位】位於屏間切跡內，耳腔的前下部，亦即耳甲 18 區。

【功能作用】舒肝理氣，通經活絡，培補下元，清熱解毒，祛風止癢，除濕鎮痛。具有抗風濕、抗過敏、抗感染等的作用。

【適用病症】陽痿，遺精，早洩，不育症，前列腺炎，痛經，月經不調，更年期綜合徵，內分泌功能紊亂，甲狀腺功能亢進症，肥胖症，糖尿病，痤瘡，蕁麻疹，濕疹，過敏性鼻炎，風濕性關節炎，間日瘧等。

(八)耳垂部

1. 牙（LO_1）

【定位】位於耳垂正面前上部，亦即耳垂 1 區。

【功能作用】清熱解毒，化瘀鎮痛。

【適用病症】牙周炎，牙痛，低血壓等。還可用於拔牙麻醉。

2. 舌（LO_2）

【定位】位於耳垂正面中上部，亦即耳垂 2 區。

【功能作用】清熱降火，通絡化瘀。

【適用病症】舌部潰瘍，口腔炎，神經性失語症等。

3. 頜（LO_3）

【定位】位於耳垂正面後上部，亦即耳垂 3 區。

【功能作用】通利關節，消炎止痛。

【適用病症】顳頜關節紊亂症，牙痛，頜下淋巴結炎等。還可用於拔牙麻醉。

4. 垂前（LO_4）

【曾用名】神經衰弱點。

【定位】位於耳垂正面前中部，亦即耳垂 4 區。

【功能作用】寧心安神，交濟心火，鎮靜止痛。

【適用病症】神經衰弱，失眠，多夢，牙痛等。還可用於拔牙麻醉。

5. 眼（LO_5）

【定位】位於耳垂正面中央部，亦即耳垂5區。

【功能作用】清肝明目。

【適用病症】假性近視眼，急、慢性結膜炎，電光性眼炎，瞼緣炎，視網膜炎等。

6. 內耳（LO_6）

【定位】位於耳垂正面後中部，亦即耳垂6區。

【功能作用】補益肝腎，清利頭目，通利耳竅。

【適用病症】梅尼埃病，耳鳴，耳聾，頭昏，聽力減退，中耳炎等。

7. 面頰（LO_7）

【曾用名】面頰區。

【定位】位於耳垂正面，眼區與內耳區之間，亦即耳垂5區、6區交界處。

【功能作用】通經活絡，驅風鎮痛。

【適用病症】面神經炎，腮腺炎，三叉神經痛，扁平疣，黃褐斑，痤瘡，面部美容等。

8. 扁桃體（LO_8）

【定位】位於耳垂正面下部處，亦即耳垂7區、8區、9區。

【功能作用】清熱解毒，消腫鎮痛，清利咽喉。

【適用病症】急、慢性扁桃體炎，咽喉炎，各種原因引起的發熱。

(九)耳廓背面的標準耳穴名稱、定位

(圖2-5)

1.耳背心（P₁）

【定位】位於耳背上部，亦即耳背1區。

【功能作用】寧心安神，清瀉心火，鎮痛止癢。

【適用病症】心悸，怔忡，失眠，多夢，癤腫，高血壓症，頭痛等。

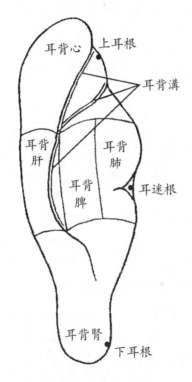

圖2-5　耳廓背面標準耳穴定位示意圖
（引自管遵信《耳穴療法》）

2. 耳背肺（P$_2$）

【定位】位於耳背中前部，亦即耳背 2 區。

【功能作用】宣肺平喘利氣，清熱，利皮毛。

【適用病症】氣管炎，支氣管炎，感冒，哮喘，消化系統病症，發熱，皮膚瘙癢症等皮膚病。

3. 耳背脾（P$_3$）

【定位】位於耳背中央部，亦即耳背 3 區。

【功能作用】健脾和胃，生營血，養肌肉。

【適用病症】腹脹，腹瀉，消化不良，食慾不振，胃脘疼痛，失眠等。

4. 耳背肝（P$_4$）

【定位】位於耳背中後部，亦即耳背 4 區。

【功能作用】舒肝和胃，活血利筋，疏肝利膽，清頭明目。

【適用病症】肝炎，膽囊炎，膽石症，胸脇脹滿，腰酸背痛，頭痛，眩暈，目疾等。

5. 耳背腎（P$_5$）

【定位】位於耳背下部，亦即耳背 5 區。

【功能作用】滋陰降火，補腎聰耳，強骨填髓。

【適用病症】因陰陽上亢所引起的眩暈、失眠，頭痛、五心煩熱，以及月經不調，神經衰弱等。

6. 耳背溝（PS）

【定位】位於對耳輪溝和對耳輪上、下腳溝處。

【功能作用】平肝息風，降逆利皮。

【適用病症】高血壓，血管神經性頭痛，眩暈，皮膚
瘙癢症等。

(十)耳根部的標準耳穴名稱、定位（圖2-5）

1. 上耳根（R_1）

【定位】位於耳根最上處。

【功能作用】清熱涼血，息風鎮痛，宣肺平喘。

【適用病症】頭痛，鼻出血，中風偏癱，各種疼痛，
哮喘，肌萎縮側索硬化症，脊髓炎等。

2. 耳迷根（R_2）

【定位】位於耳輪甲溝的耳根處。

【功能作用】疏肝利膽，解痙鎮痛，通竅安蛔。

【適用病症】膽囊炎，膽石症，膽道蛔蟲症，頭痛，
鼻塞，鼻炎，心動過速，腹痛，腹瀉等。

3. 下耳根（R_3）

【定位】位於耳根最下處。

【功能作用】益腎補氣，鎮痛定喘。

【適用病症】低血壓症，內分泌功能紊亂，頭痛，腹
痛，哮喘，下肢癱瘓，脊髓灰質炎後遺症，肌萎縮側索硬
化症等。

第四節　非標準化耳穴參考圖

詳細內容請參見圖2-6，圖2-7，圖2-8，圖2-9。

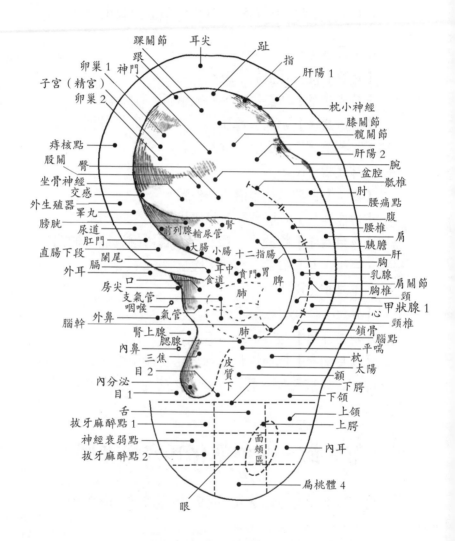

圖2-6　王忠等常用耳穴圖

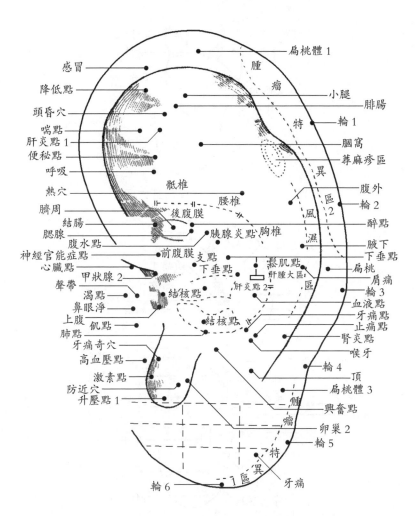

圖 2-7　王忠等參考耳穴圖

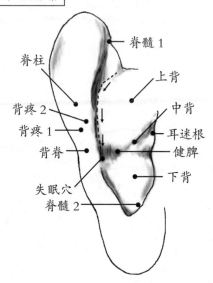

脊髓 1
脊柱
上背
中背
背疼 2
背疼 1
耳迷根
背脊
健脾
下背
失眠穴
脊髓 2

圖2-8　王忠等耳背常用耳穴圖

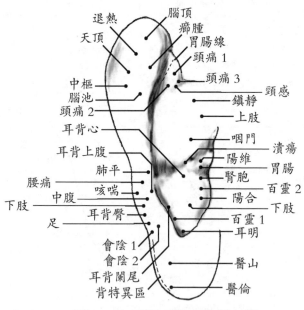

退熱
腦頂
天頂
癌腫
胃腸線
頭痛 1
頭痛 3
中樞
頸感
腦池
鎮靜
頭痛 2
上肢
耳背心
咽門
耳背上腹
潰瘍
陽維
肺平
胃腸
腰痛
腎胞
百靈 2
中腹
咳喘
陽合
下肢
下肢
足
耳背臀
百靈 1
耳明
會陰 1
會陰 2
醫山
耳背闌尾
背特異區
醫倫

圖2-9　王忠等耳背參考耳穴圖

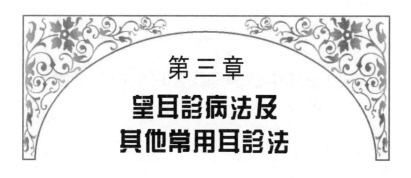

第三章
望耳診病法及
其他常用耳診法

第一節　望耳診病法

一、掌握耳穴定位

耳穴定位充分體現了耳與臟腑、身形的對應關係，是望耳診病的重要基礎。

耳穴的定位有其明顯的規律性。整個耳廓就好比一個在子宮內倒置的胎兒，其頭在下，腳在上。一般來說，耳垂、耳屏和對耳屏代表人的頭面部，耳舟代表上肢，對耳輪代表軀幹，對耳輪上、下腳代表下肢和臀部，三角窩代表盆腔，耳甲艇代表腹腔，耳甲腔代表腔胸腔，耳輪腳代表橫膈，耳輪前部代表泌生殖三角區。故與頭面部相應的耳穴分佈在耳垂、耳屏、對耳屏；與上肢相應的耳穴分佈在耳舟；與軀幹和下肢相應的耳穴分佈在對耳輪；與內臟相應的耳穴分佈在耳甲艇、耳甲腔和三角窩，其中心、肺臟位於耳甲腔內，消化道圍繞著耳輪腳分佈，泌尿系統臟器和肝、膽位於耳甲艇，內生殖器位於三角窩。

二、熟悉耳廓的病理表現規律

(一)根據中醫學理論望耳廓形色改變 診病

1.望形態

耳廓的大小、厚薄與先天腎氣的強弱有密切的關係。經研究發現：兩側腎未發育的嬰兒，耳廓呈低位狀態、前傾，軟體發育不良；先天性多發性骨發育障礙病，除表現智力遲鈍、表情呆板外，還具有耳廓上緣位置低於目睛水平以下等特徵。

上述研究結果不僅與中醫學中「腎主骨，開竅於耳」的理論保持一致，也充分說明了利用望耳的形態來診斷人體疾病的可行性和可靠性。

一般來說，耳厚大而潤澤者為先天腎氣充盛，耳薄小而乾枯者，為先天腎氣不足。耳部脈絡，成年人宜隱而不顯；若為幼兒，則耳背脈絡（上、中、下三支靜脈）可略微顯現。但無充盈、擴張等表現。

在病理情況下，耳廓可出現萎縮、腫脹、糜爛、粗糙、青筋顯露等改變。

（1）耳廓腫大，為邪氣實盛之徵兆，多屬少陽相火上攻所致。

（2）耳前、耳後皆見腫脹者，為陽明中風之徵象。

（3）耳部長出腫塊，其形如櫻桃或羊奶者，稱為「耳痔」。

（4）耳廓瘦削，多為正氣虛弱。其中耳輪焦乾者，多為腎精虧損、腎陰不足所致或下消證，或為陰津耗傷；耳輪瘦乾、萎縮而色黯紅，主正氣虛極，多屬腎精虧虛或腎陰耗竭。

（5）耳輪皮膚粗糙如同鱗狀，並呈褐色改變，多主久病血淤，亦主腸癰之疾。

（6）耳輪皮膚焦枯如受塵垢污染，且耳間青脈顯現者，多為掣痛所致。

（7）耳廓絡脈顯現充盈，多為氣滯血瘀所致。多見於各種痛證或咯血證。

（8）耳垂長、耳廓亦長（約 8 公分），為長壽之徵兆。

（9）耳垂厚而寬大。且體形肥胖者，為易患腦出血之徵兆。

（10）雙側耳輪呈部分性肥厚者，為罹患冠心病之先兆。

（11）耳廓肥軟者，為五行濕盛之徵兆，水蕩而剋土，易患風濕多痰或心臟疾患。

（12）耳垂發生彎曲改變者，多為心臟衰弱之人。

（13）耳薄而骯髒，毫無生氣表現者，提示體質虛弱，疲乏無力。

（14）耳垂瘦薄，甚至連血管網都看得清者，常見於突眼性甲狀腺腫和呼吸系統疾患。

（15）耳垂瘦薄，且呈咖啡色者，提示易罹患腎病、糖尿病等。

（16）耳小而緊縮者，為先天性遺傳體質虛弱之徵

兆。

（17）耳薄而小者，為形虧之故，多屬腎氣虧虛，故有「耳薄者腎脆」之說。

（18）上耳部尖者，提示健康、長壽；上耳部圓者，提示體弱而多病。

（19）耳全部萎縮者，為腎氣衰竭之死證。

（20）耳輪和耳垂均明顯萎縮、枯黑、乾癟、捲曲者，見於各種晚期惡性腫瘤、肝性昏迷、腎衰竭、心力衰竭、彌散性血管內凝血、腦出血等危重症患者的彌留之際。

（21）耳背與乳突處糜爛，或生於耳後縫間，延及耳垂下方，如刀裂之狀，色紅，時流黃水，稱為「施耳瘡」，此乃脾膽濕熱所致。亦可作為小兒蛔蟲症的診斷依據之一。

2. 望色澤

耳廓的顏色與整個面部的顏色相一致。健康人的耳廓顏色微黃而紅潤，是謂「得神」表現；不健康人的表現則枯燥而無潤澤，是謂「失神」表現。

（1）紅 色

①耳廓色紅，提示氣血壅盛，主熱證；又主內外皆熱；又主熱積驚痰、潮熱、譫語或驚啼；又主脾胃實熱。

②耳廓色鮮紅為發熱，紅而腫痛，為上焦風熱或肝膽火盛或濕熱火毒上攻所致。

③耳廓淡紅，多屬脾腎兩虛；耳背見紅絡，且伴耳根部發涼者，乃麻疹之先兆；若耳色黯紅，為邪毒久留，氣滯血瘀之證。

④冬日耳輪呈紫紅或青紫濕爛者，為凍瘡之徵象。

（2）黃 色

①耳廓色黃顯著，提示脾鬱濕盛，或兼有風、熱。

②耳廓黃中見赤，為熱證、風證或濕熱證。

③耳廓其色深黃如橘皮色，兼面黃、目黃者，主黃疸病。

④耳廓顏色淡黃，主濕邪阻滯中焦。

⑤耳廓色微黃，主睡中驚厥、磨牙；亦說明其病將癒。

⑥耳輪色黃，稱為「黃耳」，且伴耳中掣痛者，為傷寒之徵兆。

⑦無論為何著色，均宜略帶淡黃，此乃胃氣尚存之徵兆。

（3）青 色

①耳廓色青者，提示氣血運行不暢或風氣壅盛，多為痛證、寒證或驚風。

②耳廓色青發黑者，多見於久病有瘀血或劇痛患者。

③耳前見青色，多為驚邪入胃之徵兆。

④耳廓見青白色，為元氣不足，虛寒欠火之徵兆。

⑤耳廓色純青，為風寒入腹掣痛之徵兆。

⑥青色自眼目或太陽穴處入耳者，多為病情危重之徵兆。

⑦耳色呈青紫改變，我為熱邪所致；輕則發熱夜啼，重則驚風抽搐不止。

⑧幼兒耳根部呈青黯色表現，提示體弱多病。

（4）白色

①耳廓色白者，提示氣血不足、腎氣虛弱和血脫之徵兆，多為虛寒證，常因突受風寒，或寒邪直中所致。

②耳色蒼白無光，多為腎氣衰敗之徵兆，常見於病情垂危患者。

③耳廓呈淡白色，多為氣虛之徵兆。耳廓厚而白者，為氣虛有痰之徵兆；耳廓薄而白者，為氣虛有火之徵兆；垂危患者見耳薄而色白者，多為腎敗所致。

④用手揉搓耳垂後，如仍見蒼白無血色者，多為血液循環欠佳或貧血之徵兆。

（5）黑色

①耳廓色黑多主寒邪內伏，陽氣不振。

②耳廓色黑，多屬敗象，多由內分泌功能不足所致。

③耳廓蒼黑屬腎熱；紫黑多主熱極；青黑多屬痛證，常見於劇痛患者。

④耳畔如煙煤樣黑，多為腎精虛寒所致。

⑤耳輪焦黑，多為腎臟虛寒；耳輪乾枯焦黑，提示腎精耗竭，可見於溫病後期，腎陰久耗及消渴證中之下消證；耳輪焦黑如炭，為腎氣欲絕之危候。

（二）從西醫學角度看耳穴常見病理反應類型及性質

1. 變色

（1）紅色反應：常見於發熱、炎性病變和急性病變。淡紅和黯紅色多見於疾病的恢復期或病史較長和慢性疾

患；淡紅色還可見於病變的早期，症狀輕微者。紅白相間提示慢性病急性發作。鮮紅色除可見於急性病變外，還可見於出血性病變。

（2）灰色反應：多呈片狀或伴有結節隆起。若單純淡灰或灰褐色，提示陳舊性疾病或功能不足性慢性病變；若在耳輪後上部伴壓之退色和耳穴部結節隆起，則多提示惡性病變。

變色反應約占陽性反應物出現率的 40％左右。

2. 變　形

（1）皺褶反應：呈條線狀、蚯蚓狀、半圓狀、圓圈狀、梅花狀等。揭示功能性或器質性病變。常見於心律不整、失眠、眩暈、冠心病、萎縮性胃炎等病變。若耳穴表面皮膚鬆弛，壓之皺褶呈水波放射狀，提示該相應臟器功能不足。

（2）隆起反應：呈片狀、條索狀、結節狀等，其小如芝麻，大如黃豆般，凸出於皮膚表面。若 3 個結節狀硬結連在一起為串珠狀，提示罹患慢性病變，並以慢性器質性病變為主。常見於內臟腫大、內臟下垂、慢性炎症、骨質增生、腫瘤等病變。

（3）凹陷反應：呈點狀、條狀、穴狀等。揭示陳舊性病變、慢性器質性病變、先天性病變等。常見於慢性萎縮性胃炎、肺結核空洞、先天性房室間隔缺損、先天性憩室等病變，亦可見於手術摘除術後疤痕的痕跡反應。

（4）若耳廓背面呈陷窩狀或皺襞狀，提示為先天性神經功能發育不良，易罹患精神分裂症。

變形反應約占陽性反應物出現率的 20%左右。

3. 丘 疹

有白色丘疹、紅色丘疹、水疱樣丘疹和黯灰色丘疹（形似雞皮疙瘩樣）之分，凸出於周圍皮膚。

（1）白色丘疹多見於慢性器質性疾患，如肺結核、各種結石等。

（2）紅色丘疹常見於急性炎症性病變，如急性腸炎等。

（3）水疱樣丘疹及黯灰色丘疹多見於慢性功能性或器質性病變，如慢性咽喉炎、多夢、月經不調、心臟神經束支傳導阻滯等疾患。

丘疹反應約占陽性反應物出現率的 15%左右。

4. 血管改變

血管過度充盈或擴張呈條段狀、弧狀、網狀、海星狀或鼓槌狀等。提示急性炎症、慢性痛症、血液循環受阻。血管緊張性頭痛、腰痛、心血管病、腦血管病、急性咽喉炎、急性胃炎、支氣管擴張等疾患。

血管改變約占陽性反應物出現率的 15%左右。

5. 脫 屑

呈糠皮樣或鱗片狀脫皮，不易擦去。提示功能不全及內分泌功能紊亂。常見於吸收功能低下、皮膚病、便秘、帶下症、更年期綜合徵等疾患。

脫屑反應約占陽性反應物出現率的 10%左右。

在觀察上述各種類型病理反應的同時，還需配合觀察耳穴的光澤及分泌物。若罹患急性病變特別是急性炎症，或有潰瘍的皮膚病時，則往往耳穴的光澤較亮似擦油樣，甚至可見及油脂。而慢性病變則一般少有光澤，亦無油脂出現，耳穴皮膚多為晦暗不明或乾等。

三、望耳診病的要求

(一)望耳診病的步驟

（1）兩眼平視，用拇指和示（食）指輕輕捏拿患者耳廓，由內向外、自上而下順著耳廓的表面解剖部位，仔細尋找「陽性反應物」。

（2）發現可疑有陽性反應物存在的耳穴後，用示（食）或中指頂住該部，然後借助拇指的力量對其上提、下拉、外展，由緊而鬆，由鬆而緊，仔細辨認陽性反應物的性質與部位。雙耳應進行對照觀察。

（3）若發現皮下或皮內有可疑結節，條索狀隆起等病理反應時，可用拇、示（食）兩指撚揉或用力作前、後、左、右觸診，辨認其大小、硬度，可否移動，邊緣整齊否，有無壓痛等。

（4）觀察三角窩、耳甲艇部位時，應借助中指頂起耳廓，並用探棒撥開耳輪腳或對耳輪下腳及耳輪，以充分暴露望診部位。

(二) 注意事項

（1）注意光線的選擇，一般宜在自然光線下進行。若

在燈光下望診，則注意分辨正常的顏色，否則會影響對病理反應的推論。在光線昏暗處或望診昏迷患者的耳廓時，可用手電筒對著耳廓背面透照進行視診。

（2）耳廓望診前不要擦洗，以免因摩擦而使其顏色改變，或將陽性反應物擦除。如耳廓凹陷部位不乾淨時，可用消毒乾棉球或棉簽輕輕的順著一個方面擦淨，待數分鐘後再予望診。

（3）注意使被檢查者處於安靜狀態。若剛運動後或情緒激動時，耳廓往往較紅，可直接影響望診的結果。

（4）要注意不同年齡、性別、時令的耳廓顏色差異。一般來說，其年齡越小，耳廓就越柔潤光滑，且耳背靜脈可隱約顯現；女性耳廓較男性為白嫩；四季溫度、濕度的變化亦會影響及耳廓的顏色改變，一般夏季多紅，冬季多白。

（5）注意分辨正常現象和異常病理變化。健康人的耳廓上也可出現色素沈著、痤瘡結節、小膿疱和凍瘡疤或外傷疤痕及軟骨膜炎癒合後的畸形疤痕等假象。分辨不清時，可透過與對側耳廓相比較、詢問病史及按壓觀察疼痛情況來決定。一般病理陽性反應物多雙耳呈對稱性出現，壓之疼痛。

（6）注意耳廓血管的正常分佈規律用生理性表現。婦女月經期間及經期前後，三角窩可出現淡紅反應或血管隱現。

（7）注意運用中醫學五行學說和藏象學說來理解和解釋陽性反應。如肺有病，除在耳穴肺穴區可出現反應外，還可根據「肺與大腸相表裏」的理論，在大腸穴區見及陽

性反應。

第二節 其他常用耳診法

1. 耳觸診法

耳觸診法包括壓痛法和觸摸法兩種。

（1）**壓痛法**：是醫者用左手輕扶患者的耳背，右手持探棒或火柴棒等硬物，以 50～100 克的均勻壓力按壓耳廓各穴位，並觀察患者的疼痛情況，以找出壓痛最為敏感的耳穴。用壓痛法普查耳廓或在耳輪腳周圍、腫瘤特異區、三角窩等處探查痛點時，還可採用劃痕法，即用上述壓力，均勻的在被測部位滑動，以觀察患者的疼痛情況，並根據劃痕顏色的紅、白或凹陷恢復的快慢來決定有關病症的虛實不同。

（2）**觸摸法**：是醫者用左手輕扶耳廓，用拇指指腹放在被測的耳穴上，示（食）指襯於耳背的相對部位，兩指指腹互相配合進行觸摸；或利用作壓痛測定的探棒或耳穴測定儀的探測極在探測耳穴時稍加用壓力，並在劃動中感知耳穴的形態變化。觸摸法主要應注意局部有無隆起、凹陷、壓痕及其深淺和色澤的改變。觸摸時，應先上後下、先內後外、先右後左按耳廓的解剖部位按序進行。在系統觸摸耳廓各部位的基礎上，右耳以觸摸肝、膽、胃、十二指腸、闌尾穴為主；左耳以觸摸胰腺、心、脾、小腸、大腸穴為主。

2. 耳電測定診法

採用耳穴信息診斷儀或耳穴電子探測儀，由探查耳穴生物電的改變，並以電阻降低（為陽性信號）的部位作為軀體、內臟病症的診斷的參考，故又稱該法為「良導法」，所探查到的穴點，稱為良導點。

測定時，先打開儀器，將陰（地）極固定在受檢者的手指或手腕上，用測試極測試受檢查耳廓的各個耳穴。先用直流電檢測部分測試，再用交流電檢測部分測試（其中以直流電檢測最好）。先測試左耳，再測試右耳。自上而下，自內而外的進行檢測。並將檢測結果全部記錄下來，再將檢測結果作歸納、分析、綜合等處理，最後填寫檢測結果報告單。

3. 耳穴染色診法

是指使用染色液和相應的活體染色技術，使與患病臟腑的相應耳穴著色的一種直觀式耳診法。染色液配製：氨基酸 10.5 克，甲醇 50 毫升、冰醋酸 10 毫升、蒸餾水（注射用水）50 毫升，充分混勻，密閉於玻璃瓶內。染色時，依次用 4%硫酸氫鈉溶液、0.3%高錳酸鉀溶液、5%草酸溶液、蒸餾水（注射用水）清洗耳廓部，去脂除污，然後將浸有染液的棉球置於耳甲腔內，緊貼皮膚，持續著色 2 分鐘，再用甲醇、冰醋酸、蒸餾水（注射用水）按 5：1：5 的比例配製成的脫色劑脫色、還原，然後記錄、繪圖。

耳穴著色後的形狀有片狀、點狀、線狀、環狀、花斑狀等多種。染色前，應注意不要摩擦、按壓耳穴，且染色

必須按順序進行，每一步驟均不能省略。

4. 耳穴壓痕法

是用壓痛法的手法，在耳穴上壓痕以進行觀察分析疾病的診斷方法。主要根據壓痕點顏色紅白的程度和凹陷恢復的快慢來決定有關病症的虛實。壓痕顏色深暗，發紅或凹陷恢復的時間較快者，則為實證表現；壓痕顏色淡，甚至不發紅，或凹陷恢復時間緩慢者，則屬虛證表現。

5. 耳溫測定法和耳穴知熱感度測定法

該兩種方法都是測定兩耳相應部位有無溫度不平衡現象，若出現不平衡則可推斷其相應軀體、內臟的病症。

6. 耳痛原因分析法

耳痛是許多常見疾病的臨床症狀之一，引起耳痛的原因，除耳源性耳痛外，亦可揭示全身其他部位的許多疾患，這種根據耳痛的性質和放散部位來作為輔助診斷疾病的方法，稱之為耳痛原因分析法。

上述各項耳穴診斷法在臨床應用時可互相參照執行，並可根據一看（耳廓望診法）、二摸（耳廓觸診法）、三壓（耳廓壓痛、壓痕法）、四電（耳廓電測法）、五染（耳穴染色診法）、六測（耳溫測定、耳穴知感度測定法）、七分析（耳痛原因分析法）等的程序，進行有條不紊的逐一診察。這樣不僅能排除各種假陽性點，而且也只有在對出現的各種陽性反應全面分析後，方能得出比較正確的結論。

耳部信息綜合分析一般可分三個步驟進行：

一是將敏感穴位按系統和臟腑器官進行歸類，在每個系統內找出最強點，然後再作出初步的診斷；二是根據一個系統和另一個系統之間的內在聯繫，以最強的信號為中心，去偽存真，排除假象，作出初步診斷；三是結合臨床症狀和病史進行最後診斷。

臨床進行分析診斷一般應從以下幾個方面進行：

1. 根據特定穴位進行分析

在耳穴中有一些特異性穴位，分別代表一種病或一種症狀，或用來區分一種疾病的急慢性。如肝陽$_1$和肝陽$_2$穴可用來區分急、慢性肝炎；而支氣管擴張點，則可用來診斷支氣管擴張症等。

2. 根據藏象學說理論進行分析

如胃炎患者在肝穴上有陽性信號，而骨折患者在腎穴有陽性反應信號，可根據「肝氣犯胃」、「腎主骨」的理論進行分析判斷。

3. 根據經絡學說進行分析

利用經絡與耳穴之間的關係進行分析，對排除假陽性及幫助正確診斷有著重要的意義。如睪丸發生病變，往往會在肝區出現一個明顯的信號，此時不能誤認為是肝臟發生了病變。

4. 根據胚胎倒影學說進行分析

許多耳穴是根據胚胎倒影學說來進行定位和命名的。如在肺區或胃區出現陽性信號，則很可能發生了肺病或胃病。若在兩穴之間出現陽性信號時，按投影關係定位則往往可以準確地診斷出疾病所在。如脊椎發生疾患時，可按投影關係大致判斷出病變是發生在第幾脊椎骨。

5. 根據各種疾病的診斷參考穴位進行分析

如經過長期臨床診斷資料的積累和大量臨床病例的觀察發現，腎、腎炎點、膀胱、輸尿管、腰痛點等穴位在腎炎病患者當中的出現率很高，於是將上述穴位作為診斷腎炎的重要參考穴位。

6. 根據現代醫學生理、病理學理論進行分析

如患十二指腸潰瘍時在耳廓上的反應主要以消化系統為主，其強信號集中在十二指腸。現代醫學也認為，十二指腸潰瘍與大腦皮質功能紊亂有關，故皮質下穴常出現陽性信號。

本病多為迷走神經興奮性增高，促胃液素增加，導致胃酸分泌過多引起，故在測試交感、神門時，信號反應性較強；再由於疼痛的放射，而在肩、背、腰等穴也會出現陽性反應等。所以，在信息診斷中首先要瞭解上述這些變化，以便於判斷疾病時能靈活掌握使用。

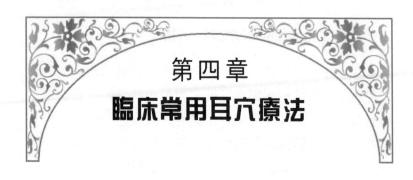

第四章
臨床常用耳穴療法

第一節　耳穴毫針刺法

一、針　具

耳毫針，針長 1 公分；短毫針，針長 1.5～3.0 公分，針的粗細規格分 28～34 號，一般用採用不銹鋼針。針的結構分針尾、針柄、針根、針身、針尖五部分。針具宜用紗布包裹，或用針盒、針管裝置後保管、針具使用前一定要經高壓消毒。家庭消毒時，應先用肥皂水洗滌去污，再用流水沖淨，然後置於水中煮沸或高壓鍋內蒸煮約 20 分鐘。急用時，也可用 75%酒精棉球拭淨針體、針尖，再置於無煙火焰上（如酒精燈或蠟燭火焰等）快速燒燎數次（注意不可燒紅），然後又再酒精棉球抹過，即可使用。

為了預防愛滋病等傳染性疾病的傳播，臨床上最好採用一次性針具使用。

二、操作方法

囑患者取坐位或臥位，針刺局部（若有皮損、感染者

忌施術）先用 2% 碘酊消毒，再用 75% 酒精棉球（棉簽）脫碘。醫者以右手拇、示（食）兩指持針柄，左手拇、示（食）兩指固定耳廓，中指托住針刺部位的背面，以待進針。

1. 進針方法

分速刺法和緩刺法兩種。

（1）速刺法：對準穴位，迅速刺入。

（2）緩刺法：對準穴位，慢慢的撚轉針柄，並加壓，以旋轉的方式 作緩慢刺入。

2. 針刺角度和深度

（1）針刺的角度根據治療的需要和穴位的情況，分直刺、斜刺、橫刺三種（圖 4-1）。

①直刺：是指針體與皮膚呈 90 度角作垂直刺入。用於暴露充分無遮擋的穴位。

②斜刺：是指針體與皮膚呈 45 度～60 度角刺入。用於穴位被遮擋，暴露不充分，或需要透刺到別的穴位處針刺。

③橫刺：是指針體與皮膚呈 15 度角，沿皮刺入。用於需透刺到別的穴位時（如舌穴透牙穴）。

（2）針刺的深度分為刺入皮層、刺入軟骨、刺過軟骨不透過對側皮膚三種。橫刺一般

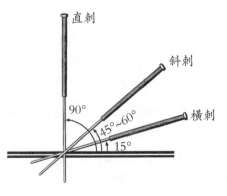

圖 4-1

不刺入軟骨。

針刺越深，針刺感應越強烈，所以，刺入的深度應根據患者的體質情況和針感反應來決定。一般年齡小、體質弱者宜淺刺，青壯年、體質強者宜深刺；針感反應強烈者，宜行淺刺；針感反應遲鈍者，宜行深刺。

3. 針刺的感應

針刺耳穴後，患者多會出現痛脹的感覺，部分還會出現酸、麻、觸電和熱、涼感，針感有的呈線狀向遠處傳導。這些感覺均稱為「得氣」。得氣與否直接關係到針刺效果。得氣快或強，則見效快或效果好，否則相反。當針感差時，應調整針尖方向和針刺深度，或另行尋找敏感點再予針刺，以獲得較好的針感。

4. 留針、行針和出針

留針關係到刺激量。一般而言，留針時間越長，刺激量就越大。適用於治療疼痛性疾患以及實熱證和慢性病患者；留針時間越短，刺激量就越小。適用於治療麻、癢病症以及虛寒證和病程短的患者。

治療麻、癢、虛寒疾患一般留針 15～30 分鐘。治療疼痛性、實熱性疾患，則需留針 1 小時以上，甚至可達數小時至數十小時。具體留針時間還應根據患者的體質而定，對年老、體弱患者，留針時間應短；發熱者或幼兒可不留針。留針期間，一般每隔 10 分鐘行針 1 次，每次撚針 1～2 分鐘。行針手法可採用拇、示（食）指作小角度的前後撚轉，或小幅度的上下垂直提插，使酸、麻、脹等感覺加強，以提高療效。

治療結束後，醫者用左手托住耳廓，右手持針柄，將

針迅速抽出或慢慢的撚轉拔出。出針後，用 75% 酒精棉球（棉簽）按揉針孔，以防感染。若有出血現象，用消毒乾棉球（棉簽）壓迫針孔片刻以止血。若病情需要放血，則待血出至需要量後，再壓迫止血。

三、療　程

一般患者每日針刺 1 次。罹患急性病、症狀重的患者，可每日針刺 2 次。或待症狀一出現時即予針刺，治療至痊癒時為止。

慢性病患者可隔日針刺 1 次，常以 10 次為一個療程，中間休息 3～5 日後再進行下一個療程的治療。一般每次針單側耳穴，先針患側，兩耳交替進行。

第二節　耳穴電針療法與脈衝電療法

一、耳穴電針療法

耳穴電針療法是採用電針治療儀與耳針相連接，以脈衝電流刺激耳穴的一種治療方法。適用於急、慢性病症，頑固性病症，麻痹性病症，癱瘓性病症，痛症和耳針麻醉。

1. 治療方法

當耳毫針刺入耳穴，經行針得氣後，將電針治療儀電源接通，把導線插頭插入電針治療儀電流輸出插座，打開開關，兩手分別捏住導線兩極，檢查有無電流輸出，然後把電流輸出調節旋鈕撥至「0」位，才將導線夾子分別夾在耳針的針柄上，把頻率調節旋鈕旋至所需的位置（一般實

熱、疼痛疾患頻率宜快,虛寒、麻、癱瘓疾患頻率宜慢),緩慢調節電流輸出調節旋鈕,旋至患者可以耐受的位置。

2. 治療時間及療程

一般每穴通電時間為 5～20 分鐘。年老、體弱、幼兒患者通電治療時間宜短些;青壯年、實證、痛症、頑固性疾患通電治療時間宜長些。

根據臨床實際需要,可每日或隔日施治 1 次,10 次為一個療程。如需進行下一療程的治療,則相隔 3～5 日後進行。

3. 注意事項

(1)目前市場上銷售的電針治療儀種類繁多,性能用法不一,使用前應詳細閱讀使用說明書,熟悉儀器性能特點後方可開始使用。

(2)在給患者通電治療之前,電針治療儀的電流輸出調節旋鈕必須旋至「0」位,導線夾子夾在針柄上後,再將調節旋鈕慢慢旋大,使電流由小至大慢慢增強,以免電流突然增大,發生強烈刺激,使患者難以忍受。

(3)通電治療時,一對導線的正、負二極宜連接在同側耳廓,兩支導線的導電夾子不能互相接觸,如兩者離得太近,應採用乾棉球或膠布將其隔開,以免短路而不起刺激作用。如果因需要只針 1 穴,則把另一導線夾子讓患者捏在手中。

(4)電針治療儀通電後,患者耳廓的感覺有溫暖或沉重、麻木、灼熱、酸脹等,此乃正常的電流刺激。經幾分鐘的電流刺激後,患者感覺由強變弱,此時應適當加大電

流的輸出。

（5）電針刺激也有補瀉之分。一般認為補法為電流弱，刺激輕，時間短，頻率慢；瀉法為電流強，刺激重，時間長，頻率快。補法具有興奮性，瀉法具有抑制性，應根據病情選擇使用。

二、耳穴脈衝電療法

耳穴脈衝電療法是採用脈衝電療儀或電針治療儀的正負極直接夾在或用膠布黏貼於一　主穴和一配穴上，然後根據病情和個體耐受性的不同調節脈衝電流施以刺激，刺激量以患者能耐受為度，每次通電治療 25 分鐘左右，每日施治 1 或 2 次，10 日為一個療程，每療程間相隔 5 日左右。

該法的注意事項與電針療法基本相同。與電針療法比較，該法無需毫針刺入，又能收到療效，故頗受患者的歡迎。但施術處破損、感染者忌用。

第三節　耳穴壓丸法

耳穴壓丸法，又稱「耳壓法」、「耳穴貼按法」。是將圓形光滑的壓丸用膠布或膏藥黏貼在耳穴表面，並配合以按揉的一種治療方法。

其主要特點是適用範圍廣泛，簡便易行，奏效快速，刺激保留持續性，費用低廉，安全無副作用，尤其對恐針者更為適合，無論是家庭或醫院、門診部均可採用，故深受醫、患者的歡迎。

一、所用器材

1. 壓丸

丸圓形而光滑，質地堅硬不易破碎，如大芝麻或半粒綠豆等，均可作為壓丸使用。臨床常用的有中藥籽、小粒的中成藥丸，如王不留行籽、白芥子、草決明子、綠豆、萊菔子、油菜籽、六神丸、喉症丸、木香順氣丸、仁丹等。此外，高粱米、小麥、不銹鋼小珠、圓滑的大砂粒等也可採用。壓丸本身要求清潔，用 75% 酒精浸泡約 2 分鐘，或用沸水燙過（小中藥丸除外），晾乾後貯藏於瓶中備用。

2. 醫用膠布或膏藥

將醫用膠布或膏藥剪成約 0.6 公分 × 0.6公分的小方塊，將壓丸貼附在中央部，再逐塊排列在紗布或玻璃皿中，供治療時取用。

3. 壓丸板

如有條件者，可選用約 0.3 公分厚的有機玻璃板，裁成長方形或正方形（大小自定），然後在其面上按 0.7 公分左右的距離劃割深約 0.1 公分的縱行和橫行線條。這樣板面上就顯現出一個個約 0.7 公分 × 0.7 公分的小方格，然後在方格中央鑽深 1.0～1.5 毫米，直徑 1.5～2.0 毫米的小凹陷。

再將王不留行籽或其他藥籽鋪滿小凹陷，用與玻璃板同樣大小的膠布或膏藥封貼於上面，以利刃按切割後備用。

4. 醫用鑷子

需備 1 把鍍鎳或不銹鋼的醫用鑷子，以鑷取上述準備好的貼籽膠布並黏貼於耳穴上。

5. 其　他

準備好適量的 75% 酒精棉球或 75% 酒精和棉簽。

二、操作方法

用 75% 酒精棉球或棉簽塗抹耳穴，一可消毒，二可脫脂去污，以利於膠布或膏藥黏貼牢固。待乾後，以其左手托住耳廓，以其右手用鑷子將貼籽膠布或膏藥對準耳穴黏貼；在呈線、溝狀的穴區（如風濕線、耳背溝）可採用排豆壓法，施行時，取與穴區等長的膠布或膏藥，將壓丸依次緊靠或相隔 1～2 粒丸距離於膠布功膏藥上呈縱行排列，然後黏貼於穴區上。

然後醫者或患者用手指施行按壓（揉），以使患者產生酸、脹、痛、麻、熱等感覺，持續約 3 分鐘。此後，囑患者每日自行按壓（揉）3～5 次，每次約 3～5 分鐘，以出現上述感覺為度。每次施貼單側或雙側耳廓，並予保留 3～5 日，待調整耳穴後再重新貼壓。每 5～10 次為一個療程，每個療程間相隔 7 日左右。

壓丸貼好後，為了加強刺激作用，常採用按壓法或按揉法施治，其實每法都有一定的針對性。

（1）按壓法：以拇、示（食）二指在耳廓前後捏住貼敷的壓丸，一鬆一緊的施行按壓。該法的刺激感較強，適用於實熱證和耐受力強的患者。

（2）按揉法：以拇、示（食）二指在耳廓前後捏住貼敷的壓丸，以壓丸正面相對的指尖順時針或逆時針方向旋轉揉動。該法的刺激感較按壓法略弱，適用於虛證和耐受力較差的患者。

三、注意事項

（1）一般每側耳廓每次貼治的耳穴宜在 10 穴以下。

（2）如側臥時，壓丸處因受壓疼痛較為顯著者，可放鬆膠布或膏藥或將其所貼位置稍作移動，而不必撕揭。

（3）貼壓期間，不要讓水浸濕局部，以免膠布或膏藥脫失；亦不宜過重按揉，以免損破皮膚。

（4）個別患者有可能對膠布過敏，局部可出現粟粒樣丘疹，並伴有癢感，此時可將膠布取下，停用 3～5 日後再貼。必要時可加貼腎上腺穴或服用抗過敏藥物，或改用脫敏膠布黏貼。用六神丸、喉症丸等中成藥做的壓丸，易導致患者出現過敏症狀，所以，應盡量使用刺激性小的壓丸貼耳。

（5）局部有皮損、炎症和凍瘡者，則不宜採用該法治療。

第四節　耳穴藥液注射法

臨床上根據病情的不同，選用針對性強、無腐蝕性、易於吸收的藥液，以小劑量注入耳穴，透過針刺效應和藥理作用，協同調整機體，以達到治病的目的，這就是耳穴藥液注射法。

一、常用注射藥液

根據病情的不同，常用的注射藥液有：維生素（B_1、B_2、B_{12}、C、K）；0.5%～2%鹽酸普魯卡因；10%或 20%胎

盤組織液、大腦組織液、胎盤球蛋白；青黴素（過敏反應陰性者）、鏈黴素（過敏反應陰性者）、慶大黴素、林可黴素；0.9%氯化鈉（生理鹽水）、注射用水；氯丙嗪、異丙嗪、呱替啶（杜冷丁）、氨茶鹼、阿托品；5%或10%當歸注射液、板藍根注射液、魚腥草注射液、香丹注射液、黃芪注射液等。

二、注射方法

先用 2%碘酊點塗耳穴，繼以 75%酒精脫碘，待乾後，採用 1 毫升或 2 毫升一次性使用注射器套接 4～5 號注射針頭抽吸藥液。

注射時，以左手固定耳廓，右手持注射器，針頭斜面向上，輕慢地將針頭刺入耳穴皮下與軟骨之間，經回抽針管若無回血，即可緩慢推注藥液。

每穴注射 0.1～0.3 毫升，以局部隆起黃豆般大小為宜，並出現紅、脹、熱、痛現象。起針後，針眼處可能有藥液或血液滲出，用消毒乾棉球輕輕壓迫片刻即可。每次注射 1～3 穴，隔日施治 1 次，5～10 次為一個療程，每療程間相隔 7 日。

三、注意事項

（1）耳穴皮膚注射前應嚴格消毒，以防感染。

（2）凡能致敏的藥液，如青黴素、鏈黴素、普魯卡因等，均應先做過敏試驗，陰性者方可使用。

（3）孕婦或耳穴皮膚有破損、局部有感染進，均不宜行耳穴注射，體弱者應慎用該法治療。

第五節　耳穴埋針法

　　耳穴埋針法，是將特製的不銹鋼圖釘型揿針、顆粒式皮內針或環形皮內針刺入耳穴，外以小塊膠布貼蓋的一種治療方法。該法具有壓丸法的優點，但刺激量較壓丸法強。對於一般急、慢性病和施以壓丸法治療療效欠佳者，尤為適用。

一、器材準備

1. 消　毒
按「耳穴毫針刺法」的針具消毒法進行。

2. 貯　備
將經過消毒的埋針放入消毒的針盒或玻璃瓶內密閉，臨用前宜浸入 75% 酒精內約 1 分鐘，取出後，以藥棉或棉簽吸乾酒精即可使用。

3. 一次性針具
若就診者為傳染病患者，則必須採用一次性針具，以杜絕傳染。

二、操作方法

　　局部耳穴用 2% 碘酊擦塗，繼以 75% 酒精塗抹脫碘。醫者以左手固定患者耳廓，並繃緊局部以暴露耳穴，右手用消毒過的鑷子夾住皮內針的針柄或揿針的針環，對準耳穴刺入壓進，然後用剪成小塊的膠布或膏藥完全貼蓋固定。在呈線狀、溝狀的穴區可採用排針壓法。

該法是將針依次緊靠或相隔 1 枚針距置於穴區等長的膠布或膏藥上呈縱行排列，然後貼敷於穴區上。所取耳穴貼完後，用手指按壓約 2～3 分鐘，以加強刺激作用。每耳每次埋穴 3～5 穴。

一般每次只埋單側耳廓，但有必要時，亦可雙側同埋。並囑患者每日自行按壓 3～5 次，每次施治 1～2 分鐘，並予保留 3～5 日，5～10 次為一個療程，每療程間相隔 7 日。取出時可撕開膠布，埋針則同時用膠布黏出，針眼處應採用 2%碘酊塗抹消毒，以防感染。

三、注意事項

（1）埋針後，若因疼痛而影響睡眠，可適當調整針尖方向或調換耳穴。

（2）埋針處不宜讓水浸入；每次按壓時手指要乾淨、清潔；夏季留針時間不宜超過 3 日，以防發生感染。埋針 2～3 日後，如有耳廓脹痛現象發生，提示發生繼發性感染，應立即將針取出，局部塗以 2%碘酊或行抗感染治療。

（3）耳穴局部有破損、感染、凍瘡者，應忌用該法治療。

第六節　放血法

放血法是指採用嚴格消毒、滅菌的三棱針、縫衣針、小刀片在耳穴或耳廓靜脈處施行點刺、切割，以放出一定血量的一種治療方法。

該法具有明顯的疏通經絡，活血消腫，開竅泄熱，止

癢止驚，安神鎮痛的作用，凡血淤、邪熱、熱盛、陽亢所致的高熱，抽搐、頭昏目眩、目赤腫痛、目生翳膜、跌打腫痛、咽喉腫痛、頑癬、腮腺炎、蕁麻疹、帶狀疱疹、腦震盪後遺症，血管神經性頭痛等病症，均可採用該法治療。該法對發熱和部分頑固性病變，其療效與其他方法相比，尤為顯著。

一、器材準備

經嚴格消毒滅菌的三棱針、縫衣針以及鋒利的小刀片、手術刀片、刮鬍刀片等。

二、操作方法

醫者先用手指按摩患者耳廓使其充血，用2%碘酊塗抹欲放血部位，繼以75%酒精塗抹脫碘，待乾。

1. 點刺放血具體操作方法

以左手緊捏放血部位，充分暴露放血點，右手拇、示（食）二指持經高壓蒸煮或用火燎過的三棱針、縫衣針的針體，以中指端抵住針體的下端，只露出針尖約2毫米，對準放血點迅速刺入即又退出，輕輕擠捏針孔周圍皮膚，使其出血2～10滴，並用消毒棉球吸拭。

2. 切割放血具體操作方法

按上述方法消毒後，用手指持拿放血局部，用消毒刀片尖端於耳背靜脈或耳穴處施行輕力劃割，使切口深約0.5毫米，長約5毫米，略見溢出小血珠即可，然後再用消毒棉球按壓，並貼以膠布固定，以防污染。

點刺放血可每日或隔日施治一次，急性病者可每日施

治二次。切割法一般每週施治一次。

三、注意事項

（1）耳穴與針具一定要嚴格消毒、滅菌。傳染病者，必須使用一次性針具施術。

（2）施術前充分按摩耳廓非常重要，這樣做可使血出順利，能提高療效。放出的血，某些患者可呈黯紫色、紫紅色，隨其病情的進一步好轉，血色漸變為紅色。耳背靜脈需多次放血者，應從靜脈遠心端（耳輪側）開始，不宜首次就在中央部位劃割。術畢，用消毒乾棉球按壓片刻，但不可揉擦，否則皮下易致淤血而影響療效。

（3）身體虛弱患者，放血不宜過多，孕婦、罹患出血性疾患和凝血機制功能障礙者、神經過敏者，均應忌用該法治療。

（4）醫者於術前、術後必須用肥皂洗淨雙手。

第七節　耳穴施灸法

耳穴施灸法，是以藥線、經香、艾絨、燈心草等，待其燃燒至一定程度時，再灼灸耳穴的一種治療方法。灸法的歷史淵源較針法更為悠久，具有獨特的治療作用，且簡便易行，可彌補刺法之不足。具有疏經通絡，溫經散寒的功效。對虛證、寒證、痹痛等尤為適用。

一、藥線點灸法

該法為廣西壯族民間的一種治療方法。其藥線是採用

青麻搓成直徑約 0.5 毫米的線條，置於由麝香等藥物配製的藥酒中浸泡而成。該法適用於發熱、畏寒、腫塊、瘰癘、疼痛、麻木不仁、瘙癢等七大主症。

(一)操作方法

以拇、示（食）二指持藥線的一端，露出線頭約 1 公分左右，置於煤油燈或酒精燈或蠟燭上，經點燃後移開，待線頭呈紅炭珠火時（忌有火苗），對準耳穴，順應腕力，拇指尖穩重而敏捷地將火藥線頭點按於耳穴上，若耳穴深在，不便拇指按入，可將火藥線頭伸入點灼，不須指壓，一按火滅即起為一壯，灸處有輕微灼熱感。

若不願直接點灸，可將珠火線頭距耳穴約 1 毫米處做薰灸施治。急性及重症者，每日施治一或二次；慢性病者，可每日或隔日施灸一次，一般 10 日為一個療程，每療程間相隔 7 日。

(二)注意事項

（1）持藥線對著火的線端以略長於拇指端 1 公分左右即可，太長不便著火點灸，但太短易燒著手指頭部。

（2）必須掌握好火候，藥線頭經點燃後，其炭火有一個由旺→最旺→漸弱的過程，最旺時稱「珠火」，漸弱時稱「弱火」。病重、耐受力強者，用珠火點灸；病輕、耐受力差者和幼兒，用弱火點灸。

（3）灸後局部可出現輕度的灼熱感或辣、癢感，直接灸者，表皮可出現輕微的損傷，這可以起到持續的刺激作用。如果注意衛生，保持局部清潔狀態，不用手去搔抓，

一般是不會造成繼發性感染的。

二、艾灸法

艾灸法刺激面積廣，常用於治療虛、寒、痛、痿、痹、癢、腫為主的急、慢性疾患，頑固性病灶，較為廣泛性的疾患，如風濕性關節炎、腰腿痛、肩關節周圍炎、胃脘部寒性疼痛、腮腺炎、各種癱瘓、口眼喎斜等。

(一)艾灸法分類

1.艾條灸

採用普通艾條經點燃後，對準施灸耳穴，距離約2公分處做薰灸治療，使患者感覺到有舒服的溫熱感為度，不能過於太燙但也不能不溫熱。若固定不動，讓施灸處保持溫熱感的，稱為「溫和灸」；如小鳥啄食樣，一起一落的移動艾條的，稱為「雀啄灸」；似熨布塊一樣，來回移動艾條的，稱為「熨熱灸」，適宜於幼兒或耳部感覺遲鈍者的治療。

施灸時間以局部出現充血紅潤為度，一般需5～10分鐘。每日施灸一次，10次為一個療程，每個療程間相隔5～7日。除熱證外，在耳針治療的同時，採用薰灸針刺局部的方法（溫針法），可提高療效。

2.小艾炷直接灸

先用細艾絨捏成麥粒般大小的艾炷數十炷，然後用大蒜汁或萬花油或凡士林塗在相關的耳穴上，將小艾炷置於上面黏住，再用線香將艾炷點燃，待皮膚感到灼熱時，即用鑷子夾離，換下1炷，每1炷為1壯，每穴灸3～9壯，

每次灸1～3穴，兩耳交替施灸。每日或隔日施治一次，5～10次為一個療程，每療程間相隔5～7日。艾炷灸只適用於暴露充分、無遮擋的耳穴施治。

（二）注意事項

施灸時注意不要讓艾火脫落，經常詢問患者的感覺，以調整艾火與皮膚的距離。

三、燈心草灸

燈心草灸，又稱為「爆星法灸」。是用1根燈心草，將一端約1公分的長段浸蘸香油後，以火柴點燃，對準耳穴迅速點灸，以出現「叭」的一聲響為1壯。每次灸1或2穴，每穴灸1壯，每日或隔日施灸一次。單側有病者灸單側耳穴，雙側有病者灸雙側耳穴。施灸後局部可出現小水疱，可用「正紅花油」或「萬花油」塗沫數次，不要破皮，讓其自然吸收。

該法主要適用於治療急性咽喉炎、腮腺炎、帶狀疱疹、急性腰腿痛、目赤腫痛（急性結腸炎、角膜炎、虹膜睫狀體炎）等急性病症。

四、管器灸

管器灸，是指採用管器間接薰灸耳竅的一種治療方法。該法早在唐代孫思邈所著的《千金翼方》中就有詳細的記載。對虛火型牙痛、耳痛、面癱等病症均有顯著的療效。

1. 灸管器的製作

取冬季收割的成熟葦管或成熟竹管，用粗細兩節套製而成。粗段管長 4 公分，管口直徑為 0.8～1.0 公分，切成下鴨嘴形，再在其上放置薄鉛片或薄鋼片，以防止艾火燒壞；細段長 3 公分，管口直徑為 0.6～0.8 公分。粗細兩節套接，接口處用膠布固定，細段端用單層膠布封閉。

2. 操作方法

將似花生米大小的一撮細艾絨捏成條狀（每條為 1 炷）置於灸管器的鴨嘴端，點燃艾絨後，將細段端插入患側耳孔內施灸，以耳孔感覺到溫熱為度。每次施灸 3～9 壯，每日施治一或二次。

3. 注意事項

耳孔處有破潰或濕疹者，禁用該法治療。

第八節　耳穴貼磁法

耳穴貼磁法，又稱為「耳穴磁療法」，係以磁場作用於耳穴使其產生效應的一種治療方法。有人認為，耳穴是磁場的聚集點，也是人體電磁的活動點，而經絡則是電磁傳導的通路。

磁療正是利用磁體所產生的磁力線透入人體的經絡，從而起到新陳代謝，改善血液循環，調節神經功能，增強抗炎症、抗感染等作用。具有抗炎、消腫、鎮痛、止癢、止瀉、平喘、鎮靜、安神、降血壓、降血沉等功效。常用於治療慢性肝炎、肋間神經痛、頭痛、神經衰弱、高血壓、急性結膜炎、急性咽喉炎、皮膚瘙癢症、蕁麻疹、扁

平疣、腹瀉、咳嗽、哮喘、耳鳴、耳聾等病症。

一、器材準備

目前市場上銷售的醫用磁珠、磁片有 0.03～0.15 特（斯拉）等不同規格，可根據需要選用。但磁體的面積和體積均不宜過大。磁場強度以使用後的反應情況進行調整，反應弱的，可換高強的試用，否則相反。

二、操作方法

1. 直接敷貼法

將磁珠或磁片放置在小塊膠布中央處，直接敷貼於耳穴上即可（局部耳穴皮膚破損者不宜貼敷）。

具體操作時應注意將磁珠或磁片異名極置於耳廓正、背面對貼（如正極對著負極），可以使磁力集中穿透耳穴，更好的發揮治療作用，如需在耳廓同一面上貼 2 穴的，也應將異名極置於該平面上。

兩耳交替進行或可同時敷貼，但磁片不宜超過 2 片，磁珠不應超過 4 粒。敷貼 3～5 日為一個療程，如需繼續進行下一個療程的治療，中間則需相隔3～5日。

2. 間接敷貼法

用薄薄一層的脫脂藥棉將磁珠或磁片包裹起來，隨後固定於耳穴上，這樣可以減少因磁珠或磁片直接作用於皮膚而發生的副作用。

也可以用薄棉包裹的磁珠塞在外耳道，並予固定，一般保留 3～5 日為一個療程，如需治療，相隔 3～5 日後再予進行。

3. 埋針加磁法

耳穴埋針後，在針柄上再敷以 1 粒磁珠或 1 片磁片（必須經高壓消毒或火焰燎過，然後用 75% 酒精浸泡數分鐘消毒），並用膠布固定，使磁場由針體導入人體內。每隔 3〜5 日更換一次。該法對部分痛證和某些皮膚病的療效常較普通壓丸法和埋針法為佳。

三、注意事項

（1）施行磁療過程中，約有 5%〜10% 的患者會出現不良反應，如頭暈、噁心、乏力、嗜睡、心悸、失眠、局部灼熱、刺癢、起水疱或淤斑等。一般患者經數分鐘後其不良反應可消除，某些患者則需數小時或持續數天後才能消失。若症狀持續加重，可取下磁體，一般不會留下後遺症。

（2）治療過程中，某些慢性病症狀雖已消失或改善，但未獲痊癒，還須繼續進行治療。如停治過早，則常易復發。

（3）耳穴貼磁與體穴不同，採用的磁體不宜過大、過多。

第九節　耳穴按摩法

耳穴按摩法是指醫者或患者本人用手指或器具（直徑在 1〜3 毫米之間，頭圓、光滑的木質、塑膠質、金屬質等，又便於持拿的小棒體，如圓珠筆芯尖、火柴棒頭端等）在耳穴上進行點按、按揉、搓摩等，使局部產生明顯

的酸、麻、痛、脹、發熱等感覺，甚或向病位傳導，以致產生治療作用的一種治療方法。

該法簡便、實用，對急、慢性病症都有療效，而且還可用於強身壯體，預防疾病。

一、操作方法

1. 點（切）按法

用指甲或器具切壓耳穴，以切壓（約 15 秒鐘）——放鬆（約 5 秒鐘）的節律反覆施術約 5 分鐘，每日施治2～3次，急症或發作性病症（如嘔吐、眩暈、疼痛等）每日可施治5～6次，或發作時即予施術。

2. 捏（按）揉法

在用拇指和中指或示（食）指指尖相對捏壓，或用器具按壓的同時，以每分鐘 20～30 轉的頻率旋轉揉動耳穴，每次約 5 分鐘，每日施治 2～3 次，急症或發作性病症可每日施治五～六次，或發作時施術。

3. 搓摩法

將示（食）指屈曲，置於耳廓前面的相應部位，然後用拇指指腹以一定的壓力在耳廓背面相應穴區做上下或左右來回搓摩，使局部出現以熱感為主，或兼酸脹的效應為度，持續5～10 分鐘，每次術後要求耳廓發紅並有發燙感為佳，每日施治2～3 次。

若搓摩耳廓正面穴區時，拇指指腹按壓於耳廓背面相應部位，示（食）指屈曲，以指橈側或指腹從上至下或從前至後搓摩。該法對多個穴區能同時進行刺激，常用於慢性病症的輔助治療和保健，以增強體質。

二、注意事項

穴位破損、感染者禁忌施術。切按或按揉時，切忌用力過猛，以免損傷皮膚。

第十節　耳穴梅花針法

耳穴梅花針法，是指採用梅花針叩打耳穴，以產生刺激效應而用於治療疾病的一種治療方法。該法適用於老幼體弱者，對於某些內臟痛證、哮喘、偏頭痛、神經麻痹、腰肌勞損、肥大性脊椎炎等病症療效頗佳。

一、器材準備

取5～6號縫衣針5枚，用絲絨捆紮在一起，要求針尖呈梅花形分佈，並戳齊使針尖在平面上，即成「梅花針」。亦可採用市售成品「梅花針具」。具體消毒方法請參見「耳針消毒」法。

二、操作方法

先用手指按摩耳廓數分鐘，使呈輕度充血狀態，然後按前述的皮膚消毒法進行消毒。醫者以左手固定托住耳廓，右手持梅花針在耳穴區作快速的雀啄樣淺層點刺，手法由輕至重，直至耳廓充血發熱，並有少量滲血時為度；擦去滲血，用75%酒精塗抹。視其病情輕重，每日可施術一或二次，10日為一個療程，每療程間相隔7日，每側取單側耳穴，兩耳交替進行。

三、注意事項

（1）避免針尖有鉤刺，且針尖應平齊，以防叩打時發生劇烈疼痛。

（2）對於傳染病患者，最好採用一次性器具，或使用後進行極其嚴格的消毒，嚴防傳染。

（3）耳穴局部皮膚破損、感染者禁忌施術。

第十一節　耳穴貼藥膏法

耳穴貼藥膏法是指採用一定刺激性的橡皮藥膏貼敷在耳穴上的一種治療方法。該法透過藥物的定點持續性刺激作用，而發生治療效應。該法具有舒經活絡、行氣活血、祛風除濕、鎮靜安神、化淤鎮痛等功效，適用於治療鼻炎、鼻竇炎、咽喉炎、咳嗽、頭痛、內臟疼痛、關節和肌肉疼痛等病症。

一、材料準備

橡皮藥膏種類很多，可根據病情選用。如傷濕止痛膏、關節止痛膏、香桂活血膏、消炎鎮痛膏等。這些藥膏性峻烈芳香，滲透力強，有利於疏經通絡，活血化淤，消炎鎮痛。由於刺激性較大，故孕婦忌用，幼兒患者除消炎鎮痛膏較為適用外，其他藥膏亦應慎用，耳穴局部有皮損者不宜用。

二、操作方法

貼藥膏前，用 75% 酒精棉簽或肥皂水將耳穴局部擦洗乾淨，以使藥膏能牢固黏貼，藥性能更好滲透進入皮下組織，更有利於機體吸收。將藥膏剪成 0.6 公分 × 0.6 公分左右的方塊，貼敷在選定的耳穴上。每次貼單側耳穴，待 2～3 日後更換貼對側耳穴。夏季天熱時縮短敷貼時間，10 日為 1 個療程，每個療程間相隔 5～7 日。

第十二節　耳穴壓迫法

耳穴壓迫法，又稱為「耳夾法」。是指採用耳夾壓迫耳穴的一種治療方法。該法的最大優點是患者可自行操作。對治療咽喉炎、扁桃體炎、結膜炎、頭痛、牙痛、內臟疼痛、肩胛疼痛療效較好。此外，還可用於耳穴麻醉拔牙。對不適宜針刺的老、弱、幼兒患者較為適宜，還可作為耳針治療後鞏固療效之用。

一、器材準備及操作方法

（1）可採用迴紋針製成。將迴紋針的一端折彎成 90 度角，與原迴紋針針面成垂直狀態。治療時，將折彎的一端作「針尖」夾在耳穴上即可。

（2）亦可採用彈性鋼絲製成。將鋼絲的一端做成圓形，另一端向圓形孔彎成弓狀。使用時，將圓形孔的一端置於耳背部，將弓形的一端對準耳穴夾住即可。

（3）應用木衣夾製成。用利刀削去木衣夾頭部斜面，

留存兩面夾點，將木衣夾夾在耳穴上即可。

二、耳夾適用、禁用部位及治療時間

（1）適用及禁用部位：適用於耳垂、耳舟、對耳輪、耳輪腳以及耳腔外周部位的耳穴。耳穴局部有皮損、感染者則禁忌。

（2）治療時間：每次夾治 30～60 分鐘，每日施治一或二次，10 次為一個療程，每個療程間相隔 7 日。

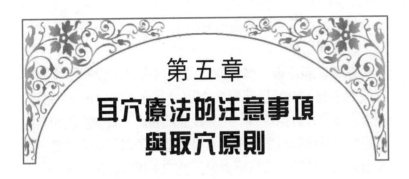

第五章
耳穴療法的注意事項與取穴原則

第一節　耳穴療法使用的注意事項

一、耳穴療法常見反應

整個耳廓區域，神經組織分佈十分豐富，又是經絡之氣所匯聚的場所。故在耳廓上施予不同的刺激，均可導致全身或局部出現各種不同的反應。這些反應的產生常與患者經絡的敏感性、機體的反應性有著密切的聯繫。臨床上常見的耳穴刺激反應可有下述幾種：

1. 耳部反應

針刺耳穴時，多數患者出現劇痛感，少數患者會有酸、麻、脹、涼的感覺，經數分鐘後，耳廓局部或整個耳廓可見充血發熱，上述反應均屬「得氣」反應。一般認為，出現上述反應就會收到較好的臨床療效。

個別患者經壓丸或耳針後，耳廓會呈現一種彌漫性無菌性的紅腫現象。一般無須處理，待停止治療或休息數日後，就能自行消退。對於這類患者，建議以後採用超聲

波、鐳射照射等刺激方法治療為佳。

2. 患部反應

經耳針刺激後，其相應部位或內臟會自覺有熱流運動舒適的感覺，有時患部肌肉會出現不自主的運動。如面神經炎患者作耳針治療時，可見及面部頰肌、眼輪匝肌和額肌出現顫動或跳動現象；罹患直腸鬆弛、子宮下垂的患者，當刺激耳廓穴位時，常可感覺患部有向上提拉緊縮的感覺。

3. 經絡反應

當刺激耳穴後，部分患者可呈現與十二經脈相同的循行路線放射，沿著經絡方向出現酸、麻、蟻走等的感覺，甚至出現似電擊樣反應現象。出現經絡放射感應者，往往收效較速，療效顯著。

4. 全身反應

耳穴刺激後，部分患者可能會出現頸項活動不利，顳頜關節脹痛而影響咀嚼功能的現象，這常因透針或進針太深所致，一般只需輕輕將針尖退出一些或調轉一下針尖方向即可消失；部分患者會出現唾液分泌增多，胃腸蠕動增強並有饑餓感；皮膚病患者經針刺後，全身可出現一種熱乎乎或涼颼颼的感覺；少數患者也可出現睡意。

5.「閃電」反應

當刺激某一耳穴時，耳穴對患部或內臟某一病變的刺激恰似按電鈴接通線路一般，其症狀即刻獲得緩解甚至消失。常出現於頭痛、牙痛、內臟痙攣以及其他一些疼痛性病症患者。

6. 連鎖反應

用耳穴治療患者某一疾患時，往往會使其他某些疾患

亦同時獲得緩解或痊癒。

7. 延緩反應

在治療開始或療程結束時，有的療效欠佳甚至無效。但在停止治療期間，可出現症狀好轉甚至顯著改善。

8. 適應反應

部分患者經長期耳穴治療後，開始療效較好，但以後逐漸對刺激產生了適應性，所以，療效就停滯不前。故療程之間需間隔數日或更長一些時間。

9. 遲鈍反應

少數患者耳廓的病理性敏感點匱乏，刺激亦無得氣感應，這類患者往往療效就差，不宜採用耳穴療法。垂危病者也常有此種表現，故對此類患者，耳穴療法只作為輔助治療。

10. 反效應

在耳穴治療時，偶見呈現一種反作用，即原有的症狀非但無改善，反而有所加劇。這類情況常因患者的精神情緒緊張、取穴過多或刺激強度過大等因素而誘發。一般均屬一時的反射性變化，待稍加調整後即可消失，多數患者仍可繼續接受治療。若此現象持續存在則應停止治療，改換其他療法進行。

二、耳穴療法的注意事項

（1）注意針具和耳廓的嚴格消毒，以預防發生繼發性感染。對於傳染病患者，應採用一次性針具，以杜絕疾病傳染。

（2）患者在饑餓、飯後、酗酒、勞累之後，體質極度

虛弱、精神極其緊張，大出血，凝血功能障礙，大病後等，均不宜應用耳針療法和放血、切割療法，使用其他種類的耳穴療法也忌行強刺激手法。

（3）外耳罹患擴散性炎症或刺激區域罹患濕疹、潰瘍、凍瘡、破潰等病變的，均不宜應用耳穴療法。

（4）嚴重心臟病和嚴重貧血患者，應慎用耳穴療法，並禁用強刺激手法。

（5）婦女月經期間應用耳穴療法，個別患者有經期縮短或月經驟停現象發生，但待停止治療後不會影響以後的月經來潮。

（6）妊娠 5 個月前的孕婦不宜採用耳穴療法，妊娠5～9 個月期間，忌刺激子宮、卵巢、內分泌、盆腔、腹等穴區，以免引起流產、早產。有習慣性流產史的孕婦應忌用耳穴療法。

（7）罹患動脈硬化症、高血壓症的患者，施行針刺降壓溝等耳穴或放血治療時，患者應予施術前休息 30 分鐘，施術後注意觀察 30分鐘後方可離去，以免發生意外。

三、耳穴療法異常情況的處理

耳穴療法在施治過程中，由於患者體質因素或刺激量過強，消毒不嚴，可能會出現暈針、感覺異常和耳廓感染等異常情況。具體處理方法介紹如下：

（一）暈針的處理

暈針是指患者在針刺或壓迫耳穴過程中，突然發生急性腦缺血的一系列症狀。輕者表現為頭暈目眩，胸悶不

適；中度者感覺心慌難受，噁心欲吐，面色蒼白，汗出肢冷，脈搏細弱；重者可見血壓下降，昏厥。

產生的原因多由於患者精神緊張、體質虛弱、饑餓和刺激量過大等所致。暈針一般不易發生，偶有1%～2%的患者可能出現，且以輕、中度表現為主。

其具體處理方法如下：

（1）輕度暈針者，可不必拔針，平臥休息，喝點熱開水，安慰患者，消除緊張心理，則症狀會很快消除。

（2）中、重度暈針，應立即拔針，採取頭低位平臥，並針刺或按壓腎上腺或皮質下、枕等耳穴，即可逐漸恢復正常狀態。

(二)異常感覺的處理

刺激耳穴時，極少數患者可出現耳廓異常疼痛，或出現心悸、頭痛、張口困難，下肢發冷、全身麻木等異常感覺。多因刺激腎上腺、交感、內分泌、腎、三焦、心、子宮等耳穴過重或針刺過深所致。一般將針稍作退出，或針尖稍作改變方向，減輕或停止按壓，症狀常可立即減輕或消失。

若經上述處理仍無效者，則停止耳穴治療，一般症狀即可消失，不會留下後遺症。

(三)耳廓感染的處理

運用耳穴療法治療疾病，當耳廓發生繼發性感染時，多因消毒不嚴、埋針時間過長、壓丸時按壓過重等所致。當耳穴處有紅腫或有少量滲出液時，應立即處理，否則可

引起耳軟骨骨膜炎。若按照操作規程進行施治，其繼發性感染的發生率極低。但若一旦發生，則應立即去除刺激物，並作如下處理：

1. 耳廓發生輕度繼發性感染的處理

①局部塗抹 2%或 2.5%碘酊，或可同時口服敏感抗生素。

②用藥線點灸局部，若炎症面積寬大，則採用梅花點點灸，若面積小，則只灸局部中央一點即可，每日施治一次；或採用艾條作溫和灸炎症局部約 5 分鐘，使局部出現潮紅為度，每日施治 2～3 次。

2. 若見耳廓紅、腫、熱、痛明顯，或伴有惡寒發熱者，則應考慮有形成耳軟骨骨膜炎的可能

具體處理方法如下：

①根據感染細菌的類型和藥物敏感試驗選用抗生素。如已化膿，則需擴大創口排膿。

②採用艾條作溫和灸炎症病灶，以患者能耐受為度，每次治療5～20 分鐘，每日施治 2 或 3 次，直至病灶液體吸收，炎症消失時為止。如已化膿，則需擴大創口，排出膿液後再予施灸。

第二節　耳穴療法的取穴原則

取穴原則是耳穴治療的重要依據。其內容來自大量的臨床實踐和科研總結，可指導臨床工作者正確的選取耳穴，以提高臨床療效。

一、相應部位取穴

（1）根據人體的患病部位，取耳廓相應的穴區，就是哪裡有病就取哪裡。

（2）根據病變在耳穴的相應陽性反應點（區）取穴。所謂的陽性反應點，是指耳穴上的低電阻點或壓痛點、變色點（區）、變形點（區）、脫屑區、丘疹點等。耳穴的常見病理反應類型與疾病的關係規律列表於下，供臨床應用時參考（表1）。

表1　耳穴常見病理反應類型及其性質一覽表

類　　型	反　應　特　徵　及　其　性　質
變　　色	紅色：紅暈或黯紅、鮮紅，呈點片狀、條線狀，中間紅、周圍白，中間白、周圍紅，界限清或欠清。紅暈提示急性病變，炎症性病變，熱證；紅白相間提示慢性病急性發作；黯紅提示陳舊性病變，急性病恢復期，氣滯血淤；鮮紅色提示急性病變，出血性病變。 白色：蒼白，灰白，形狀同紅色，或白色伴脫屑。白色提示慢性病變，皮膚病，虛證；灰白色提示病變證型屬虛實夾雜。 黯灰色：呈片狀，壓之可退色，或伴有結節狀隆起。提示惡性病變。
變　　型	隆起：呈結節狀、片狀、條索狀。揭示慢性病變，並以慢性器質性病變為多見。 凹陷：呈點狀、穴狀、條索狀。揭示陳舊性病變，慢性器質性病變，先天性病變，手術摘除後疤痕。 皺褶：呈條線狀、圓圈狀、半圓形、蚯蚓狀、梅花狀等，提示功能性或器質性病變。

丘　疹	紅色丘疹：多見於急性炎症。
	白色丘疹：多見於慢性器質性病變。
	水疱樣丘疹：多見於慢性功能性或器質性病變。
血管改變	血管過度充盈呈圓圈狀、條段狀、網狀等。提示慢性痛證，血液循環受阻，氣滯血淤。
脫　屑	呈糠皮樣或鱗片狀脫屑，提示功能不全，皮膚病，陰津不足。

二、按藏象學說理論取穴

　　此乃以中醫藏象學說理論為依據，按照各臟腑的生理功能和病理表現進行辨證取穴的一種方法。中醫學認為，人體是一個以五臟六腑的功能活動為中心的有機整體，每個臟器在生理上都分管著一部分組織器官的功能活動，而臟腑本身之間，在功能上又密切聯繫。因此，當一個臟腑有病時，可以影響到其分管的那些組織器官和與之在功能上有聯繫的那些臟腑，表現為複雜的綜合徵。

　　反過來，一個症狀又可與多個臟腑和組織臟器有關。例如：目睛在組織上或功能方面與肝、心、肺臟有聯繫，於是，目睛若有病就可選上述有關耳穴治療；某些腹瀉，按西醫學認識是大腸的功能失調，但是，從中醫的角度來看，大腸在生理功能和組織聯繫上與肺、小腸、三焦、脾、胃、肝、腎等臟腑有關，於是，腹瀉這個病症既可能是大腸本身引起的，也有可能是上述有關臟腑功能失調影響到大腸而造成的。

　　根據腹瀉的虛實表現，可在上述耳穴上選擇更密切的

相關者進行施治，這就需要醫者對中醫學的臟腑生理、病理有較為深刻的認識。

三、按經絡學說理論取穴

耳穴療法根據經絡的循行分佈規律和適用治療規律取穴。如坐骨神經痛，其疼痛的方向是沿下肢後側面正中部位放射的，放射痛部位屬膀胱經循行經過的地方，故可取耳部膀胱穴施治；若其疼痛是沿下肢外側面正中放射的，其放射疼痛部位屬膽經循行經過的部位，故可取膽穴施治。又如牙痛，因大腸經循行進入下牙齦，胃經循行經過上牙齦，故可取大腸穴與胃穴施治。

經絡雖遍佈全身，但其循行分佈卻是有一定規律的，而適用治療範圍則是「經脈所到，主治所及」。通過對十二經脈的循行分佈及適用治療範圍作一瞭解後，就會對按經絡學說理論取穴法有更進一步的認識。

1. 手太陰肺經

該經循行於胸中和上肢內側前緣，與咽喉有聯繫（圖 5-1）。若其經絡有病，則循行部位可發生酸楚疼痛、拘急、萎軟、麻木不仁、肩臂疼痛、咽喉疼痛、缺盆中痛、鼻出血等。治療可取肺穴。

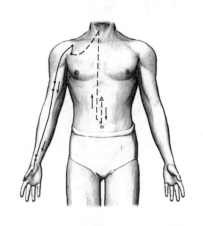

圖 5-1

2. 手陽明大腸經

該經循行於上肢外側前緣，經過面頰，入下牙齦，夾口，至鼻孔旁（圖 5-2）。若其經絡有病，則循行部位可發生酸楚疼痛、萎痺不用、麻木、臂痛難舉、頭痛、目黃、牙痛、面頰腫、唇吻瞤動，口眼喎斜、鼻流濁涕或出血不止、咽喉腫痛、口臭等。治療可取大腸穴。

3. 足陽明胃經

該經經過鼻旁，入上牙齦，經面頰部上前額，又下沿咽喉，行乳中，經腹部下行於下肢脛骨外緣（圖 5-3）。若經絡有病，則循行部位可出現下肢麻木不仁或萎痺不用，口唇生瘡、口臭、頸腫、喉痛、牙痛齦腫、鼻淵、鼻出血、乳房腫痛等。治療可取胃穴。

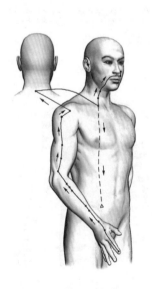

圖 5-2

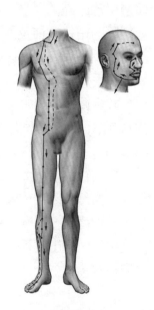

圖 5-3

4. 足太陰脾經

該經循行於下肢內側前緣，夾咽，連舌本，散舌下（圖5-4）。

若經絡有病，則循行部位可出現腫痛、四肢屈伸不利、萎痹不用、舌強不語等。治療可取脾穴。

5. 手少陰心經

該經起於胸中，循行於上肢內側後緣，經咽喉，聯屬目系（圖5-5）。

若經絡有病，則可出現口腔糜爛、喉痛、目赤痛、胸痛、上肢疼痛或麻木不仁、肩胛冷痛等。治療可取心穴。

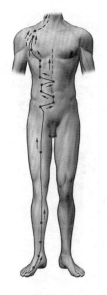

圖 5-4

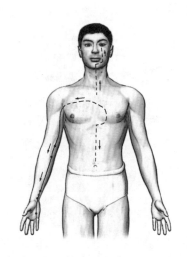

圖 5-5

6. 手太陽小腸經

該經循行於上肢外側後緣，繞行肩胛部，經面頰，靠鼻旁，到目外眥，入耳中（圖 5-6）。若經絡有病，其循行部位可出現疼痛、麻木、萎痹不用、目赤、咽喉疼痛、頜腫、耳鳴、耳聾、頭頸強痛、小腹疼痛等。治療可取小腸穴。

7. 足太陽膀胱經

該經循行經內眼角，上入腦，出後頭部，沿背、腰、骶、臀及下肢後側至足部（圖 5-7）。若經絡有病，其循行部位之後頭部、眉棱骨處可發生疼痛、頸背、腰骶、下腳後側疼痛和酸楚，或拘急、萎痹麻木等。

中醫學認為，膀胱經是一身最表（外在）之經脈，故

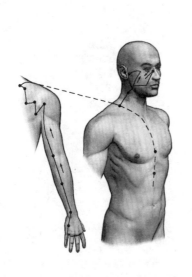

圖 5-6

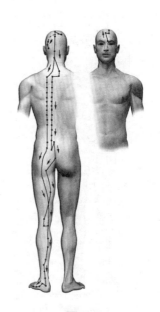

圖 5-7

最先受外邪侵襲，感冒初起的症狀表現也就是膀胱經病態的表現。所以，治療上述病症時，可取膀胱穴。

8.足少陰腎經

該經循行於下肢內側後緣，貫脊柱，循喉嚨，夾舌本（圖 5-8）。若經絡有病，可出現咽喉疼痛、舌腫、腰痛、下腳內側後緣疼痛、酸重或麻木不仁、萎痹不用等。治療可取腎穴。

9.手厥陰心包經

該經循行經過上、中、下三焦和上肢內側正中（圖5-9）。若經絡有病，其循行部位可出現心胸疼痛而牽引腋下、腋腫、上肢內側疼痛、麻木、萎痹不用及手掌發熱等。治療可取心穴。

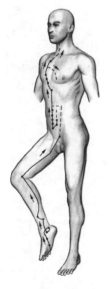

圖 5-8

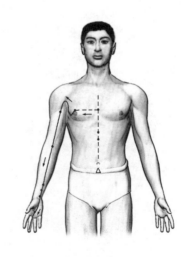

圖 5-9

10. 手少陽三焦經

該經循行於上肢外側正中，上側頭部，入耳至眼外角（圖 5–10）。

若經絡有病，其循行部位可出現上肢酸痛、麻木、萎痹不用、頭痛、頭暈、耳鳴、暴聾、目眥赤痛、頰腫、喉痹、瘰癧、脇痛等。治療可取三焦穴。

11. 足少陽膽經

該經循行於眼外角、頭顳部、入耳，經過脇肋，沿下肢外側下足（圖 5–11）。

若經絡有病，其循行部位可出現下肢外側疼痛、麻木、萎痹不用、耳鳴、耳聾、偏頭痛、目眥赤痛及脇肋痛等。治療可取膽穴（胰膽穴）。

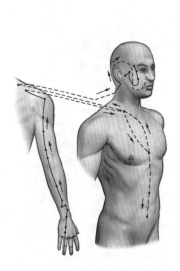

圖 5-10

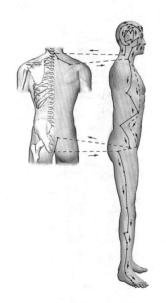

圖 5-11

12. 足厥陰肝經

該經循行於下肢內側正中，經陰器，布脅肋，循喉嚨，環唇裏，聯屬目系，上頭頂（圖5-12）。若經絡有病，其循行部位可出現下肢內側麻木、轉筋拘急、掣痛、頭頂痛、目腫、口眼喎斜、少腹冷痛、睾丸偏墜疼痛、脅肋疼痛等。治療可取肝穴。

四、按西醫理論取穴

耳穴中許多穴位是根據西醫學認識命名的，如交感、皮質下、內分泌、腎上腺等穴。這些耳穴的功能與西醫學認識是相互一致的，可按病變的病理基礎選用相應的耳穴治療。如交感穴，經研究發現具有近似於交感神經和副交

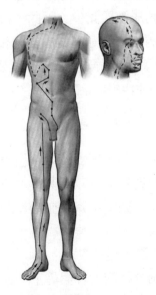

圖5-12

感神經的作用，凡自主神經功能紊亂所致的病症均可選用該穴治療。又如腎上腺穴，因有近似腎上腺的功能，具有抗炎症、抗過敏、抗風濕、抗休克等的作用，故常取腎上腺穴治療炎症性疾患、過敏性疾患、風濕病、低血壓以及搶救休克等。

雖然耳穴對相應的組織器官有雙向調節作用，但在某些方面還是有所偏重的。如交感穴，對腺體的分泌功能呈抑制作用為主，故胃炎、胃酸過多者可取用，而萎縮性胃炎、胃酸分泌不足者則不宜取用；對於血管的舒縮調節主要偏重於舒張，故血管緊張度增高，取之使用可舒張血管，改善血液循環，如各種靜脈炎、血栓性脈管炎、多發性大動脈炎、雷諾病、冠心病等就可作為主穴取用，而對於出血性疾患，就應忌用。再如尿崩症，其發病原因是腦神經垂體分泌抗利尿激素減少。因此，根據丘腦——神經垂體功能減退的病因，應選擇對腦垂體和丘腦有調節作用的緣中、皮質下、內分泌等穴治療。這就要求充分熟悉掌握耳穴的西醫學的功能作用。

五、按臨床經驗取穴

人們在長期大量的臨床實踐中，發現某一耳穴對某些疾患有效，甚至是特殊的療效。其後就單取或與其他耳穴配合治療那些疾患。如耳尖穴放血治療肝昏迷；葦管灸耳孔區治療面神經炎，枕穴治療遠視眼，外生殖器穴治療腰腿痛等，都屬於按臨床經驗取穴。

事實上，每個耳穴的發現與確定，都包含著許多寶貴的經驗，尤其是如闌尾點、牙痛點、感冒點等穴的確定，

更與臨床經驗密切相關。

臨床經驗的積累還需醫者的周密思考、細心觀察。每個耳穴雖有一定的功用，但對不同的機體狀態作用也不相一致。如神門、枕兩穴具有鎮痛、抗炎的作用，對急慢性腸炎、胃腸道痙攣以及內臟疼痛都具有治療作用，但對肝炎、肝炎癒後綜合徵、膽石症、胃腸功能紊亂等疾患卻不宜採用，以免引起抑制胃腸蠕動、加重胸脇脹滿的症狀。又如腎與膀胱穴都是治療泌尿系統疾患的主穴，但在利尿和貯尿的作用方面也存在著不同的差異。前者以利尿療效較好，用於治療腎炎、浮腫等；後者則以貯尿療效較好，用於治療尿路感染的尿頻及尿道口鬆弛的尿漏等。

還有某些耳穴的療效很獨特或療效與本身的穴名有很大出入。如枕穴為止暈、止昏之要穴，可預防暈車、暈船，還可治療遠視眼、近視眼；額穴為健腦之要穴，神經衰弱、記憶力減退者宜予採用等。臨床上只要細心觀察、勤於總結、善於歸納，所掌握的經驗穴也就越多，就能熟練的在臨床上運用。

六、提高耳穴療效的幾個基本因素

（一）配方佳

這是提高臨床療效的第一個重要環節。首先，要求在正確診斷的基礎上，熟練而又靈活的運用取穴的五種方法，這樣才能取得預期的臨床療效。

以前頭痛為例，按相應部位選穴法可選取額穴，按經絡學說取穴法，可選神門穴。這樣可取額、胃、神門三穴

組成治療前頭痛的基本配方。但引起前頭痛的常見原因有感冒、慢性鼻竇炎、頸椎病或腦動脈硬化引起的腦供血障礙等，因而還需在明確致病因素的基礎上，結合藏象學說理論和臨床經驗選取耳穴。如由感冒引起的前頭痛，則需加感冒點、肺穴以宣解表邪；由慢性鼻竇炎而引起的前頭痛者，則除需加內、外鼻穴以宣通鼻竅外，還宜選加耳尖穴或腎上腺穴來進行抗炎治療；若是由腦動脈供血受阻而引起的，則需配加交感穴以舒張血管，或增配以頸、枕、皮質下等耳穴來進行治療。

配方佳還指選穴適當，配伍合理。每個耳穴雖各有不同的功用，但相類似的也不少。如果許多耳穴均可對某一疾患起到共同的治療作用，臨床上不可能將這類耳穴全都用上，需區別主要作用、次要作用或協同作用的不同，有主有次地合理配伍。要做到這一點，除醫者需具備豐富的臨床經驗外，還應注意中醫學理論的指導作用。

如具有鎮靜、安眠的耳穴有神門、耳中、心、腎、緣中、垂前、口、枕、顳、額等。如治療神經衰弱患者，症狀表現為難以入睡且易醒起，但醒後頭昏腦脹，體倦乏力，意志消沉的，中醫學辨證屬心脾兩虛型，取耳穴除神門、緣中、垂前穴外，還宜取心、胃穴以健脾安神，以協同治療難眠易醒；再配以額和口穴健腦安神，並兼治頭昏腦脹，體倦乏力等症。

當然，耳穴治療的配方並不一定都需要面面俱到。按「急則治其標，緩則治其本」或「標本兼治」的治療原則，有時配方可以某一種取穴原則為主，甚或只單用經驗穴而治療最急需解決的疾患。取穴配方一般可分驗方、單

方、小方、大方。驗方是指經驗穴，如用感冒點治感冒；單方是指取 1 穴，如用耳尖穴退熱；小方是指取 3～5 穴而配成方；大方是指取 5 穴以上而配成的處方。

(二)取穴準

選準耳穴是提高臨床療效的關鍵所在。取穴準並非機械地以耳穴所屬的區域作為刺激點，而是指在所屬的區域範圍內找準敏感點。這就需要在治療前仔細的採用壓痛法尋找痛點，或採用視診法尋找陽性反應點，或用耳穴探測儀探準敏感點（低電阻點）。

也許有人會問，耳穴所屬的區域範圍即是有關組織器官的投影區，只要在這個區域範圍內刺激不就行了嗎？實際上，其所屬區域範圍只是組織器官的生理解剖投影範圍，至於病理性的反應點，是組織器官內發生病變的部位在該組織器官相應的投影區內的異常區域範圍。

就以胃來說，胃分賁門、胃底、胃體、胃竇、幽門等諸部分，即使胃在耳廓上的投影區約有如黃豆粒大小的範圍，但這投影區也依次分為以上諸多部分，哪一部分出現病變，其反應點就出現在相應的區域範圍內。即使是以病症命名的經驗點（穴），其本來區域範圍就很小，但由於個體差異等原因，反應點也就會出現稍有偏移。

國內、外有關實驗、研究表明：組織器官在耳廓上的投影區有相對的特異性，病理反應點更有相對的特異性。若刺激相關的投影區，對該組織器官就發生效應；不選擇地刺激相應的投影區任何一處，效應就不明顯；在相應投影區選準反應點施以刺激，效應就顯著。

在臨床治療中，確有不少人或由於未認識到這一重要關係，或由於患者較多，來不及尋找反應點，只在與病位有關的耳穴範圍內作隨便刺激，雖然取效，但不顯著，後來經過尋找出反應點，施以刺激，療效就得以明顯提高。

1. 望診尋找陽性反應點

具體內容請參見表1（耳穴常見病理反應類型及其性質一覽表）。

2. 運用壓痛法尋找痛點

採用一根頭端圓滑的小棒（如火柴頭、大頭針針帽、圓珠筆芯頭、毫針柄、萬能測電錶的測驗棒等）在相關的耳穴區域內用力均勻的逐點進行按壓，感覺到最疼痛、酸脹明顯的點，即作為刺激點。這種尋找痛點法還可幫助選取耳穴，尤其是治療某個病症用常規耳穴治療療效不甚理想時，可以在耳廓的一些有關區域探壓，若發現有明顯的壓痛點，無論其位置是在哪個投影區，與病位元有無關係，可能就是最佳的刺激點，就會收到意想不到的療效。

3. 電探測尋找敏感點

人體在新陳代謝過程中，不斷的產生生物電流，這些生物電流在體內借助機體組織的電解質，呈容積導電形式通過經絡投射到耳穴上來。當組織器官罹患病變時，其生物電流則發生變異，耳廓相應穴位的阻抗也就明顯降低。經由耳穴探測儀探測，可以找出阻抗降低點，也稱為「良導點」或「敏感點」。它既可作為病位診斷的依據（如肺區出現良導點，提示肺區罹患病變），又可作為治療的刺激點，以保證良好治療效應的產生。

近些年來，國內相繼生產了不同類型的耳穴探測儀

（如有儀錶式、聲響式、數字式、電腦式等），儘管其體積大小和外形有別，售價高低不同，但其探測原理卻都是相同的。目前醫院和家庭大多採用體積小，價格低廉的聲響式或儀錶式的探測儀。

操作者應用這種探測儀，在探測到病理反應點時，就會發生聲響或指示（儀錶式），局部並產生刺麻樣痛感。應用時，以聲響的音量和音調高低或指示針的指示（儀錶式）、刺痛的強弱來表示反應點的級數，提示組織器官的病變程度，也指明了最佳的治療刺激點。

（三）刺激方法對口

常用的耳穴治療方法有十多種，各種治療方法都有一定的特點和適用治療範圍。對某些疾患宜針抑或宜灸，宜行點刺放血或宜行梅花針叩刺，或適宜貼壓，或適宜針、灸並用等綜合治療。

掌握好刺激量乃指治療時手法的輕重，施灸的壯數，留針的時間，出血量的多寡等情況。

手法的輕重，首先要注意因人、因症（證）而異。體質虛弱，罹患虛證，新發病者手法宜輕；體質強壯，罹患實證，久病者手法宜重。其次需注意耳穴的刺激方向，當針尖刺向或揉按著力點對著耳輪或對耳輪時，感覺往往加重。總之，刺激量應以在「得氣」的前提下，並能平靜的忍受整個刺激過程為準。至於在行針、壓丸（針）時所謂的輕（弱）度、中度、強度刺激，其等級是以患者對刺激的感受來決定的。就一般而言，在「得氣」的基礎上，不覺難受為輕度，稍覺難受為中度，較為難受為強度。手法

的輕重與刺激強度呈正比的關係。

此外，由調整刺激的方向（如針刺時調整針尖的刺向）能使針感發生向病灶感傳為最佳表現。針刺時要注意經常輪換耳穴，以防出現感覺減弱、得氣緩慢等疲勞反應。施灸的壯數，一般常規為 3～5 壯，但也不是一成不變的，宜隨病情的變化而有所增減。

一般初灸者宜少，獲效顯著者亦宜少，而療程長者對熱灸已出現適應狀態。療效欠佳者，提示刺激量可能不夠，均可適當的增加施灸壯數。

留針的時間，慢性疾患以常規為準；急性病以病情明顯減輕或消除為度。如急性痛證，留針時間宜長，甚至可達數小時之久。但也有個別病患，如腮腺炎等，按其臨床經驗，可針刺得氣後即予出針。

出血量與療效也有很大的關係，一般對於重病和頑固性病症者，宜多出血。如採用耳尖穴放血法退熱，其出血量不及 3 滴以上者，則往往療效欠佳。

下篇

臨床各論

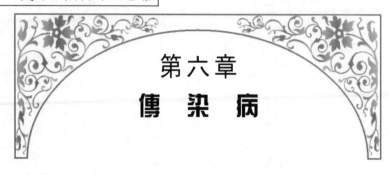

第六章
傳 染 病

第一節　病毒性肝炎
（附：肝炎癒後綜合徵）

【概述】

病毒性肝炎是由多種肝炎病毒引起的一種消化道急性傳染病。具有傳染性強、流行面廣、發病率高、傳播途徑複雜等特點。到目前為止，肝炎病毒已發現有七種，其中甲型肝炎與戊型肝炎是經糞——口傳播，其他類型則以血源性傳播為主。甲型肝炎以急性起病為多，極少演變為慢性，而其他類型則易轉變為慢性。

【症狀與體徵】

1. 急性期

可分為急性黃疸型肝炎、急性無黃疸型肝炎、暴發型肝炎 3 型。

（1）黃疸型：可分為黃疸前期、黃疸期、恢復期 3 期。

①黃疸前期：可有畏寒、發熱、全身乏力以及胃腸道症狀，如食慾不振，噁心、嘔吐，厭油膩，腹脹、腹瀉

等。有時可感到上腹部不適或上腹部鈍痛。本期體徵不很明顯，部分患者可以捫及肝臟，有壓痛或肝區叩擊痛。脾臟或可捫及。其尿色在將出現黃疸前可見加深。

②黃疸期：繼見尿色加深後，可見鞏膜、皮膚出現黃染，並於1～2週內達到高峰。黃疸初現時出現的發熱、胃腸道症狀可有短時期內加重，以後則逐漸減輕，體溫也恢復正常，其食慾不振，噁心、嘔吐等症狀亦漸見好轉。糞便可呈陶土色。少數患者可出現皮膚瘙癢或伴見心率減慢。肝臟可見腫大，達肋緣下2～4公分，質則充實，且伴有不同程度的壓痛及叩擊痛。部分患者可見脾臟輕度腫大，其質地較軟。

③恢復期：黃疸及其他症狀漸見消退，食慾好轉，體力漸見恢復，肝區疼痛消失，腫大的肝臟緩慢回縮，脾臟回縮的程度略為見快。肝臟功能逐漸恢復正常。

（2）無黃疸型：本型除未見黃疸症狀外，其餘症狀與黃疸型極為相似而較輕。大多數患者起病較為緩慢，其主要症狀為全身乏力、食慾不振、噁心、嘔吐、腹瀉或有畏寒和低熱等表現。

多數患者可有肝臟腫大和觸痛，偶見脾臟腫大。肝臟功能可出現異常，但其改變不及黃疸型患者明顯。另有部分患者並無明顯症狀，即隱性感染患者；或可見谷丙轉氨酶（GPT）升高或B型肝炎表面抗原（HBsAg）陽性，肝或有腫大。

（3）暴發型（重型）：係指急性肝壞死以及亞急性肝壞死。

①急性肝壞死：起病時的臨床症狀與急性黃疸型肝炎

極為相似，但其病情發展較快，常有發熱，且黃疸出現後迅速加深，並有噁心、嘔吐等，常見肝臟明顯縮小，可於數日內出現肝昏迷，其突出的症狀，為嗜睡或煩躁、譫妄、昏迷、抽搐、精神錯亂、撲翼樣震顫等，並可有出血現象，如鼻出血、嘔血、黑便、皮膚黏膜淤點、淤斑，以及迅速出現的腹水和肝腎綜合徵等。亦有少數患者一開始即可見高熱及嚴重的精神、神經症狀，而黃疸卻不明顯，肝臟可見迅速縮小，病情異常兇險。「肝臭」常很明顯，有時還有腦水腫症狀。

②亞急性肝壞死：其臨床症狀與急性肝壞死極為相似，但病情較輕，主要症狀有黃疸、肝臟縮小、出血傾向、腹水以及中樞神經系統症狀等，黃疸常持續不退或進行性加重，可因肝功能衰竭而發生肝昏迷，或發展為肝硬變。

2. 慢性期

可分慢性肝炎、遷延性肝炎、慢性膽汁淤積型肝炎等三種。

（1）慢性肝炎：其臨床症狀之輕重與有無活動性而不同。一般常有全身乏力、食慾減退、腹脹、腹瀉、肝區疼痛、低熱等。患者一般情況較差，部分可有黃疸，蜘蛛痣、肝掌、肝脾大、質地較硬。

（2）遷延性肝炎：患者急性發病後遷延不癒，病程超過半年，仍有不同程度的食慾不振、全身乏力、腹脹、肝大、肝區疼痛及壓痛等，每於過度勞累或其他原因而加重。

（3）慢性膽汁淤積型肝炎：亦稱毛細膽管型肝炎。如見黃疸持續四個月而不退，並可見黃疸呈阻塞性表現、食

慾或無明顯減退、乏力、皮膚瘙癢、肝大等，小數患者可發展為膽汁性肝硬變。

【望耳診病要點】

（1）肝穴區可見及結節（圖6-1）或隆起（彩圖1）。

（2）肝穴區和腹穴區可見及較細的、呈青紫顏色改變的毛細血管（圖6-1）。

【其他耳診法】

1.耳穴捫診法

可在肝穴區捫及結節狀物，但質地較軟。

2.耳穴染色診法

可在肝穴區見及小片狀染色改變。

3.耳廓觸壓診法或電探測法

可在肝穴區觸壓及或探及敏感點；亦可在肝陽穴區探及敏感點。

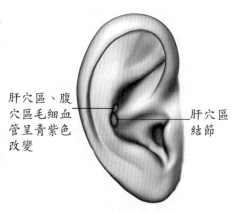

肝穴區、腹穴區毛細血管呈青紫色改變

肝穴區結節

圖 6-1

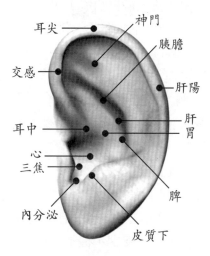

耳尖　神門　胰膽　肝陽　肝　胃　脾　皮質下　內分泌　三焦　心　耳中　交感

圖 6-2

【耳穴療法】（圖6-2）

（1）主穴取肝、脾、胃、交感、內分泌穴。隨證配

穴：食慾不振者，配加胰膽穴；腹脹者，配加皮質下、三
焦穴；噁心嘔吐者，配加胃或耳中穴；肝區疼痛者，配加
耳迷根、皮質下穴；降低轉氨酶，配加耳尖、肝陽穴；失
眠者配加心、皮質下、神門穴。可選用耳針法、壓丸法或
耳穴藥液注射（0.1毫克維生素 B₁₂）進行耳穴治療。

（2）主穴取肝、膽穴；配穴取三焦、脾、肝陽、神
門、胃、心穴。耳針時，每次選用 4～6 穴，施以中等度刺
激，並予留針 60 分鐘，每日或隔日 1 次。也可採用壓丸
法，每次選用 3～5 穴。

（3）取肝、膽、脾、胃、耳中、神門穴，施以中等度
刺激手法，每日治療 1 次。

（4）主穴取肝、胰膽、脾、三焦穴；配穴取胃、內分
泌、神門、交感穴。採用王不留行籽貼壓耳穴，每隔 2～3
日更換 1 次。陳桂芳運用該法共治療急性黃疸型肝炎患者
40 例，1 個月治癒30 例，2 個月治癒 38 例，好轉 2 例。1
個月治癒率達 75%，2 個月治癒率達 95%，總有效率達
100%。

【調理】

（1）保持樂觀向上情緒，避免憂鬱思愁。

（2）注意休息，急性期應臥床休息；慢性患者可適當
參加工作或學習，但不可疲勞。

（3）飲食宜清淡而富於營養，適當補充 B 群維生素和
葡萄糖，禁忌菸、酒，辛辣、炙煿、油膩及香燥之品，並
適當限制食鹽的攝入。

【附】肝炎癒後綜合徵

【概述】

肝炎痊癒後,有部分患者肝功能雖屬正常範圍,且肝脾亦不腫大,但仍在肝區或脅肋部出現持續性或間歇性疼痛或脹悶不適,並伴有食慾不振、疲倦不適、失眠等症狀,特別是在疲勞後,其症狀更為明顯,上述症狀均與肝炎後自主神經系統功能紊亂有關。

【望耳診病要點】

肝穴區可見有結節或隆起(見圖6-3,彩圖2)。

【其他耳診法】

其他耳診法與病毒性肝炎相同。

【耳穴療法】(圖6-4)

主穴取肝、脾、艇中、耳中、交感穴。臨證配穴:脅肋脹痛甚者,配加皮質下、三焦穴;食慾不振者,配加內

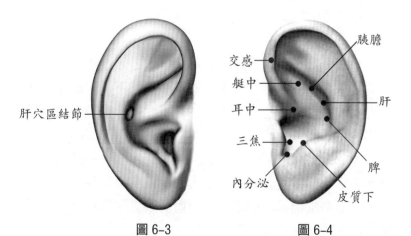

圖6-3   圖6-4

分泌、胰膽穴。採用耳穴壓丸法、埋針法、針刺法、按摩法、磁療法、耳夾法治療均可，亦可選用耳穴藥液注射法。若患者症狀表現屬中醫的虛寒證型者，也可選用艾灸法。

第二節　流行性腮腺炎

【概述】

流行性腮腺炎是由流行性腮腺炎病毒引起的急性呼吸道傳染病。其臨床表現特徵為腮腺或其他唾液腺（頜下腺、舌下腺）非化膿性腫大、疼痛。

本病亦可侵襲其他各種腺體（如性腺、胰腺、乳腺、甲狀腺等）、神經系統及心臟，伴有或不伴見腮腺腫痛。本病多見於兒童，大多數患者經過良好；若成人罹患本病，則臨床表現較重，可伴發睪丸炎或卵巢炎。

【症狀與體徵】

1. 症 狀

（1）潛伏期：一般 14～21 日，平均為 18 日。

（2）前驅期：病毒血症持續 3～5 日，在此期間患者可有發熱、頭痛、乏力、肌肉酸痛、食慾不振、嘔吐、咽痛等表現。大多數患兒前驅症狀可不明顯。少數患兒可首先出現腦膜刺激症狀。

（3）腮腺腫脹期：在起病 24 小時內，患兒常訴說腮腺部位疼痛，尤其是在張口進食時，或食入酸性食物時，因分泌液增加而排出受阻時，腺體腫脹更加嚴重，致使疼痛加重。

腮腺腫脹多為兩側性，一般先見於一側，1～2日後對側亦出現腫脹表現，亦有兩側同時發生腫脹者。腫脹的臨床特點為：以耳垂為中心向周圍呈彌漫性腫大，邊界不清，表面灼熱，有彈性感及觸痛，下頜角和乳突之間的陷窩消失，可見下頜角後飽滿。腮腺管口紅腫。頜下腺及舌下腺也可受累，少數患兒僅見頜下腺或舌下腺腫大，而腮腺部位無腫脹。部分患兒頜下腺、舌下腺及腮腺可始終無明顯腫脹表現，僅有病毒血症或併發症的症狀。

腮腺腫脹1～3日達高峰，持續4～5日，以後逐漸消退，整個過程為6～10日，最長可達2週左右。發熱多呈中等度熱，部分可為高熱，少數可在40℃以上。一般熱程為3～7日，約20%的患兒體溫正常。

2.體　徵

相當於上頜第2臼齒對應的頰黏膜處，可見及紅腫的腮腺管口。以耳垂為中心向周圍呈彌漫性腫大，邊界不清，表面灼熱，有彈力感及觸痛。

【望耳診病要點】

對屏尖、內分泌、面頰等穴區多可見及陽性反應。其陽性反應多呈點狀紅暈，局部水腫且有光澤，部分患者也可呈丘疹樣紅暈（彩圖3）。

【其他耳診法】

1.耳穴捫診法

可在對屏尖或面頰區觸及皮下隆起，質地軟。

2.耳穴染色診法

在面頰、內分泌、對屏尖等穴區呈點狀或小片狀染色改變。

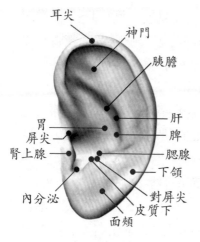

耳尖
神門
胰膽
肝
脾
胃
屏尖
腎上腺
腮腺
下頜
內分泌
對屏尖
皮質下
面頰

圖 6-5

3.耳廓觸壓診法或電探測診法

在對屏尖、面頰、腎上腺、內分泌、神門等穴區可觸壓及或探及敏感點。

【耳穴療法】（圖 6-5）

（1）主穴取面頰、對屏尖、腎上腺穴；配穴取神門、內分泌、皮質下、胃、脾、肝、胰膽穴。

①耳穴毫針法：一般只取主穴，少數情況下配加配穴 1～3 穴。每日選單側，兩耳交替進行。快速進針後，施以強刺激瀉法行針，並予留針 1 小時以上。留針期間，每隔 10 分鐘行針 1 次。每日治療 1 或 2 次（若經第 1 次治療後體溫並未降至正常範圍，則改成每日治療 2 次）。出針時，用手擠壓針孔處，使其出血少許，其療效更佳。若無併發症，一般 2～4 日內獲癒。

②深刺屏尖穴：單側患病取患側，雙側患病取雙側。採用 28 號 1 寸毫針，直刺進入屏尖穴，施以撚轉得氣後急速出針，再用手擠壓針孔處，使之出血少許。每日施治 1 次，一般治療 5 次以內獲癒。

③耳穴壓丸法：每次主、配穴均取。面頰穴於耳垂前、後處，均粘貼壓丸，施以對壓瀉的手法；對屏尖穴與腎上腺穴施以對壓或直壓瀉法；脾穴與內分泌穴施以輕柔按摩補法；其他配穴施以平補平瀉手法。第 1 次貼壓患側

耳穴，以後兩耳交替進行施治。每日 1 次。一般治療 6 次以內得癒，少數患者需要繼續治療 2～3 次。極少數患者發生併發症，應作對症處理。

④耳灸法：

A. 取穴同耳穴毫針法，每次選單側耳穴。取燈心草蘸菜籽油，瀝乾，經點燃後對準耳穴作迅速點灸，稍帶按壓，一觸即離，可發出清脆的「嚓」音。每日 1 次，一般治療 2～4 次痊癒。少數患者經治療 5 次後獲癒。

B. 取耳尖穴，每次選單側。剪燈心草一小段，約 0.5 公分，蘸取菜子油瀝乾，置於耳尖穴上，頭皮與耳之間用鋁箔紙、石棉布或玻璃隔開，以防燒傷頭皮和燒去頭髮，點燃燈心草，任其燃盡，並發出「啪」的清脆響聲。一般經治療 2 次即可獲癒，少數患者需治療 4～5 次。

C. 取耳甲腔中央處，做一邊長 0.3 公分的正方形，4 個角即是需取之穴。點燃著火後吹滅，趁還有紅色炭火時，迅速按壓耳穴，任其熄滅後離開，每次點灸 4 個角。每日治療 1 次，一般患者治療 2～4 次就可獲癒。

（2）主穴取對屏尖、下頜、內分泌、腎上腺穴；配穴取耳尖、屏尖、肝、膽穴。施以耳穴毫針法、耳穴放血法、耳穴埋針法、耳穴藥線灸法、耳穴燈心灸法、耳穴壓丸法等治療均可。採用耳穴毫針法者，待明顯得氣後，即可出針；採用耳穴藥線灸法者，還可在耳下腫脹部位施以梅花點點灸；採用耳穴燈心灸法者，一般選用 1 或 2 穴治療即可，不宜選穴太多，還可在耳下腫脹中心點上 1 壯。

（3）取腮腺區、面頰區、神門、內分泌穴，每次選 2～3 穴，採用毫針刺法，施以強刺激。每日 1 或 2 次，3

次為 1 個療程。亦可採用王不留行籽貼壓耳穴，並予每日按揉 3 次，每次施治 3 分鐘，每週更換 2 次，3 次為 1 個療程。

（4）取屏尖穴，採用 30 號 1 寸毫針垂直刺入，以不刺透內側皮膚為度，撚轉得氣後急速出針。每日施治 1 次，5 次為 1 個療程。宋國英運用該法共治療流行性腮腺炎患者 1000 例，經 1～5 次治療後，均獲痊癒。

（5）取腮腺、面頰區、腎上腺穴。採用王不留行籽貼壓上述耳穴，並囑患者每日自行按壓數次，每次 3～5 分鐘，每隔 2～3 日更換 1 次。沐榕運用該法共治療流行性腮腺炎患者 36 例，3 日治癒 7 例，4 日治癒 15 例，5 日治癒 10 例，6 日治癒 4 例，總治癒率達 100%。

【調理】

（1）飲食宜清淡而富於營養，避免進食辛辣、油膩及刺激性食品。

（2）注意保暖，避免遭受風寒。

第三節　流行性感冒

【概述】

流行性感冒，簡稱「流感」，是由流行性感冒病毒引起的急性呼吸道傳染病。流感病毒分 A、B、C 三型。其中 A 型病毒經常發生抗原變異而引起流感大流行。

【症狀與體徵】

1. 症 狀

（1）起病急驟，臨床症狀輕重不一，以全身中毒性表

現為主，如惡寒、高熱、全身酸痛、頭痛、乏力顯著、胸骨下灼熱感等。呼吸道症狀多較輕微或出現較晚，可有鼻塞、流涕、乾咳、咽痛等表現。

（2）臨床上常分為3型：

①胃腸型：主要以噁心、嘔吐、腹瀉等症狀為主。

②中毒型：主要以高熱不退，譫妄、昏迷、抽搐等症狀為主。

③肺炎型：主要發生於老年人、幼兒或原有較重的其他疾病與採用免疫抑制劑治療者，可見出現持續高熱、發紺、劇咳、咳吐血痰等症狀。

2.體　徵

常呈急性熱病容，衰弱無力。眼結膜輕度充血，外眥部較為明顯。咽部充血，軟腭出現較多濾泡，扁桃體紅腫。肺部可有乾性囉音，呼吸音粗糙。肺炎型患者可出現呼吸急促，雙肺部滿布濕囉音和呼氣性喘鳴。

中毒型患者有時可有腦炎或腦膜炎的表現或循環功能紊亂的表現。

【耳穴望診要點】

在神門穴區、枕與對屏尖穴區之間，可見及點狀或小片狀紅暈，或見及小血管充盈等陽性反應（彩圖4，彩圖5，圖6-6）。

【其他耳診法】

1.耳穴捫診法

可感覺全耳有異常發熱表

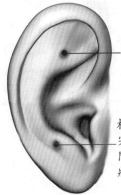

神門穴區小血管充盈

枕與對屏尖穴區之間呈小片狀紅暈

圖6-6

現；神門穴區小血管呈凸起樣改變。

2. 耳穴染色診法

在肺、枕穴區呈點狀或小片狀著色改變。

3. 耳廓觸壓診法或電探測診法

在神門、內鼻、咽喉、肺、氣管等穴區，可觸壓及或探及敏感點。

【耳穴療法】（圖 6-7-1，圖 6-7-2）

（1）主穴取肺、腎上腺、神門、內鼻穴。隨症配穴：發熱者，配加耳尖穴，屏尖穴放血；全身酸痛乏力者，配加腎、皮質下穴；咽痛聲嘶者，配加咽喉穴；咳嗽者，配加氣管穴；腹瀉者，配加脾穴；胃納不佳者，配加胰膽、胃穴。可採用耳穴毫針法、耳穴壓丸法或耳穴貼磁療法進

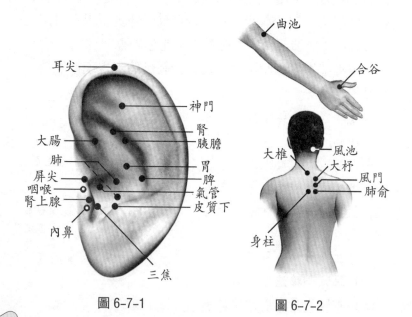

圖 6-7-1　　　　　　圖 6-7-2

行治療。

（2）主穴取肺、內鼻、腎上腺穴；配穴取氣管、耳尖、屏尖、脾、胃、大腸穴。施以耳穴毫針法、耳廓艾灸法、耳穴埋針法、耳穴壓丸法等方法治療均可。每日治療1次，兩耳交替進行。對於病情較重者，施以耳穴毫針法或耳廓艾灸法治療時，可每日治療2次。

提示：①耳穴對於本病不僅有治療作用，而且還有預防作用。在「流感」流行時，可選用肺、脾、氣管、腎上腺等耳穴施以壓丸法，以提高機體的抵抗力，可預防本病的發生。

②在施以耳穴治療的同時，可適當配合體針治療，如選用風池、合谷、曲池、大椎等腧穴，或辨證取穴。風寒型者，可酌加大椎、身柱、大杼、風門、肺俞等腧穴拔罐治療。

③治療期間，囑患者注意休息，保持室內空氣流通，並可配合中藥內服，以提高療效。

（3）取肺、氣管、內鼻、耳尖、胃、脾、三焦穴。每次選2～3穴，施以強刺激手法，每日治療1或2次，3日為1個療程。亦可採用王不留行籽貼壓耳穴，囑患者每日按揉3次，每次約3分鐘，每週更換2次，3次為1個療程。

（4）主穴取雙側感冒穴（位於對耳輪上腳上緣的微前方耳輪的邊緣部）。配穴：風寒型者，配加肺、氣管、內鼻、脾、胃穴；風熱型者，配加肺、內鼻、耳尖、三焦穴。感冒穴採用毫針刺法，施以強刺激手法後，以王不留行籽貼壓，並囑患者每日自行按壓3～5次，每次3～5分

鐘。李煥斌運用該法共治療感冒患者43例，均獲良效。

【調理】

（1）宜臥床休息，進食清淡飲食。

（2）經治療後，可多喝稀粥或多飲熱水，以有利於發汗退熱。出汗熱退後，及時更換內衣、內褲，以免再次遭受風寒。

（3）發熱時，應多飲開水以補充水分。

（4）注意氣候變化，及時添減衣物。

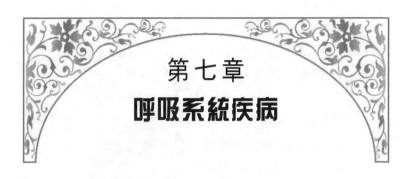

第七章
呼吸系統疾病

第一節　急性氣管炎及支氣管炎

【概述】

急性氣管炎及支氣管炎，簡稱「急支」。是由病毒或細菌感染、物理化學刺激或過敏等造成氣管及支氣管黏膜的急性炎症性表現。常見於氣候突變之時，多由上呼吸道感染所引起，且常為某些傳染病，如麻疹、百日咳、白喉、傷寒等的早期症狀，臨床主要表現為咳嗽和咳痰，病癒後支氣管黏膜可完全恢復正常。亦可發展為細支氣管炎或支氣管肺炎，或加重原有的呼吸系統疾病。

【症狀與體徵】

（1）常先有上呼吸道感染症狀，繼而出現咳嗽和咳痰。剛開始時，為刺激性乾咳，以後 1～2 日可咳出少量黏液痰，再以後痰量增多，逐漸變為黏液膿性痰。

（2）嚴重患者並可出現畏寒，中等度發熱，頭痛，全身不適等全身症狀。有時還有氣促表現，並可聞及哮鳴音。

（3）聽診兩肺呼吸音粗糙，有少量乾、濕性囉音，部位常不固定，咳嗽後可減弱或消失。

【望耳診病要點】

（1）氣管穴區常可見及紅斑或紅點。（彩圖6，彩圖7）

（2）在肺穴區見及點狀或小片狀紅色或充血等陽性反應。（圖7-1）

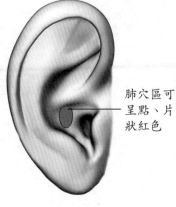

肺穴區可呈點、片狀紅色

圖 7-1

【其他耳診法】

1. 耳穴捫診法

可在氣管或肺區觸及小片狀或條索狀隆起。

2. 耳穴染色診法

可在氣管、肺、內分泌等穴區呈小片狀染色反應。

3. 耳廓觸壓診法或電探測診法

可在氣管、肺、腎上腺、內分泌、神門等穴區，觸壓及或探及敏感點。

【耳穴療法】（圖7-2-1，圖7-2-2）

（1）主穴取肺、氣管、神門、腎上腺穴；配穴取交

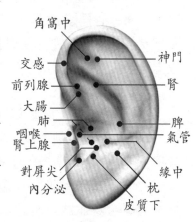

角窩中
交感
前列腺
大腸
肺
咽喉
腎上腺
對屏尖
內分泌
神門
腎
脾
氣管
緣中
枕
皮質下

圖 7-2-1

感、大腸、內分泌、皮質下穴。可左右兩側耳穴交替治療，也可雙側耳穴同時治療。治療前，先在耳穴肺、氣管區內尋找敏感點，在敏感點處治療療效可更佳。除先取主穴外，配穴可選 2～3 穴，施以中等度刺激，並予留針 30 分鐘。

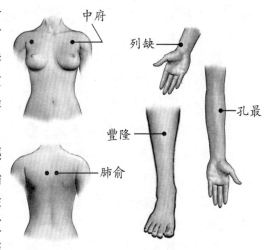

圖 7-2-2

也可採用耳穴壓丸法或埋針治療法。若是慢性支氣管炎，最好採用耳穴壓丸法，囑患者以手按壓所貼穴位以加強刺激，待 3～5 日後除去，改貼另一側，兩耳交替使用。

耳針療法治療急性支氣管炎每日施治 1 次，慢性支氣管炎隔日施治 1 次，10 次為 1 個療程。療程間休息 5～7 日，再行下 1 個療程的治療。

提示：①對於惡寒發熱明顯者，或高熱不退者，可配合耳背靜脈及屏尖放血數滴。

②應做到醫患配合，有吸菸惡習者，應勸其戒菸。天氣變化時，應注意適時增添衣物。

③對於病情較重，發熱較高時，若耳針療效不明顯時，應及時給予中、西藥物配合治療，以免延誤病情。

（2）主穴取肺、氣管、內分泌、腎上腺、神門穴。臨

證配穴，咳重者，配加交感、緣中、枕、耳迷根、皮質下穴；喘者，配加對屏尖、咽喉、交感、角窩中、前列腺穴；痰多者，配加脾、交感、大腸穴；氣虛者，配加脾、腎穴；發熱者，配加耳尖或耳背靜脈放血。急性期以採用耳針、電針、埋針、藥線點灸治療為佳。藥線點灸者，可配合體穴治療：取雙側肺俞穴、雙側中府穴、雙側列缺穴，每日 1 或 2 次。慢性期以採用壓丸法、埋針法、磁療法、夾耳法、按摩法治療為佳。

（3）主穴取氣管、肺、腎上腺、對屏尖、大腸穴；配穴取神門、內分泌、交感穴。

①耳穴壓丸法：每次主穴和配穴全取。在穴區內探測敏感點，對準敏感點貼壓，用對壓強刺激手法。每次取單側耳穴，兩耳交替使用。患者每日自行按壓耳穴不低於 4 次，隔日換貼另一側耳穴，直至痊癒。

②耳穴毫針法：主穴全取，再加配穴 1 或 2 穴。在穴區內探尋到敏感點。耳廓皮膚常規消毒，採用 28 號 0.5 寸毫針對準敏感點刺入，行逆時針方向撚轉，以加強刺激，並予留針 20～30 分鐘。每日 1 次，兩耳交替使用，症狀較重者可每日針 2 次。

③耳穴藥液注射法：注藥藥液一般採用板藍根注射液、柴胡注射液、銀黃注射液等清熱解毒的中藥製劑，當繼發細菌感染時，亦可用頭孢菌素等抗生素作耳穴注射。一般每次選主穴 2～3 穴，配穴選 1 穴，採用 4.5 號皮試注射針頭，對準耳穴刺入皮下，推注藥液 0.1～0.2 毫升，使局部出現 1 個小丘疹。剩餘藥液注入孔最穴，痰多者，將剩餘藥液注入豐隆穴。

④耳穴貼藥膏法：每次主穴和配穴全取，採用「消炎鎮痛膏」等橡皮膏藥，剪成 0.6 公分×0.6 公分的方塊，貼於耳穴上，每次貼單側，兩耳交替使用。每日換貼 1 次，直至痊癒為止。

（4）取氣管、肺、脾、腎、神門、腎上腺穴，每次選 4～5穴。發作期施以強刺激手法或採用脈衝電流刺激，並予留針 30～60 分鐘；亦耳針後加用王不留行籽貼壓上述耳穴，每日 1 或 2 次，兩耳交替進行。緩解期施以中等度刺激，或採用藥籽貼壓耳穴，每週 3 次，3 週為 1 個療程。

【調理】

（1）改善飲食結構，增加營養成分。

（2）防止吸入有害氣體及粉塵，避免引起不良刺激。

（3）注意氣候變化，防止受涼感冒。注意適當休息，避免過度疲勞。

（4）開展醫療體育活動，積極鍛鍊身體，提高身體素質，增強抗病能力。

第二節　慢性支氣管炎

【概述】

慢性支氣管炎，簡稱「慢支」。是指氣管、支氣管黏膜及其周圍組織的慢性非特異性炎症。臨床上以長期咳嗽、咳痰，或伴有喘息（哮喘）及反覆發作的慢性過程為特徵。病情進展緩慢，持續發展常併發阻塞性肺氣腫，甚至肺動脈高壓，肺源性心臟病（簡稱肺心病），從而引起心、肺功能障礙，嚴重地影響健康和勞動。

【症狀與體徵】

（1）其臨床症狀可概括為「咳、痰、喘、炎」四症，以長期反覆咳嗽最為突出，且逐漸加重。臨床僅表現為咳嗽、咳痰者，稱單純型，占大多數；如同時伴有喘息症狀的，則稱喘息型。

（2）患病早期常無明顯體徵，有時在肺底部可聞及少量散在的乾、濕性囉音，常在咳嗽後減弱或消失。喘息型患者則可聽到廣泛的哮鳴音。

（3）併發肺氣腫者，除上述症狀外，並可見逐漸加重的呼吸困難和缺氧，嚴重者出現發紺。並有肺氣腫體徵（如桶狀胸，兩側呼吸運動減弱，觸診語顫減弱，叩診呈過清音，聽診呼吸音減弱，呼氣延長等）。

（4）併發肺部感染時，可出現咳嗽加劇，痰量增多或咳膿痰，呼吸困難，並有畏寒、發熱等症狀。肺部聽診囉音增多。

（5）併發肺心病，出現右心衰竭時，則有心動過速、頸靜脈怒張、劍突下出現收縮期搏動；肺動脈瓣區第二心音亢進，三尖瓣區心音較心尖部為強，或出現收縮期雜音；同時可有肝腫大和下肢浮腫等表現。

【望耳診病要點】

（1）在氣管穴區可見及丘疹樣或點狀白色樣或黯紅色隆起（圖7-3）。

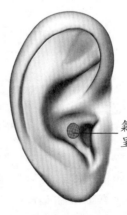

氣管區可呈丘疹樣

圖7-3

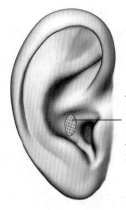

肺穴區呈
小片狀白
色改變，
且邊緣有
紅暈

圖 7-4

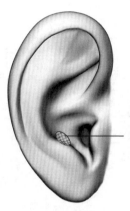

脾穴區
呈點狀
白色改
變

圖 7-5

（2）在肺穴區多見及陽性反應（圖 7-4），少數患者脾穴區亦可見及陽性反應（圖 7-5，彩圖 8），其陽性反應多呈點狀或小片狀白色，發作時其邊緣可見及紅暈（彩圖 9）。

【其他耳診法】

1. 耳穴捫診法

在氣管穴區可捫及條索狀結節。

2. 耳穴染色診法

在肺、氣管、神門、腎、脾穴區可見小點狀或小片狀染色。

3. 耳廓觸壓診法或電探測診法

可在肺、氣管、腎、脾、神門、內分泌等穴區，觸壓及或探及敏感點。

【耳穴療法】（圖 7-6）

（1）主穴取腎、肺、氣管、對屏尖、腎上腺穴；配穴

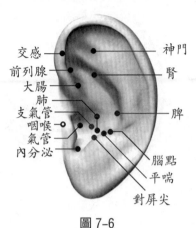

交感
前列腺
大腸
肺
支氣管
咽喉
氣管
內分泌

神門
腎
脾
腦點
平喘
對屏尖

圖 7-6

取脾、交感、神門、內分泌、大腸穴。採用耳穴壓丸法、耳穴毫針法、耳穴埋針法、耳穴貼膏法進行治療。

（2）主穴取支氣管、腎上腺、前列腺穴。配穴：痰多者配加脾穴；有囉音者配加肺穴。每次兩耳均取。對一般體質健壯、抵抗力強的患者採用皮內針或撳針埋藏；對兒童、年老體弱者，採用白芥子或王不留行籽貼壓耳穴。每隔 5 日更換 1 次，5 次為 1 個療程，療程間相隔 5～7 日。劉月珍運用該法共治療慢性支氣管炎患者 60 例，獲臨床控制 16 例，顯效 38 例，無效 6 例。臨床控制率為 26.67%，總顯效率達 90%。

（3）主穴取咽喉、氣管、肺、大腸、腎、內分泌穴。配穴：咳重者配加腦點穴；喘重者配加平喘穴；痰多者配加脾穴。耳廓皮膚常規消毒，採用王不留行籽貼壓於陽性點處，用手指輕按，使患者感覺耳廓發熱脹痛為佳。並囑患者每日自行輕輕按壓 3～5 次，每次施治 5 分鐘。每週 1 次，5 次為 1 個療程。劉心蓮運用該法共治療慢性支氣管炎 97 例，獲臨床控制 30 例，有效 54例，無效 13 例。臨床控制率為 30.93%，總有效率達 86.60%。

【調理】

詳細內容與本章第一節「急性氣管炎及支氣管炎」基本相同。

第三節　支氣管哮喘

【概述】

支氣管哮喘，簡稱「哮喘」。是由外源性或內在的過敏原或非過敏原等因素，致使支氣管平滑肌痙攣，黏膜腫脹，分泌物增加，從而發生不可逆性阻塞為特點的常見的變態反應性疾病。春、秋兩季發病率較高，可發生於任何年齡，但以 12 歲以前開始發病者居多。

臨床上通常將支氣管哮喘分為內源性哮喘、外源性哮喘和混合性哮喘，較為少見的還有藥物性哮喘和運動性哮喘等類型。

【症狀與體徵】

1. 本病的症狀特點

突然發生，反覆發作，帶哮喘音的呼氣性呼吸困難。病情嚴重者，有急性肺氣腫體徵：兩肺滿布哮鳴音，且常有缺氧和二氧化碳瀦留的表現。

2. 臨床上常將本病分為三個類型

（1）過敏型（外源性哮喘）：本型的症狀特點是多見於青少年，發病季節明顯（春、秋多見），發作前可有鼻癢、噴嚏、流涕和咳嗽等過敏表現，發病快，持續時間短，好轉後體徵消退明顯，全身情況較好。

（2）感染型（內源性哮喘）：本型的症狀特點是多見於中、老年患者，常繼發於呼吸道感染之後，發病季節不明顯，起病較慢，持續時間較長，症狀較重，好轉後體徵消退較慢，乾、濕性囉音可持續一段時間。

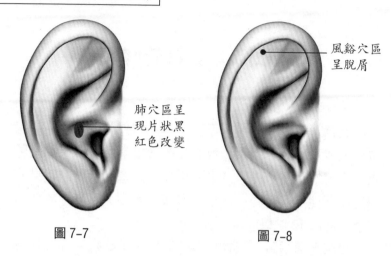

肺穴區呈
現片狀黑
紅色改變

風谿穴區
呈脫屑

圖 7-7 　　　　　　　圖 7-8

（3）混合型：本型的症狀特點是上述兩型表現都兼有
之病史都較長，常併發阻塞性肺氣腫，哮喘經常發作而無
明顯的緩解季節。

【望耳診病要點】

（1）肺穴區及肺穴區的前 1/3 處，可見及點狀或片狀
白色或紅色的小點或斑點，有時界限不很清晰。（圖 7-
7）

（2）氣管、肺穴區多可見及陽性反應，也有部分患者
在腎穴區、風谿穴區亦可見及陽性反應，陽性反應大多呈
點狀或片狀白色，邊緣有紅暈（彩圖 10，彩圖 11）；亦有
部分患者在風谿穴區見及脫屑（圖 7-8）。

【其他耳診法】

1. 耳穴捫診法

可在氣管穴區觸及條索狀結節。

2. 耳穴染色診法

在氣管、肺、風谿、內分泌等穴區可見小點狀或小片

狀染色。

3.耳廓觸診法及電探測診法

可在肺、氣管、腎、對屏尖、風谿、內分泌等穴區，觸壓及或探及敏感點。

【耳穴療法】（圖7-9-1，圖7-9-2）

（1）主穴取對屏尖、肺、氣管、腎上腺、神門穴；配穴取交感、腦、大腸、脾、腎、三焦穴。可採用毫針刺法、鐳射照射法或耳穴壓丸法。治療時，可雙側同時治療，也可左右交替使用。除選取主穴外，可根據病情，選取配穴2～3穴。最好在肺區、氣管區找一敏感點，在該處治療療效較佳。

提示：①哮喘發作時，在耳針治療的同時，可配合體針辨證取穴，如尺澤、太淵、足三里、太谿、肺俞、定喘、膻中等穴，兩者同時應用療效更佳。

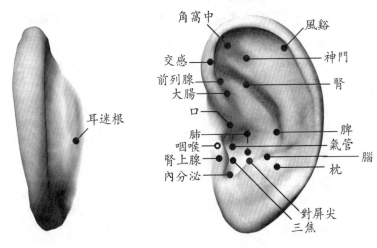

圖 7-9-1

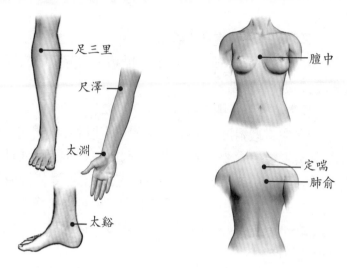

足三里

尺澤

太淵

太谿

膻中

定喘
肺俞

圖 7-9-2

②哮喘發作嚴重時，或哮喘呈持續狀態時，應及時配合藥物治療，以免延誤病情。

（2）主穴取肺、腎上腺、交感、對屏尖、前列腺穴；配穴取神門、枕、內分泌、風谿、大腸、角窩中、耳迷根、氣管、脾、腎、三焦、咽喉、口穴。常採用耳針法、電針法、藥線灸法施治。

注意事項：①在發作期間，以稍強刺激為宜。

②緩解期間以培補肺、脾、腎，調整免疫功能為主，多取臟腑耳穴，刺激宜輕（弱）。

【調理】

（1）屬於過敏體質的患者，應避免接觸致敏源和進食引發過敏的食物。

（2）氣候變化時，應及時增添衣物，避免受涼感冒。

（3）平常要注意休息，避免過於疲勞。

（4）注意飲食結構，增加營養成分。禁菸、酒，忌食辛辣厚味食物、魚、蝦、甲魚、螃蟹等。

（5）加強體育鍛鍊活動，以增強身體素質。

第四節　支氣管擴張

【概述】

支氣管擴張，簡稱「支擴」。是臨床較常見的慢性支氣管化膿性疾病，大多繼發於呼吸道感染和支氣管阻塞，由於支氣管壁被損壞而導致支氣管擴張。

其臨床主要表現為慢性咳嗽、大量膿痰和反覆咯血。以兒童和青年多見。

【症狀與體徵】

1. 症狀

本病的典型症狀為慢性咳嗽，咳大量膿性痰，痰可有臭味，間斷咯血，反覆肺部感染等。

2. 體徵

早期或病變輕而局限者，可無異常體徵。若病變嚴重或繼發感染時，常在背部或下胸部聞及局限性濕性囉音；肺結核引起者，多見於肩胛間區。病程較長者，可出現杵狀指（趾），全身營養狀況較差和程度不等的貧血等。

【望耳診病要點】

支氣管穴區可見及細小的毛細血管，並呈擴張狀改變（彩圖12）。

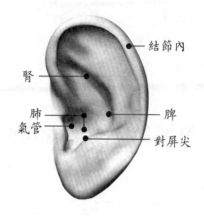

結節內

腎

肺

氣管

脾

對屏尖

圖 7-10

【其他耳診法】

1. 耳穴染色診法

在支氣管、肺穴區，常呈小點狀或小片狀染色。

2. 耳廓觸壓診法或電探測診法

可在肺、支氣管等穴區，觸壓及或探及敏感點。

【耳穴療法】（圖 7-10）

取氣管、肺、結節內、對屏尖、脾、腎穴。每次選 4～5穴。實證者施以強刺激或採用脈衝電流刺激，並予留針 30～60分鐘；虛證者施以中等度刺激，並予留針 30 分鐘。或採用磁珠王不留行籽貼壓耳穴。隔日治療 1 次，20 次為 1 個療程。

【調理】

（1）飲食宜清淡而富於營養，忌食辛辣刺激性食物，禁忌菸、酒。

（2）穩定思想情緒，避免鬱悶生氣。

第八章
消化系統疾病

第一節　急性胃炎

【概述】

　　急性胃炎係指由於各種不同病因引起的急性胃黏膜炎性病變。它主要是由各種內因或外因的刺激而引起的。可分為單純性、腐蝕性、感染性、化膿性四種類型。其中以急性單純性胃炎最為多見。

　　引發本病的病因以細菌感染或細菌毒素的作用最為多見；其次與飲酒，進食過冷、過熱或過於刺激或粗糙的食物，暴飲暴食以及服用某些對胃黏膜有刺激性的藥物（如糖皮質激素、水楊酸鹽、磺胺類等）有關，也有少數患者還因食用蝦、蟹、甲魚等，發生過敏反應而發病。

【症狀與體徵】

　　（1）症狀輕重相差較大，大多數患者有中上腹疼痛或不適、噁心、嘔吐、食慾不振、周身不適。部分患者可有畏寒、發熱症狀。嚴重者可出現脫水和酸中毒等表現。

　　（2）上腹部及臍周圍可有壓痛，但無肌緊張、腸鳴音

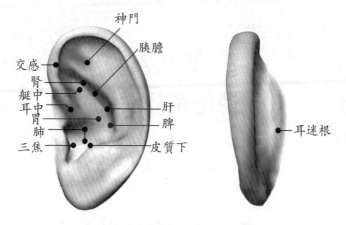

神門
胰膽
交感
腎
艇中
耳中
胃
肺
三焦
肝
脾
皮質下

耳迷根

圖 8-1

亢進等症狀。

【望耳診病要點】

胃穴區可見及點狀或片狀紅暈，且可見及光澤（彩圖13，彩圖14）。

【其他耳診法】

1. 耳穴染色診法

在胃穴區可見及出現染色改變。

2. 耳廓觸壓診法或電探測診法

可在胃、交感、神門等穴區觸壓及或探及敏感點。

【耳穴療法】（圖 8-1）

（1）主穴取胃、脾、皮質下、耳中、耳迷根、交感穴。臨證配穴：疼痛劇烈者，配加神門穴；腹脹痛甚、噯氣反酸頻者，配加肝、艇中、三焦穴。採用耳針法、埋針法、電針法、藥線灸法治療均可，急性患者尤其適用於埋針法治療。每日 1 或 2次。

（2）主穴取胃、脾、交感、肺穴；配穴取腎、肝、胰
膽、神門、皮質下、三焦穴。

①幼兒可採用耳穴藥液注射法。每次主穴均取，也可
選取 1 或 2 個配穴。抽取維生素 B_{12} 注射液 0.5 毫克，每次
注射單側耳穴，剩餘藥液注入足三里穴，每日注射 1 或 2
次，大多在 2 日內獲癒。

②成年人採用耳毫針法或耳電針法，每次除選取主穴
外，再選用 1 或 2 個配穴。每次用單側耳穴，兩耳交替使
用。刺入後留針 30～60 分鐘或電針通電治療30 分鐘，一
般 3 日即可獲癒。若未癒，提示罹患合併症。

【調理】

（1）發作期間應禁食，適當補充液體，等病情好轉
後，給予流質或半流質飲食。

（2）平常注意飲食衛生，不進食腐敗、不潔、難於消
化的食物；忌飲烈性酒等。

第二節　慢性胃炎

【概述】

慢性胃炎係指由於不同病因引起的各種慢性胃黏膜炎
性病變。

引發本病的病因至今未明。但一般認為，急性胃炎未
及時治療和徹底恢復；長期食用刺激性物質；幽門功能障
礙導致膽汁反流；胃酸或營養缺乏等均為致病因素。近來
也有人認為，幽門螺桿菌感染及自身免疫也是重要因素。

按 1982 年全國慢性胃炎會議擬訂的分類法，將其分為

淺表性胃炎、萎縮性胃炎和肥厚性胃炎三種。淺表性胃炎可轉變為萎縮性胃炎，或與萎縮性胃炎並存，萎縮性胃炎的轉歸可出現胃萎縮及惡性貧血，少數患者可發展成胃癌。尤其是胃竇胃炎，與胃息肉並存者，更應引起重視，作定期復查。肥厚性胃炎則可併發出血、貧血以及低蛋白血症等。

【症狀與體徵】

本病的主要臨床症狀為持續性上、中腹部疼痛，或於進食後立即出現疼痛，可伴有腹脹、噯氣、反酸、食慾減退等消化不良的表現；並可有膽汁性嘔吐和食管炎的表現。

①淺表性胃炎：臨床表現一般輕微，多見於青壯年。

②萎縮性胃炎：胃部症狀輕而全身症狀重，常伴有消瘦、舌炎、貧血、腹瀉等表現，多見於老年人。

③肥厚性胃炎：以頑固性上腹部疼痛為主要表現，酷似消化性潰瘍病，容易併發出血症狀。

【望耳診病要點】

（1）慢性淺表性胃炎患者，其左耳胃穴區可觸及增生性軟骨。其隆起面積的大小，一般可反映患病時間的長短情況。見有隆起者，約3～5年病程；隆起有半個綠豆大小者，約有10年病程；大於半個綠豆大小者，其病程在10年以上（彩圖15，圖8-2）。

（2）慢性萎縮性胃炎患

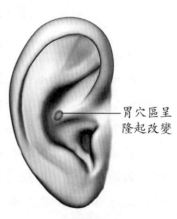

胃穴區呈
隆起改變

圖8-2

者，胃穴區可見有點、片狀白色隆起表現（圖 8-3）；若以拇、示（食）兩指輕輕拉起耳廓，以中指在耳背胃穴區向前頂起時，常呈明顯點、片狀白色隆起者，則多為慢性萎縮性胃炎急性發作（彩圖 16）。

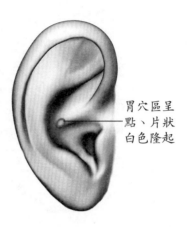

胃穴區呈點、片狀白色隆起

圖 8-3

【其他耳診法】

1. 耳穴捫診法

部分慢性胃炎患者可在胃穴區觸及小片狀凸起，質地較軟。

2. 耳穴染色診法

可在胃、脾或肺穴區見有點、片狀染色。

3. 日光反射耳穴診法

可見胃穴區呈黯紅色改變，亮度稍見增強。

4. 耳廓觸壓診法或電探測診法

可在胃、交感、神門等穴區觸壓及或探及敏感點。

【耳穴療法】（圖 8-4）

（1）主穴取胃、脾、交感、神門穴。隨證配穴：脾胃虛寒型者，配加腎穴；胃熱陰虛型者，配加上屏、三焦穴；肝氣犯胃型者，配加肝、膽穴；胃絡淤血型者，配加心、肝穴。病情重者宜用毫針刺法，病情較輕者可用耳穴壓丸法或鐳射照射等方法。毫針刺法治療前最好在脾胃區域內找一敏感點，選取主穴 1 或 2 穴，並根據臨床證型選取相應的配穴 2 或 3 穴。用 75% 酒精消毒後，用毫針刺

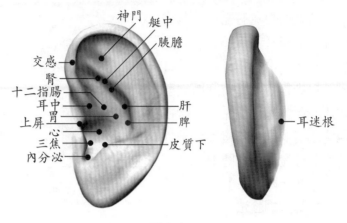

圖 8-4

入，施以中等度刺激，疼痛較重者需強刺激，並予留針30～60分鐘。留針期間捻針 1 或 2 次。每日 1 次或隔日 1次，10 次為 1 個療程。耳穴壓丸法可先治療一側，待 3～5日後除去，再予治療一側，10 次為 1 個療程。

　　提示：①耳針治療慢性胃炎療效較好，尤其是疼痛明顯、食慾減退者。若伴有上消化道出血，症狀較重，病情較急者，還需立即予以藥物及手術治療，不可延誤病情。

　　②若應用耳穴療法療效欠佳時，也可配合應用抗微生物藥物如慶大霉素、阿莫西林（過敏試驗陰性者）等，以殺滅幽門螺桿菌，易獲佳效。

　　（2）主穴取胃、脾、皮質下、耳中、耳迷根、交感穴。臨症配穴：疼痛劇烈者，配加神門穴；萎縮性、膽汁反流性者，配加胰膽、內分泌穴；腹脹痛甚、噯氣反酸頻者，配加肝、艇中、三焦穴。採用耳針法、埋針法、電針法、藥線灸法治療均可。

（3）取脾、胃、十二指腸、交感、神門、皮質下穴，每次據症選用 4～5 穴。按耳針操作常規進行，急性發作時施以較強刺激，並予留針 30～60 分鐘，每日施治 1 次。緩解期可改用王不留行籽貼壓上述耳穴，10 次為 1 個療程。

（4）主穴取胃、脾、皮質下、十二指腸、交感穴。隨證配穴：生氣加劇配加肝穴；疼痛劇烈配加神門穴。每次選 3 個主穴，1～2 個配穴。採用王不留行籽貼壓，並囑患者每日自行按壓 5 次，每次 5 分鐘。隔日換貼 1 次，10 次為 1 個療程。潘紀華運用該法共治療慢性胃炎患者 73 例，臨床治癒 47 例，顯效 14 例，有效 8 例，無效 4 例。治癒率達 64.38%，治癒、顯效率達 83.56%，總有效率達 94.52%。

【調理】

（1）患病期間應控制飲食，禁食生冷、辛辣、肥甘食物。平時應注意飲食，避免過饑、過飽，不進食過硬、難於消化及辛辣等刺激性食物，戒除菸酒。

（2）保持心情舒暢，不鬱悶生氣。

（3）注意適當休息，不過於疲勞。特別是飯後更要注意休息一段時間。

第三節　消化性潰瘍

消化性潰瘍是指發生於胃或十二指腸的一種慢性潰瘍。它的形成均與胃酸、胃蛋白酶的消化作用和幽門螺桿菌的感染有關。其發病年齡段以青壯年居多。有慢性長期反覆發作史和典型的節律性疼痛等臨床特徵。其併發症常

有出血、穿孔、幽門梗阻、癌變等。

一、胃 潰 瘍

【概述】

胃潰瘍是指發生於胃部的一種慢性潰瘍。是臨床常見病、多發病。潰瘍的形成大多是因胃的局部黏膜保護功能減退，無法抵抗胃酸和胃蛋白酶等酸性胃液的消化作用以及幽門螺桿菌的侵犯所致。

【症狀與體徵】

（1）常在進食後 0.5～1.0 小時左右胃部發生疼痛，持續 1～2 小時後逐漸緩解，待下次進食後疼痛又重複出現（即飽餐痛）。其變化規律是：進食—疼痛—舒適—再進食—再疼痛。

（2）疼痛以上腹部最為突出，痛點多位於劍突下正中或腹中線稍偏左側。疼痛有其規律性，一般患者都能明確指出其疼痛的區域位置，稱為「一指痛」。但其疼痛性質則表現不一，有隱痛、脹痛、鈍痛、燒灼樣痛，甚至刺痛或絞痛等。

（3）疼痛常呈慢性、週期性發作，可因飲食失調、過度疲勞、精神緊張、季節變化等因素而使病情加重，經適當休息或內服鹼性藥物後，可使疼痛稍微得到緩解。

（4）並常兼見上腹脹悶不適、噯氣、泛酸、流涎、噁心、嘔吐、煩躁、失眠等症狀。

【望耳診病要點】

左耳胃穴區的耳背對應處，可見及粟米粒樣大小的贅生物（圖 8-5）。

【其他耳診法】

1.耳穴染色診法

在左耳胃穴區可見出現染色改變。

2.耳穴捫診法

在左耳胃穴區的耳背對應處，可捫及粟米粒樣大小的小結節。

3.耳廓觸壓診法或電探測診法

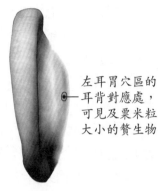

左耳胃穴區的耳背對應處，可見及粟米粒大小的贅生物

圖 8-5

在左耳胃穴區的耳背對應處，可觸壓及或探及敏感點。

【耳穴療法】（圖8-6）

（1）主穴取胃、交感、皮質下穴。隨證配穴：肝鬱氣滯型者，配加肝、膽穴；肝胃鬱熱型者，配加小腸、上屏、肝陽1、肝陽2穴；脾胃虛寒型者，配加脾、胃穴；

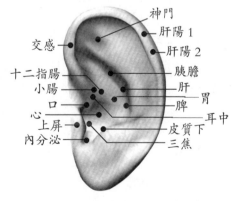

圖 8-6

氣滯血淤型者，配加肝、脾、心穴。採用毫針刺法、耳穴壓丸法、鐳射照射法均可。

（2）主穴取胃、十二指腸、交感、皮質下、口穴。隨證配穴：胃脘脹痛連脇者，配加肝、三焦穴；胃脘隱痛、喜暖畏寒者，配加脾、耳迷根穴；胃脘隱隱灼痛。口乾唇燥，饑而不欲食者，可配加胰膽、內分泌穴；疼痛劇烈者，配加神門、心或耳迷根穴；潰瘍活動期者，可配加耳中、脾穴。選用耳針法、電針法、埋針法、壓丸法、藥線法、耳穴藥液注射法〔取硫酸阿托品注射液 0.5 毫克（1 毫升）加 2%鹽酸普魯卡因注射液（過敏試驗陰性者）1 毫升混勻後注射〕施治均可。

（3）取胃、脾、肝、十二指腸、神門、內分泌穴，每次據證選 4～5 穴。採用耳針法，發作期施以刺激；或加用電針法，用疏密波，頻率每分鐘 40 次，並予通電治療 20 分鐘。每日治療 1 次，兩耳交替進行。緩解期可改用王不留行籽貼壓耳穴，10 次為 1 個療程。

（4）治療消化性潰瘍。取胃、脾、十二指腸、交感、內分泌等穴，採用王不留行籽貼壓耳穴，每次取單側耳穴，1 週後更換另一側耳穴，連續治療 4 週為 1 個療程。穆緒超運用該法共治療消化性潰瘍患者 72 例，臨床治癒 44 例，好轉 26 例，無效 2 例。治癒率達 61.11%，總有效率達 97.22%。

二、十二指腸潰瘍

【概述】

十二指腸潰瘍，是指發生於十二指腸部的一種消化性

潰瘍。其發病原因主要是與迷走神經功能亢進，其壁細胞分泌鹽酸的量增加有關，表現為十二指腸的局部黏膜的保護功能減退，無法抵抗胃酸、胃蛋白酶等酸性胃液的消化作用（以及幽門螺桿菌的侵犯所致）。

【症狀與體徵】

（1）大部分患者以長期性、週期性和節律性的中上腹部疼痛為其典型症狀。痛點大多位於右季肋部。十二指腸球部潰瘍，其痛點也可出現在右上腹部或臍的右側部位。

（2）其疼痛大多發生於兩餐之間，持續至下次進餐或服用制酸藥後緩解（即空腹痛）。其變化規律是：進食—舒適—疼痛—再進食—再舒適。部分患者由於夜間胃酸較高，尤其是在睡前曾進食者，可於夜間發生疼痛。於夜間定時發生疼痛，是十二指腸潰瘍的又一疼痛特點。

（3）疼痛常因飲食不慎、精神刺激、藥物影響、過度疲勞、氣候變化等諸多因素誘發或加重；也可因進食、服用制酸藥物、休息、按壓疼痛部位、嘔吐等而有所減輕或緩解。

（4）疼痛程度一般較輕而能忍受，大多呈燒灼樣痛、饑餓樣痛或鈍痛。

【望耳診病要點】

十二指腸穴區可見及小片狀凹陷，其色紅活油潤或黯紅失潤。（圖8-7，彩圖17）

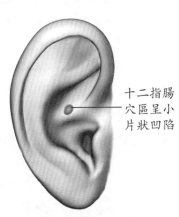

十二指腸穴區呈小片狀凹陷

圖8-7

【其他耳診法】

1.耳穴捫診法

在十二指腸穴區，可捫及小片狀凹坑。

2.耳穴染色診法

在十二指腸穴區，可見出現染色改變。

3.耳廓觸壓診法或電探測診法

在十二指腸穴區可觸壓及或探及敏感點。

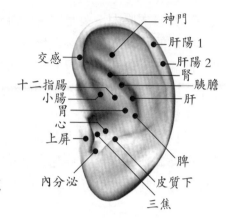

圖 8-8

【耳穴療法】（圖8-8）

（1）主穴取十二指腸、交感、皮質下穴。隨證配穴：肝鬱氣滯型者，配加肝、膽穴；肝胃鬱熱型者，配加小腸、上屏、肝陽 $_1$、肝陽 $_2$ 穴；脾胃虛寒型者，配加脾、胃穴；氣滯血淤型者，配加肝、脾、心穴。採用毫針刺法、耳穴壓丸法、鐳射照射法施治均可。

提示：①耳針療法治療胃、十二指腸潰瘍引起的胃痛、腹痛療效較好，疼痛較劇時可雙側同時治療，施以強刺激手法，長時間留針。留針期間，捻針1或2次。

②潰瘍病若合併出血、穿孔等重症時，應及時採取措施，給予藥物或外科手術治療，不可延誤病情。

（2）治療消化性潰瘍。取胃、脾、十二指腸、交感、內分泌等穴，採用王不留行籽貼壓耳穴，每次取單側耳穴，1週後更換另一側耳穴，連續治療4週為1個療程。

（3）治療消化系統急性痛證。主穴取神門、三焦、胰

膽、脾、胃、交感、內分泌、皮質下穴，每次選 3～4 穴。採用撤針、埋針或王不留行籽貼壓。每隔 2～3 日換埋（貼）1 次。焦漢民運用該法共治療消化系統痛證患者 288 例，即時痛止者 208 例，痛減者 69 例，無效者 11 例。顯效率達 72.22%，總有效率達 96.18%。

（4）治療胃脘痛。主穴取胃穴。隨證配穴：肝氣犯胃型者，配加肝、膽穴；脾胃虛弱型者，配加脾、腎穴。採用耳穴治療儀的探棒頭點按胃穴 1 分鐘，再根據臨床辨證選配 1 或 2 個配穴，每穴點按 30 秒鐘，劇痛者可酌情延長至 3 分鐘。高揚運用該法共治療胃脘痛患者 72 例，臨床治癒 52 例，好轉 18 例，無效 2 例。治癒率達 72.22%，總有效率達 97.22%。

【調理】

（1）飲食要有規律，避免暴飲暴食及過食生冷、辛辣等刺激性食物，忌菸戒酒。

（2）保持樂觀狀態，避免精神緊張，情緒激動。

（3）注意適當休息，不過於疲勞。特別是飯後更要注意休息一段時間。

（4）平時加強醫療體育鍛鍊，促進腸胃功能恢復。

第四節　胃腸功能紊亂

【概述】

胃腸功能紊亂，又稱為「胃腸神經官能症」。是一組胃腸綜合徵的總稱，它包括癔球症、彌漫性食管痙攣、食管賁門失弛緩症、神經性噯氣、神經性畏食症或腸道易激

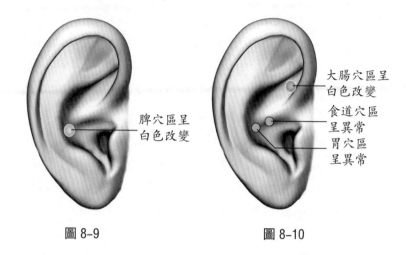

圖 8-9　　　　　　　　　　圖 8-10

惹綜合徵等。該病多有精神因素的前提，以胃腸運動功能紊亂為主，而在病理解剖方面未能發現器質性病變。

【症狀與體徵】

（1）有胃腸道功能紊亂的一系列臨床表現及伴有的全身性神經官能症症狀。

（2）其症狀常隨情緒而變化，精神緊張，情緒刺激，神志惱怒時加劇，心情愉快，心平氣和時緩解。

【望耳診病要點】

在相應部位可見及陽性反應，如癔球症在咽喉穴；彌漫性食管痙攣在食道穴（彩圖 18）；神經性嘔吐在胃穴（彩圖 19）；神經性畏食在脾穴（圖 8-9）；腸道激惹綜合徵在大腸穴等，可見及點、片狀白色改變（圖8-10）。

【其他耳診法】

1. 耳穴捫診法

一般可無陽性反應物捫及。

2. 耳穴染色診法

可在相應部位及神門穴區見及小點狀染色改變。

3. 耳廓觸壓診法或電探測診法

在相應部位、心、皮質下、交感、神門等穴區，常可觸壓及或探及敏感點。

【耳穴療法】（圖8-11）

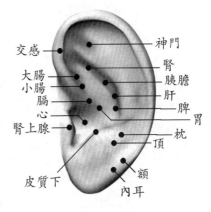

圖8-11

（1）主穴取神門、交感、皮質下、心穴；配穴取肝、腎上腺、枕、胰膽、脾穴。採用耳穴毫針法或耳穴壓丸法，根據不同的臨床症狀選取主、配穴各2～3穴。每次取單側耳穴，兩耳交替進行。使用耳穴毫針法時，一定要對準敏感點進針，亦可在敏感點進兩針（一針直刺，一針斜刺），並予留針30～60分鐘。每日或隔日針刺1次，10次為1個療程。採用耳穴壓丸法時，每隔2～3日換貼另一側耳穴，10次為1個療程。療程間相隔7～10日後，繼續再行下1個療程的治療。

（2）主穴取交感、神門、皮質下、胃、大腸穴；配穴取肝、脾、小腸、胰膽穴。耳穴採用耳穴毫針法或耳穴壓丸法治療均可。對於臨床症狀重者，耳穴採用毫針刺法，施以中等度刺激，每日1次。待症狀稍見緩解後，再改用耳穴壓丸法，每3～5日治療1次，10次為1個療程。治療時最好找到敏感點，可先治療一側耳穴，也可兩耳同時取穴，每次選4～6穴治療即可。

（3）主穴取胃、大腸、小腸、肝、交感穴。隨證配穴：失眠者配加心、腎穴；眩暈者，配加枕、內耳穴；頭痛者，配加額、頂、枕穴；呃逆者，配加膈、交感、胃穴。每次選 3～4 穴。採用「麝香鎮痛膏」貼壓王不留行籽雙側耳穴，並囑患者每日自行按壓貼穴數次，以產生酸脹感為度，隔日換貼 1 次。筆者應用該法共治療胃腸功能紊亂患者 79 例，臨床治癒 28 例，顯效 45 例，有效 4 例，無效 2 例。治癒率為 35.44%，治癒、顯效率達92.41%，總有效率達 97.47%。

【調理】

（1）本病的精神治療佔有重要的地位，治療時應深入瞭解病史，做耐心細緻的解釋工作，以使患者能正確認識該病，消除思想顧慮，樹立戰勝疾病的信心。

（2）進食宜富於營養而易於消化，忌食油膩及刺激性食物，戒菸禁酒，少食多餐。

（3）生活起居有常，建立良好的生活習慣，保證充足的睡眠。

（4）避免精神刺激及憂思鬱怒，保持心情舒暢。

（5）多多參加戶外運動，解除內心顧慮，增強自身素質。

第五節　痔

【概述】

痔一般稱為「痔瘡」。是直腸下端黏膜下或肛管皮下靜脈叢發生擴大、曲張而形成的柔軟靜脈團。本病在成年

人中極為常見，故有「十人九痔」之說，兒童則較少見。
根據其發生的部位，分內痔、外痔和混合痔三種。

【症狀與體徵】

1. 內痔

（1）出血是早期常見症狀，常在排便時流出或噴射出
鮮血，長期便血可引起貧血。

（2）較大的內痔和環痔，其痔核可脫出於肛門之外。

（3）如發生嵌頓時，則其痔核發生腫脹、糜爛，甚至
壞死，局部可灼熱疼痛，觸痛則更為明顯，且有異物填塞
感。

（4）肛周皮膚可發生濕疹、瘙癢等症狀。

2. 外痔

（1）單純性外痔　肛管皮下可見圓形軟性突出物，且
內無靜脈，多為結締組織，常因血栓性外痔的血塊遺留所
致，有瘙癢感、異物感等。

（2）血栓性外痔　肛門部突然發生劇痛，並出現圓形
腫塊，影響行走和下坐。可見肛緣有暗紫色突出物，觸痛
明顯。

3. 混合痔

可同時存在有內痔、外痔的症狀與體徵，或其症狀與
體徵有所側重。

【望耳診病要點】

（1）痔核點、肛門穴區可見及點狀或片狀白色，邊緣
有紅暈，其界限不清（彩圖20）。

（2）肛門、直腸穴區多可見及陽性反應，陽性反應呈
點、片狀白色，邊緣有紅暈，少數呈點、片狀黯灰色，壓

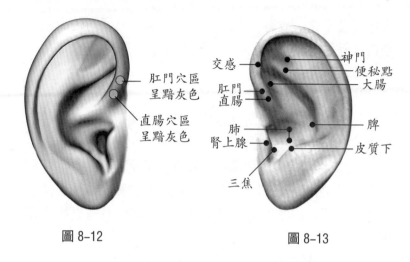

圖 8-12　　　　　　　　　　圖 8-13

之可退色（圖 8-12）；混合痔則多可見及圓圈狀紅暈，大小不等，壓之可退色（圖彩 21）。

【其他耳診法】

1. 耳穴捫診法

可在肛門穴區觸捫及條索狀或小結節。

2. 耳穴染色診法

可在肛門、直腸等穴區見有點狀或小片狀染色。

3. 耳廓觸壓診法或電探測診法

常在肛門、大腸、直腸等穴區，可觸壓及或探及敏感點。

【耳穴療法】（圖 8-13）

（1）主穴取肛門、直腸、大腸、脾、腎上腺穴；配穴取神門、皮質下穴。取穴以取肛門穴為主，可在耳輪內外緣肛門穴處對應貼壓，內外共貼 4 個王不留行籽，使曲張的靜脈團很快收縮，起到消炎鎮痛的作用。也可每次取

2～4穴針刺，並予留針20～30分鐘。每日1次。

提示：①耳穴療法治療痔瘡有一定的療效，但在治療時應讓患者與醫者相互配合。

②平素患者應防止便秘及排便時間過長，要保持大便通暢，養成定時排便的習慣，切不可過分依賴瀉藥。

（2）主穴取直腸、肛門、大腸、神門穴。隨證配穴：疼痛甚者，配加皮質下穴；大便軟穢、出血者，配加脾穴；大便秘結者，配加便秘點。採用埋針法、壓丸法、耳針法、電針法、藥線灸法治療均可。一般當發作期症狀嚴重時，以選針刺法、埋針法、藥線點灸法治療為宜；緩解期以壓丸法、埋針法治療為宜。

（3）取交感、神門、大腸、肺、直腸下段、皮質下、肛門及敏感點，每次選4～5穴。每次取單側耳穴，兩耳交替進行。採用王不留行籽貼壓上述耳穴，並囑患者每日自行按壓貼穴3～5次，每次每穴2～3分鐘，以出現酸、麻、脹感為度。李懷仁運用該法共治療痔瘡患者53例，臨床治癒51例，無效2例，治癒率達96.23%。

（4）取直腸、大腸、三焦、肛門、交感穴，每次取3～4穴。採用「麝香鎮痛膏」貼壓王不留行籽於雙側耳穴，並囑患者每日自行按壓貼穴3～5次，每次每穴3～5分鐘，以出現酸、麻、脹感為佳，每隔2～3日更換1次。筆者運用該法共治療痔瘡患者246例，臨床治癒200例，顯效36例，有效5例，無效5例。治癒率達81.3%，治癒、顯效率達95.93%，總有效率達97.97%。

【調理】

（1）飲食要合理，多進食新鮮蔬菜、水果，少食辛辣

刺激性食物，不要大量飲酒。

（2）生活、起居要有規律，做到勞逸結合。

（3）積極開展醫療體育鍛鍊。對於久站、久坐及年老體弱者，更應加強體育鍛鍊活動。並可做提肛運動，每日數次，每次3～5分鐘。

（4）保持肛部清潔衛生，及時治療直腸疾患。

第六節　腹　瀉

【概述】

腹瀉是指排便次數增多，糞質稀薄或帶有黏液、膿血或未消化的食物。臨床上常將腹瀉分為急性腹瀉和慢性腹瀉兩大類。急性者以腸道疾病、急性中毒、全身性感染為主；慢性者則與消化系統疾病、某些全身性疾病、其他系統疾病、藥物的副作用和神經功能紊亂有關。

本節僅限於討論因急性胃腸炎、慢性膽囊炎、腸功能紊亂、神經功能性或其他臟器病變影響消化功能所致的腹瀉；對於急性食物或藥物中毒、敗血症、傷寒、副傷寒、腸道腫瘤等所致的腹瀉，則不在本節的討論範圍。

【症狀與體徵】

（1）腹瀉伴腹痛：見於腸炎性疾病。如臍周壓痛多為小腸病變；左下腹壓痛多為細菌性痢疾、結腸易激惹徵等；右下腹壓痛多為阿米巴痢疾、腸結核等。

（2）腹瀉伴重度脫水：常見於霍亂、副霍亂、沙門菌屬食物中毒等。

（3）腹瀉伴裏急後重：見於急性細菌性痢疾、直腸癌

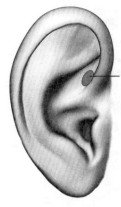

大腸、小
腸穴區呈
黯紅色

圖 8-14

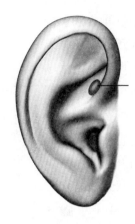

大腸、小
腸穴區呈
凹陷改變

圖 8-15

等。

（4）腹瀉伴體重減輕：見於消化器官癌症、吸收不良綜合徵等。

（5）腹瀉伴皮疹：見於敗血症、傷寒、麻疹、過敏性紫癜等。

（6）腹瀉伴腹部包塊：見於惡性腫瘤、增殖性腸結核、血吸蟲肉芽腫等。

【望耳診病要點】

在大腸、小腸穴區可見及陽性反應。

①急性腹瀉患者，其陽性反應常呈點狀或片狀充血、紅潤，且有光澤和脂溢（彩圖 22，彩圖 23）。

②慢性腹瀉患者，可見及點狀或片狀黯紅色或丘疹（圖 8-14）；病程較長的患者，可見大腸、小腸穴區呈凹陷改變（圖 8-15）。

【其他耳診法】

1.耳穴捫診法

急性腹瀉患者大、小腸穴區可捫及條狀增厚改變，且質地較軟；慢性腹瀉患者大腸穴區可捫及凹陷改變。

2.耳穴染色診法

在大腸、小腸、脾、胃、腎等穴區可呈小點狀染色。

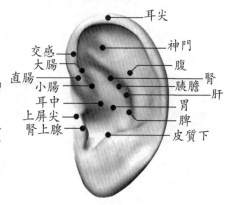

圖 8-16

3.耳廓觸壓診法或電探測診法

可在大腸、小腸、脾、胃、艇中、直腸敏感點等穴區，過敏性腹瀉患者可在風谿穴區觸壓及或探及敏感點。

【耳穴療法】（圖 8-16）

（1）主穴取大腸、直腸、脾、交感穴；配穴取胃、小腸、神門穴。採用毫針針刺法、耳穴壓丸法、鐳射照射法治療均可。可先取單側耳穴，也可雙側同時治療。急性腸炎施以強刺激手法，並予留針 30～60 分鐘。留針期間行捻轉手法 1 或 2 次，以增強療效。待症狀緩解後，隔日治療 1 次，10 次為 1 個療程。症狀輕，體質弱者亦可採用耳穴壓丸法，10 次為 1 個療程。發熱者，配加耳尖、上屏尖穴；脾腎陽虛者，配加脾、腎穴，並可在兩穴上施以灸法；肝鬱氣滯型者，配加肝、膽穴；嘔吐者，配加皮質下、耳中穴。

提示：①急性腸炎發病急，症狀重，耳針治療療效不

明顯時，應及時配合藥物治療，以免延誤病情。

②頻繁腹瀉者，應防止出現脫水，若失水嚴重者，應及時輸液補充。

③急性腸炎施以毫針刺法，手法強，留針時間較長。留針期間施以多次捻針，這樣療效較好；而慢性腸炎則宜施以耳穴壓丸法，壓埋期間，囑患者以手按壓，每次施治10分鐘左右，每日3～4次，尤以腹痛、腹瀉前按壓療效最佳。

（2）取脾、腹、肝、神門、大腸、小腸、腎上腺穴。急性者，採用毫針刺法，施以瀉法或平補平瀉手法行針，並予留針30～60分鐘。亦可加用電針，用連續波，電流強度以患者能耐受為度；慢性者施以撤針法、埋針法或採用王不留行籽貼壓2～3日，並囑患者每日自行按壓耳穴數次。

【調理】

（1）治療期間，應嚴格控制飲食，忌食生冷、油膩、刺激性食物，尤以食積所致者更應注意。可進食稀軟、易於消化的食物。

（2）平常要切實注意飲食衛生。

（3）本病患者以脾胃虛弱者居多，可經常以熱水袋敷於腹部。

第七節　便　秘

【概述】

凡大便秘結不通，排便時間延長，或雖有便意但排出困難者，均可稱為便秘。大多是由飲食、勞倦、情志損

傷，造成大腸積熱或燥熱傷津，氣機凝滯或寒凝，或陰陽氣血虧虛、失於溫養、濡潤，使大腸的傳導功能失常所致。臨床上將其分為熱秘、氣秘、冷秘、虛秘等證型。按便秘的性質，將其分為器質性便秘和功能性便秘兩種。前者在治癒原發的器質性病變的基礎上，便秘即可痊癒。本節主要闡述功能性便秘。

【臨床診斷要點】

（1）大便次數減少，間隔時間延長，經常性需 3～7 日或更長時間才能排便 1 次。

（2）大便次數雖然正常，但糞質堅硬、乾燥，排出困難。

（3）大便並不堅硬，雖有便意，但排便困難，無法正常順利排出。

（4）根據大便的形狀，可以診斷遲緩性便秘或痙攣性便秘。由直腸平滑肌遲緩而引起的便秘，其排出的糞便多呈塊狀；因結腸痙攣而引起的便秘，其糞便常呈羊糞狀，或呈兔糞狀。

【望耳診病要點】

在大腸、小腸穴區常可見及點狀或片狀白色或丘疹，有皺褶（彩圖 24，彩圖 25）；或見及糠皮樣脫屑（圖 8-17）。

【其他耳診法】

1. 耳穴捫診法

在大腸穴區可捫及條索

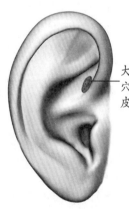

大腸、小腸穴區見及糠皮樣脫屑

圖 8-17

狀隆起，質地較硬。

2.耳穴染色診法

在大腸、艇中穴區可見及點、片狀染色改變。

3.耳廓觸壓診法或電探測診法

在大腸、直腸、脾、肺、艇中、交感等穴區，可觸壓及或探及幾個或多個敏感點。

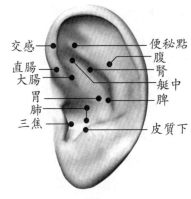

圖 8-18

【耳穴療法】（圖 8-18）

（1）主穴取直腸、大腸、便秘點、皮質下穴。隨證配穴：實秘者配加肺、胃、三焦、腹穴；虛秘者配加肺、脾、腎穴。採用耳穴毫針法、耳穴壓丸法、耳穴鐳射照射法等方法治療均可。

提示：①在治療本病時，要因人而異，年輕、體質強壯者，可採用毫針刺法，施以中、強度刺激，最好在留針期間捻轉 1 或 2 次，這樣見效就快、療效好；若為年老體弱、婦女、兒童，採用毫針刺法，施以中等度刺激或輕刺激，治療手法宜輕，或用耳穴壓丸法，以免引起精神緊張，造成暈針。

②針灸治療本病療效較好，經治療多次而無效者，須查明原因，以免延誤病情。

（2）主穴取大腸、直腸、交感穴；配穴取脾、皮質下、肺、腹、艇中穴。採用耳穴毫針法、耳穴壓丸法和耳穴埋針法施治均可。

【調理】

（1）生活起居要有一定的規律，養成定時排便的良好習慣。

（2）禁菸戒酒，不食或少食油煎、辛辣和炒製的香燥食物。多飲水，並多進食蔬菜、瓜果以及粗纖維食物。

（3）平時多做戶外活動，加強醫療體育鍛鍊，尤其是腹肌、膈肌和肛提肌的鍛鍊。

（4）習慣性便秘患者，應禁止濫用瀉藥。

第八節　脂肪肝

【概述】

脂肪肝，是指各種原因或疾病所引起的肝細胞內的脂肪大量堆積。它並不屬一種獨立的疾病，其原因不同，臨床症狀也很不相同，輕重度也很不一致，一般可分為輕、中、重 3 度。當脂肪在肝細胞內沉積過多，引起結構和成分改變時，可影響其肝臟的正常功能。經適當治療後，輕、中度的患者可得到恢復，重度患者則很難得到治癒，最終演變成肝硬化。脂肪肝患者也有造成猝死的。

引起脂肪肝的病因，除了酒精、藥物及營養過剩等原因以外，極端的營養不良也可引起脂肪肝的發生。

【症狀與體徵】

（1）早期、輕度的患者，一般可無任何症狀。

（2）較為嚴重時，可有食慾不振、疲乏無力、精神倦怠等一系列的臨床症狀。

（3）在右側肋骨的弓狀彎曲部位下，可觸及腫大的肝

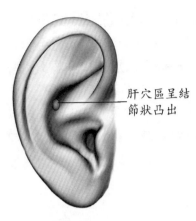

肝穴區呈結
節狀凸出

肝

圖 8-19　　　　　　　　圖 8-20

臟，但質地較軟。

【望耳診病要點】

（1）肝穴區常可見及片狀隆起（彩圖26）。

（2）部分患者在肝穴區可見及結節狀凸出（圖8-
19）；或見及其他變形。

【其他耳診法】

1. 耳穴捫診法

在肝穴區可捫及片狀隆起或結節狀凸出。但質地較
軟，似海綿狀。

2. 耳穴染色診法

在肝穴區可見染色改變。

3. 耳廓觸壓診法或電探測診法

在肝穴區可觸壓及或探及敏感點。

【耳穴療法】（圖8-20）

取雙側肝穴，施以耳穴貼壓法，採用王不留行籽粘貼

耳穴，並囑患者用拇、示（食）兩指對壓肝穴，每日自行按壓 4～6 次，每次每穴按壓 5～10 分鐘，一直按壓至患者能耐受為度。每隔 2～3 日更換藥籽 1 次，10 日為 1 個療程，療程間相隔 3～5 日。一般患者治療 3～4 個療程。

筆者用該法共治療脂肪肝患者 48 例，部分患者配合藥物療法，臨床治癒 37 例，顯效 4 例，有效 5 例，無效 2 例。治癒率達 77.08%，治癒、顯效率達 85.42%，總有效率達 95.83%。

【調理】

（1）飲食宜清淡，以低脂飲食為主，忌食油膩、肥甘食物，戒菸忌酒。多食蔬菜、瓜果及粗纖維食物。

（2）生活起居要有規律，做到勞逸結合。

（3）積極開展醫療體育活動，適當參加體力勞動。

第九節　肝 硬 化

【概述】

肝硬化是一種以肝臟損害為主要表現的慢性全身性疾病。是各種致病因素持久反覆作用於肝臟組織，引起肝細胞變性、壞死和再生，纖維組織增生等一系列病理變化，最後導致肝臟組織結構形體異常，質體變硬的一種疾病。

肝硬化不是一種獨立的疾病，而是各種肝臟或膽道疾病發展到晚期的一種表現。其病因很多，主要以病毒性肝炎最為常見，其他諸如血吸蟲病、慢性酒精中毒、化學藥物及慢性化學毒物或細菌毒素中毒、膽汁淤積、循環障礙致長期肝淤血，以及代謝紊亂、營養失調等也可引起肝硬

化的發生。

【症狀與體徵】

1. 症狀

食慾減退或厭食，厭油膩，噁心，嘔吐，腹脹，腹瀉，消瘦，乏力，肝區不適，皮膚乾燥粗糙、色素沈著，黃疸，不規則低熱，鼻出血，胃腸道出血以及紫癜，性功能減退等。

2. 體徵

面色晦暗、肝掌、蜘蛛痣、脾大、腹壁靜脈怒張、下肢浮腫或腹水等。

【望耳診病要點】

（1）肝穴區常可見及結節狀隆起；肝穴區結節邊緣處常呈黯紅色改變；肝穴區結節邊緣處的界限較為清晰。（彩圖 27）

（2）肝陽 1、肝陽 2 穴區範圍內，可見及結節狀隆起（彩圖28）或紅點、紅斑。

（3）肝穴區和肝陽穴區均可見及結節狀隆起（圖8-21）。

【其他耳診法】

1. 耳穴捫診法

在肝穴區、肝陽 1、肝陽 2 穴區可捫及結節狀隆起，且質地較硬，其硬度與肝的硬化程度成正比關係。

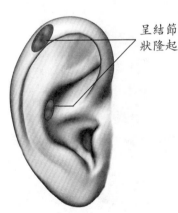

呈結節狀隆起

圖 8-21

2. 耳穴染色診法

在肝穴區、肝陽 1、肝陽 2 穴區可見出現染色改變。

3. 耳廓觸壓診法或電探測診法

在肝穴區、肝陽 1、肝陽 2 穴區可觸壓及或探及敏感點。

【耳穴療法】（圖 8-22）

（1）取肝、脾、胃、腹、皮質下、神門、三焦等穴，每次取 3～4 穴。每次取單側耳穴，雙耳交替進行。急性期施以耳穴毫針刺法，施以中等強度刺激，得氣後留針 30 分鐘，每日施治 1 或 2 次；緩解期施以耳穴貼壓法，採用王不留行籽以麝香鎮痛膏粘貼耳穴，並囑患者每日自行按壓 3～5 次，每次每穴施治 3～5 分鐘，按壓至患者感覺酸痛並能耐受為度。每隔 2～3 日更換藥籽 1 次，10 日為 1 個療程，一般連用 2～3 個療程。筆者應用該法並結合藥物及其他特色療法，共治療肝硬化患者 13 例，顯效 10 例，有效 3 例。顯效率達 76.92%，總有效率達 100%。

（2）取肝、胃、脾、三焦、腹、交感、神門、皮質下穴，每次選 4～5 穴，採用毫針刺法，施以中等度刺激，並予留針 30～60 分鐘，每日治療 1 次；或採用王不留行籽貼壓耳穴，每 10 次為 1 個療程。

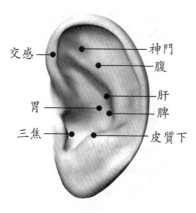

交感　　　神門
　　　　　腹
胃　　　　肝
　　　　　脾
三焦　　　皮質下

圖 8-22

【調理】

（1）飲食宜富於營養而易於消化，以低鹽飲食為主，戒菸忌酒，忌食大蒜、生薑等刺激之品以及羊肉等「發物」和堅硬、粗糙的食物，多食新鮮蔬菜、瓜果等。

（2）生活要有一定規律，注意適當休息。

（3）樹立戰勝疾病的信心，保持樂觀狀態，避免鬱悶生氣。

第十節　肝病後肝腫大

【概述】

正常成年人的肝臟位置，當平靜呼吸時，其上界位於右鎖骨中線的第五肋間，其下緣則隱藏於肋緣之後；當做深呼吸時，一般不能觸及或剛可觸及肝臟，也有少數人其肝的左葉可在劍突下觸及，但一般不超過 3 公分，邊緣銳利，表面光滑，質地柔軟，無壓痛表現。當各種原因造成肝臟受損而發生病變時，會使得肝臟體積增大，以致在肋緣下可被觸及者，就稱為「肝病後肝腫大」。肝病後肝腫大並不是一種獨立的疾病，而是一種臨床體徵而已。

【臨床診斷要點】

（1）伴黃疸者，常見於病毒性肝炎、嚴重的傳染病、各種原因引起的阻塞性黃疸等。

（2）伴發熱者，多見於各種急、慢性傳染病、化膿性膽管炎、細菌性肝膿腫、各種血液系統疾病、結締組織病、晚期惡性腫瘤等。

（3）伴陣發性右上腹疼痛，且疼痛放射至肩背部者，

常見於膽囊炎、膽囊結石、膽管炎、膽管結石等。

（4）伴有肝區疼痛，若為劇痛，且持續時間較長者，多見於肝膿腫或肝癌患者；若為隱痛者，多見於肝炎患者。

（5）伴有劍突下絞痛者，常見於膽道蛔蟲症患者。

（6）伴灰色面容、蜘蛛痣、肝掌、腹壁靜脈怒張者，多見於慢性肝實質性病變的患者。

（7）伴明顯消瘦者，多見於肝硬化或肝癌等患者。

（8）伴下肢浮腫、腹水者，多見於肝硬化失代償期，或重症肝炎，或肝癌等的患者。

（9）伴肝臟質地硬者，則多為肝硬化晚期患者。

（10）伴肝臟表面結節狀或巨塊者，應首先考慮為肝癌患者。

【望耳診病要點】

肝穴區可見及條片狀隆起，且隆起的邊緣處界限清晰。（彩圖 29）。

【其他耳診法】

1. 耳穴捫診法

在肝穴區可捫及片狀隆起，質地較軟。

2. 耳穴染色診法

在肝穴區可見染色改變。

3. 耳廓觸壓診法或電探測診法

在肝穴區可觸壓及或探及敏感點。

【耳穴療法】（圖 8-23）

取肝、脾、胃、皮質下、神門、三焦等穴，每次選3～4穴。每次取單側耳穴，雙耳交替進行。施以耳穴貼壓

法，採用王不留行籽以麝香鎮痛膏或醫用膠布粘貼耳穴，並囑患者每日自行按壓 3～5 次，每次每穴施治 3～5 分鐘，按壓至患者感覺酸痛並能耐受為度。每隔 2～3 日更換 1 次。10 日為 1 個療程，一般連用 2～3 個療程。筆者應用該法共治療肝病後肝腫大患者 18 例，臨床治癒 15 例，顯效 2 例，有效 1 例。治癒率達

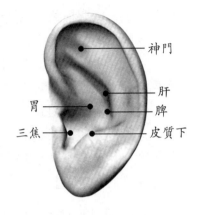

圖 8-23

83.33%，治癒、顯效率達 94.44%，總有效率達 100%。

【調理】

具體內容詳見本章肝硬化調理部分。

第十一節　膽　囊　炎

【概述】

膽囊炎是指各種原因引起膽囊內產生炎症的一種疾病。常有急、慢性之分。可以是原發性的，即不伴有膽囊結石的；也可以是繼發性的，即在膽囊結石的基礎上，而後發生炎症的。

急性膽囊炎的發病原因主要是：

①膽囊管梗阻（如膽石、膽道蛔蟲、中華分枝睾吸蟲、梨形鞭毛蟲、癌腫等的阻塞）；

②細菌感染（如大腸桿菌、副大腸桿菌以及鏈球菌、

葡萄球菌、傷寒桿菌、糞鏈球菌、產氣桿菌等）；

③胰液向膽囊反流等。

本病約70%～80%合併膽道結石。我國農村中以膽道蛔蟲為最常見誘發因素。

慢性膽囊炎的發病原因多發生在膽石症的基礎上，且常是急性膽囊炎的後遺症，或因體內膽固醇紊亂所致。此外，亦可見於傷寒病的帶菌者。

【症狀與體徵】

一、急性膽囊炎

1. 症狀

右上腹呈陣發性絞痛或持續性鈍痛，並常向右肩背部放射，常伴有畏寒、發熱、噁心、嘔吐、輕度黃疸等全身表現。

2. 體徵

右上腹局限性壓痛，腹肌緊張，墨菲徵陽性，有時可捫及腫大的膽囊。

二、慢性膽囊炎

1. 症狀

上腹部或右季肋部常有隱痛、鈍痛或脹痛或腰背部不適感。並可有餐後上腹飽脹、呃逆、噯氣、噁心等消化不良症狀。上述症狀常於進食油膩食物後加劇。一般不發熱或僅見低熱。

2. 體徵

右上腹壓痛，墨菲徵陽性。有膽囊積水時，可捫及腫

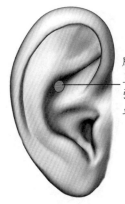
胰膽穴區
呈充盈擴
張的毛細
血管

圖 8-24

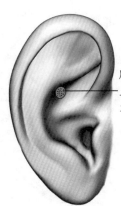
胰膽穴區
呈粟米粒
大小結節

圖 8-25

大的膽囊。

【望耳診病要點】

（1）胰膽穴區對應的耳背部處，常可見及點、片狀充血或紅暈，且有光澤。

（2）胰膽穴區可見及一條充盈擴張的毛細血管（圖8-24）。

（3）慢性膽囊炎：病程在 10 年以內的患者，在胰膽穴區可見及粟米粒大小結節（圖8-25）。有時還可見及軟骨組織增生，其形狀如同黃豆或綠豆樣大小（彩圖30）。

（4）急性膽囊炎患者，在胰膽穴區、十二指腸穴區常可見及陽性反應，其陽性反應呈點、片狀充血或紅暈，且有光澤（彩圖31）；慢性膽囊炎患者，則可見及點、片狀白色，邊緣且可見及紅暈。

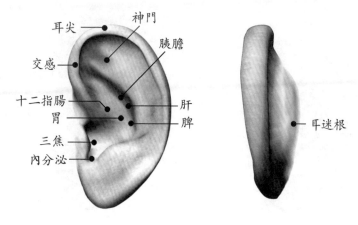

圖 8-26

【其他耳診法】

1. 耳穴捫診法

在胰膽穴區可捫及增厚感，且質地較軟。

2. 耳穴染色診法

在胰膽、肝、十二指腸穴區，常呈點狀或小片狀染色。

3. 耳廓觸壓診法或電探測診法

常可在胰膽、肝、脾等穴區觸壓及或探及敏感點。

【耳穴療法】（圖 8-26）

（1）主穴取胰膽、交感、肝穴；配穴取神門、內分泌、胃、三焦、脾穴。採用耳穴壓丸法、毫針刺法、鐳射照射法治療均可。遇發熱者，可配加神門穴。噁心、嘔吐者，可配加胃穴。若黃疸者，可配加脾、三焦穴。

提示：①耳穴療法對該病具有較好的消炎、解痙、鎮痛及改善消化功能的作用，一般均能較快控制病情的發

展。

②對於急性發作者，若嚴重腸脹氣時，應予胃腸減壓。疼痛劇烈及感染嚴重者，應給予解痙鎮痛藥及適當選用敏感抗生素。

（2）取肝、膽、交感、神門、耳尖、耳迷根、三焦、十二指腸穴，每次選5～7穴。急性者採用毫針刺法，施以強刺激，或取耳尖穴做點刺放血，或加用電針療法，用連續波，頻率每分鐘150～180次，並予留針30～60分鐘，每日治療1或2次；慢性者施以耳針中等強度刺激或採用王不留行籽貼壓耳穴，每日1次。貼壓藥籽者，並囑每日自行按壓耳穴數次，每次取單側耳穴，兩耳交替進行。每3～5日更換1次，10次為1個療程。

【調理】

（1）急性發作期應臥床休息，禁食。

（2）平常飲食以清淡為主，多食低脂、高蛋白食物，忌食高脂肪、油膩、油炸食物，少食肉類、蛋黃、魚子等。

（3）生活起居要有規律，保證睡眠和休息，做到勞逸結合，防止過於疲勞。

第十二節　膽石症

【概述】

膽石症是指膽道系統（包括膽囊、膽管和肝管）中的任何部位發生結石的一種疾病。它是一種常見病、多發病。據有關資料顯示，我國人群中，大約10%的人患有膽石症。

結石形成的原因至今尚未完全闡明，但一般認為與神經系統功能紊亂、膽道感染、膽汁比例失調、核心的存在等有關。臨床上根據結石所處的部位不同，一般可分為肝內膽管結石、膽總管結石和膽囊結石三種。

【症狀與體徵】

1. 肝內膽管結石

肝區脹痛不適，肝臟可有壓痛或不對稱性腫大，發生梗阻時，可有發熱、黃疸等。

2. 膽總管結石

劍突下呈間歇性、陣發性疼痛或絞痛，且常有發熱和黃疸出現，並常伴見皮膚瘙癢等。

3. 膽囊結石

上腹部鈍痛，消化不良，厭油，結石若發生嵌頓時，則可見膽絞痛發生，但大多無黃疸出現。

【望耳診病要點】

（1）胰膽穴區可見有粟米粒至綠豆樣大小的結節（彩圖32）。

（2）其增生組織的大小與膽囊結石的大小成正比的關係，且質地越硬，表明其結石形成的時間越長（圖8-27）。

【其他耳診法】

1. 耳穴捫診法

在肝穴區可捫及小結節，質地較硬。

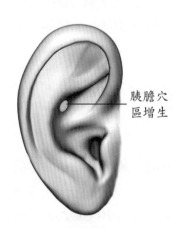

胰膽穴區增生

圖8-27

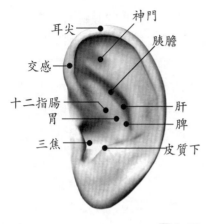
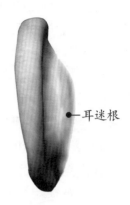

圖 8-28

2. 耳穴染色診法

在膽穴區可見染色改變。

3. 耳廓觸壓診法或電探測診法

在肝膽穴區可觸壓及或探及敏感點。

【耳穴療法】（圖 8-28）

（1）取膽、交感、神門、耳尖、肝、耳迷根、三焦、十二指腸穴，每次選 5～7 穴。疼痛發作時採用毫針刺法，施以強刺激手法行針，並予留針 30～60 分鐘；耳取耳尖穴作點刺放血。慢性者採用毫針刺法，每日施治 1 次，施以中等強度刺激或採用王不留行籽貼壓耳穴，壓籽後囑患者每日自行按壓耳穴數次，每次取單側，兩耳交替進行。可同時配合進食少量脂肪餐，以促進膽囊的收縮，使結石易於排出。

（2）取肝、胰、膽、脾、胃、十二指腸等穴，施以耳穴埋針法，按常規法施術。也可採用耳穴貼壓法，用膠布剪成小方塊，粘貼王不留行籽於耳穴上，並囑患者經常用

手指捻壓，粘貼後可放置數日，可使症狀減輕甚或消除。

（3）治療膽絞痛。採用耳穴探查儀在兩側耳穴，如肝、膽、胰、胃、十二指腸、神門、交感、皮質下等耳穴作檢查，找準陽性反應點作為耳穴注射點。每次取單側耳穴，兩耳交替進行。採用 1 毫升藍芯注射器套接 4 號皮試注射普通針頭，抽取鹽酸山莨菪鹼（654–2）注射液 0.1 毫克（0.1 毫升），再抽取注射用水至 1 毫升混勻。每次選用陽性耳穴點 2～3 穴，每穴皮內注射上述混合藥液 0.1 毫升。王志英運用該法共治療膽絞痛患者 115 例，顯效 76 例，好轉 35 例，無效 4 例。顯效率達 66.09%，總有效率達 96.52%。

（4）治療膽絞痛，取雙側耳迷根穴。用 1 毫升一次性使用注射器套接 4 號或 4.5 號皮試注射針頭，抽取 0.5% 鹽酸普魯卡因注射液（過敏試驗陰性者）1 毫升或亞硫酸氫鈉甲萘醌（維生素 K_3）注射液 1 毫升後，每穴注射 0.3 毫升。達南運用該法共治療膽絞痛患者 56 例，在 15 分鐘內獲效者有 39 例，占 69.64%，15 分鐘以上獲效者 4 例，占 7.14%，總有效率達 76.79%。

【耳穴排石注意】

耳穴療法排石有其適應證和禁忌證。一般認為其適應證是：①膽總管、膽囊、肝管結石和膽囊術後的殘餘結石，大小在 1.5 立方釐米以下。②肝、膽管或肝內廣泛小結石難以手術者。③併有慢性膽囊炎或有膽石症引起的疼痛、發熱、黃疸等，在排除以下禁忌證後，前三種情況均適宜行耳穴療法排石。

其禁忌證是：①膽囊、膽總管、肝管、膽道口括約肌

有先天性畸形。②罹患Ⅱ（中）度原發性高血壓、冠心病或心功能不全、心肌梗塞、惡性腫瘤、急性傳染病（包括各型急性病毒性肝炎）。③膽總管、膽道口、十二指腸乳頭有慢性炎症、狹窄、纖維化或斑痕引起梗阻或不全梗阻者。④膽道有出血病史者。⑤有胰腺炎症狀者。⑥孕婦。對於萎縮性膽囊炎無膽汁分泌者，應慎用耳穴療法。

【調理】

（1）急性發作期間，應臥床休息，禁食。待病情有所緩解後，酌情進食流質或半流質飲食。

（2）緩解期間，宜低脂飲食。戒菸忌酒，不食油膩、肥甘以及綠茶、咖啡等刺激性食物。並忌不吃早餐。

（3）平常睡時取右側臥位，以防結石嵌頓於膽囊口。但治療時，則應取左側臥位，以利於結石的排出。

（4）保持樂觀情緒，避免鬱悶生氣。

第十三節　膽囊息肉樣病變

【概述】

膽囊息肉樣病變，是膽囊黏膜發生局限性隆起樣病變的統稱。它包括膽囊內黏膜的隆起樣病變（如炎性息肉、膽固醇性息肉等）以及發生於膽囊內的良性腫瘤（如乳頭狀腺瘤、非乳頭狀腺瘤等），又稱為腺瘤樣息肉。現已確認，腺瘤樣息肉為癌前期病變，臨床應予高度警惕。

【症狀與體徵】

1. 症狀

酷似慢性胃炎或消化不良，偶可見食慾不振、噁心、嘔

吐、厭油膩等。若伴有膽囊結石者，可出現膽絞痛症狀。

2.與膽石症的鑒別診斷

其臨床症狀主要決定於結石的大小、位置，以及有無炎症、梗阻等。膽石症發生絞痛時，其疼痛為陣發性的上腹部疼痛或右上腹呈絞痛樣發作，且疼痛常向右肩部放射，並伴有噁心、嘔吐、發熱或不發熱等。

3.與慢性膽囊炎的鑒別診斷

慢性膽囊炎可有持續性右上腹不適感或鈍痛，並有噁心、腹脹等症狀，有時可見有右肩胛區疼痛。右上腹部有輕度壓痛。當炎症急性發作時，墨菲徵陽性（膽囊觸痛陽性）。

【望耳診病要點】

（1）胰膽穴區可見及軟骨增生性贅生物（彩圖33）。

（2）胰膽穴區贅生物的大小與膽囊息肉的大小常成正比關係。贅生物大者，其息肉亦大；贅生物小者，其息肉亦小（彩圖34，圖8-29）。

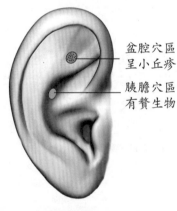

盆腔穴區
呈小丘疹

胰膽穴區
有贅生物

圖 8-29

【其他耳診法】

1.耳穴捫診法

在膽囊穴區可捫及小結節。

2.耳穴染色診法

在膽囊穴區可見染色改變。

3.耳廓觸壓診法或電探測診法

在膽囊穴區可觸壓及

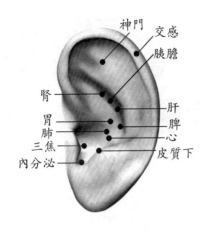
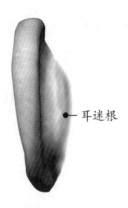

圖 8-30

或探及敏感點。

【耳穴療法】（圖 8-30）

主穴取胰膽、肝、內分泌、耳迷根穴。臨證配穴：伴厭油、噁心、嘔吐者，配加胃、脾、肺穴；伴口苦、心煩易怒者，配加三焦、心穴；伴失眠者，配加神門、腎穴；疼痛較甚者，配加皮質下、三焦、交感穴。治療時，在上述耳穴中尋找敏感點，施以耳穴貼壓法，每次貼單側耳穴，兩耳交替進行。將王不留行籽粘在「消炎鎮痛膏」上貼壓耳穴，並於每日睡前、午飯前、晚飯前各按壓 1 次，每次 5～10 分鐘。每 2～3 日改換對側耳穴 1 次貼壓，10～15 次為 1 個療程，每個療程相隔 1 週時間。筆者運用該法共治療膽囊息肉樣病變患者 30 例，均獲不同程度療效。

【調理】

（1）飲食以清淡為主，忌食炙煿、肥厚之品以及刺激性食物，多食新鮮蔬菜、瓜果等。

（2）保持愉快心情，避免鬱悶生氣。

第九章
心腦血管疾病

第一節　風濕性心臟病

【概述】

　　風濕性心臟病，簡稱「風心病」。是指急性風濕性心臟炎症所遺留下來的以心瓣膜病變為主要表現的一種心臟病。又稱「風濕性心瓣膜病」。在慢性瓣膜病的基礎上，患者可有風濕炎症長期反覆發作，此類患者稱作「活動性風濕病」。由於活動性風濕病可繼續存在和發展，並進一步加重瓣膜的損害和心臟的負擔，臨床上可出現心功能不全、心律失常等病變徵象。

　　本病在我國，是最常見的器質性心臟病之一。在成年人心血管疾病中發病率較高，約占 40%，好發於 20～40 歲的青壯年，女性高於男性。受損的瓣膜以二尖瓣最為常見，主動脈瓣次之，三尖瓣和肺動脈瓣則較少被侵犯，也可幾個瓣膜同時受累，稱作聯合瓣膜病變。

【症狀與體徵】

1. 二尖瓣狹窄

由肺淤血引起的症狀有心悸、氣急、咯血、咳嗽、胸痛、發紺和壓迫症狀（左心房明顯擴張壓迫食管，可引起吞嚥困難；左肺動脈明顯擴張壓迫左喉返神經，可引起聲嘶，但不多見）等表現。主要體徵是患者兩頰多呈紫紅色，口唇輕度發紺，形成「二尖瓣病容」。心濁音界向左擴大、心腰消失，心尖區常可觸及舒張期震顫。心尖區可聽到局限的、低調的、隆隆樣的舒張中、晚期雜音，這是二尖瓣狹窄最重要的體徵。心尖區第一心音亢進，具有拍擊性質，心尖區上方（胸骨左緣第三～第四肋間）可聽到一個緊跟第二心音後的、高調的、短促而響亮的二尖瓣開放拍擊音（開瓣音），肺動脈瓣區第二心音亢進和分裂，並可聞及舒張期雜音。在三尖瓣區可聽到吹風樣全收縮期雜音，吸氣時增強等。

2. 二尖瓣關閉不全

輕度可無自覺症狀，一旦出現症狀，病情則較嚴重。主要體徵是在心尖區可聞及響亮而粗糙的全收縮期雜音，並向腋下傳導，第一心音減弱，有時可聞及第三心音。肺動脈瓣區第二心音分裂或見亢進。心尖搏動可向左下移位，心濁音界向左下擴大。

3. 主動脈瓣關閉不全

病變早期常無症狀，或僅有心悸、頭部搏動感，病變晚期則產生左心功能不全和肺淤血的症狀，如勞累後氣急，少數患者可有心絞痛或昏厥發生。主要體徵有頸動脈搏動明顯，心尖搏動增強，呈抬舉性，並可向左下移位，

心濁音界向左下擴大，胸骨左緣第三、第四肋間可聽到音調高、響亮，並逐漸減弱的舒張早期吹風樣雜音，常向心尖區傳導，主動脈瓣區第二心音減弱或消失。

顯著的主動脈瓣關閉不全可出現周圍血管徵象：如水沖脈、毛細血管搏動、股動脈「槍擊」音，以及舒張壓降低和脈壓增寬等徵象。

4. 主動脈瓣狹窄

風濕性主動脈瓣狹窄，其中絕大多數同時合併主動脈瓣關閉不全或二尖瓣病變。輕度狹窄時多無臨床症狀，狹窄程度較重時，可有疲乏無力，活動後氣促、或呼吸困難、眩暈、昏厥及心絞痛、心律失常，或左心功能不全等症狀，甚至發生猝死。

主要體徵是胸骨右緣第二肋間可聽到響亮、粗糙的收縮期噴射性雜音，並向頸部、鎖骨下、胸骨左緣傳導，有時傳至心尖部。這是主動脈瓣狹窄最重要的體徵。常伴有收縮期震顫。主動脈瓣區第二心音減弱或消失。高度主動脈瓣狹窄時，收縮壓常降低，脈壓變小，脈搏細弱。

5. 聯合瓣膜病變

為兩個或兩個以上瓣膜同時受累，最常見的是二尖瓣狹窄合併主動脈瓣關閉不全。臨床表現為各瓣膜病變所引起的綜合症狀和體徵。一般以損害較嚴重的瓣膜病變表現較為突出，且臨床表現和體徵可相互影響。

【望耳診病要點】

①心穴區可見及點狀白色，邊緣則呈黯紅色改變；或呈丘疹樣黯紅色改變，且其邊緣界限常不很清晰。

②一般常可見及光澤。（圖9-1，彩圖35）

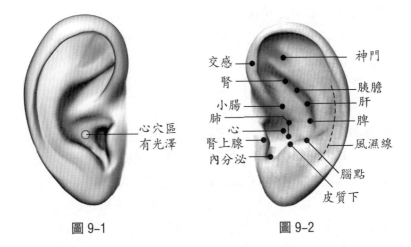

圖 9-1　　　　　　　　　　　　圖 9-2

【其他耳診法】

1. 耳穴染色診法

在心穴區常呈染色改變。

2. 耳廓觸壓診法或電探測診法

在心穴區可觸及或可探及敏感點。

【耳穴療法】（圖 9-2）

（1）主穴取心、小腸、腎上腺、皮質下、神門、內分泌穴；配穴取肺、脾、腎、肝穴。採用耳穴壓丸法、埋針法、耳針法、藥線點灸法、貼磁法等施治均可。初起治療時，手法宜輕，待患者適應後逐漸加重刺激，每次取單側，兩耳輪換交替使用。每日 1 次，10 次為 1 個療程。對於心肺淤阻型者，可配加肺穴，以通血脈、止咳喘；氣血兩虧型者，可配加肝、脾兩穴，以益氣養血；心腎陽虛型者，可配加腎穴，以溫補腎陽。

提示：①該病患者大多體質虛弱，針刺時宜輕緩，待

適應後再適當增大刺激量。

②患者應積極配合治療，切不可有急躁情緒，應保持心情平穩。

③應採用中、西醫綜合性治療，以提高臨床療效。

（2）取心、小腸、腎上腺、皮質下、神門、風濕線（風濕活動期時用）。採用壓丸法、埋針法、貼磁法、按摩法、耳針法、藥液注射法、梅花針、藥線點灸法等治療均可。起初治療時，手法宜輕，待患者適應後再逐漸加重刺激量，10次為1個療程。其中，針刺法、梅花針法、藥線灸法、藥液注射者可隔日治療1次。施行藥線灸法者，亦可配合體穴內關、間使、心俞、足三里穴治療。

（3）取心、交感、皮質下、神門、腎上腺、腦點穴，每次選4～6穴。採用毫針刺法，施以較強刺激，並予留針30～60分鐘。每次取單側耳穴，兩耳交替進行。亦可在針後加用貼壓藥籽，並囑患者每日自行按壓數次。10日為1個療程。筆者運用該法共治療風濕性心臟病患者9例，顯效7例，有效2例。顯效率達77.78%，經治患者全部獲效。

【調理】

（1）飲食宜清淡而富於營養，戒菸忌酒以及油膩、肥甘和刺激性食物。

（2）生活起居要有規律，房事要節制，工作、學習不疲勞過度。

（3）發作期間絕對要臥床休息，緩解期間可適當活動。居住之地應儘量避開潮濕、陰暗、不通風的環境。

（4）注意氣候變化，及時增減衣服，避免發生感冒。

第二節　慢性肺源性心臟病

【概述】

慢性肺源性心臟病，簡稱「肺心病」，是心血管系統較常見的一種疾病。係由於肺部、胸廓或肺動脈的慢性病變所引起的肺循環阻力增加，進而引起右心室肥厚，最後發展為右心衰竭的一種心臟病。由慢性肺功能不全所致者，尚可因缺氧和高碳酸血症影響了全身各部位重要器官，造成嚴重的功能衰竭，故本病是以肺、心功能障礙為主要表現的全身性疾病。在氣候寒冷的地區，本病的發病率較高。

引發本病的主要原因，是肺部的慢性阻塞性病變：如慢性氣管炎、支氣管炎，阻塞性肺氣腫，支氣管哮喘合併感染，且反覆發作；胸廓病變，如脊椎畸形、胸膜纖維化等；肺血管病變，如各種原因所致的肺動脈高壓等。

【症狀與體徵】

（1）有慢性氣管、支氣管炎，支氣管哮喘、支氣管擴張、慢性廣泛性肺結核、肺塵埃沈著病等支氣管及肺部阻塞性病變的症狀，如活動後氣短、乏力、心悸、心率增快、呼吸困難、發紺等進一步加重。還可見下肢明顯水腫，循環時間延長和腦功能紊亂所引起的譫妄、抽搐、反應遲鈍、昏迷等症狀。

（2）有阻塞性肺氣腫的體徵和（或）有嚴重的脊椎或胸廓畸形病變現象。

（3）有肺心病的體徵，如劍突下明顯增強的收縮期搏動或（和）三尖瓣區心音較心尖部明顯增強或出現收縮期

雜音，肺動脈瓣區第二心音亢進等。

【望耳診病要點】

在心、肺穴區常可見及黯紫色或紅色的斑點或斑塊（圖9-3，彩圖36）。

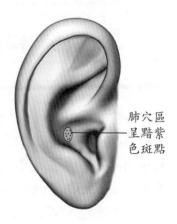

肺穴區
呈黯紫
色斑點

圖 9-3

【其他耳診法】

1. 耳穴染色診法

在心、肺穴區可見有染色改變。

2. 耳廓觸壓診法或電探測診法

在心、肺穴區可觸壓及或探及敏感點。

【耳穴療法】（圖9-4）

（1）取平喘、肺、下屏尖、神門、腦點等穴，每次選2～3穴。施以毫針刺法，採用強刺激手法行針，並予留針20～30分鐘，每隔1～2日施治1次。適用於治療各種類型的肺脹。

（2）取腦點、交感、肺、皮質下、腎等穴，每次選3～4穴。先施以耳穴毫針刺法，採用耳毫針持續捻轉數分鐘，待病情緩解後，再施以耳穴埋針法，每隔2～3日換埋1次。筆者運用該法共治療肺源性心臟病患者49例，所治患者均獲不同程度療效。

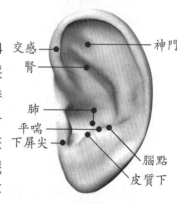

交感
腎
肺
平喘
下屏尖

神門
腦點
皮質下

圖 9-4

【調理】

（1）飲食宜清淡而富於營養，戒菸忌酒，不食辛辣、炙煿、濃茶、咖啡等刺激性食物。

（2）注意天氣變化，隨時增減衣物，以預防感冒。

（3）緩解期間，應適當開展醫療體育活動，如散步、打太極拳等，以增強身體素質，提高抗病能力，但不能過於疲勞。

第三節　病毒性心肌炎

【概述】

病毒性心肌炎，是由於病毒感染而引起心肌局灶性或彌漫性的炎性病變。臨床上，根據病情的不同性質，常分為急性、亞急性和慢性等多種類型。

自從抗生素廣泛應用於臨床以來，與溶血性鏈球菌感染有關的風濕性心肌炎已有明顯減少，而由病毒所引起的心肌炎，則相對比以往有所增多。

目前認為，多種病毒可以引起心肌炎，如柯薩奇病毒、流行性感冒病毒、埃可病毒、水痘病毒、腮腺炎病毒、傳染性單核細胞增多症病毒（EB 病毒）、脊髓灰質炎病毒等。且以可引起腸道與呼吸道感染的各種病毒最為多見，其中又以柯薩奇病毒引起者最多，並以柯薩奇 B 病毒感染最為常見。

【症狀與體徵】

1. 病史與常見症狀

常有上呼吸道感染病史，可出現持續性和間歇性發熱。

2. 一般症狀

心悸、氣急、呼吸困難、噁心、心前區隱痛、胸悶、頭暈、昏厥、水腫、乏力以及心力衰竭，甚至心源性休克等表現。

3. 體徵

心臟暫時性擴大，可出現奔馬律、交替脈等。心尖區第一心音減弱，甚或分裂。心尖區可聞及收縮期吹風樣雜音，或心尖區舒張期雜音。並可出現異位心律，最常見的為期前收縮、室上性或室性心動過速，以及不同程度的房室傳導阻滯。嚴重時，也可出現心房撲動、心房顫動和心室顫動等。

【望耳診病要點】

心穴區可見及脫屑或粟米粒樣大小的結節（彩圖37）。

【其他耳診法】

1. 耳穴捫診法

在心穴區可捫及小結節。

2. 耳穴染色診法

在心穴區可見及染色改變。

3. 耳廓觸壓診法或電探測診法

在心穴區可觸壓及或探及敏感點。

【耳穴療法】（圖9-5）

（1）主穴取心、交感、

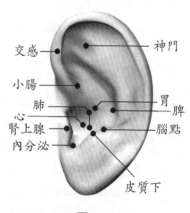

圖9-5

皮質下、內分泌穴；配穴取小腸、神門、脾、肺、胃穴。採用耳針法、埋針法或耳穴壓丸法治療均可。耳針時，每次取 3～5 穴，施以中等度刺激，並予留針 30～60 分鐘。痺證入心者，可配加神門穴以鎮靜、鎮痛。氣陰兩虛者，可配加脾、肺穴，以益氣養陰。陽虛欲脫者，可配加脾、腎兩穴以回陽固脫。

　　提示：耳穴療法只作為輔助療法，臨床具體應用時，應採用中、西醫綜合療法作綜合性治療。

　　（2）取心、皮質下、交感、神門、腎上腺、腦點、小腸穴，每次選 4～6 穴。每次取單側耳穴，兩耳交替進行。採用毫針刺法，施以輕刺激，並予留針 30 分鐘，每日或隔日施治 1 次。亦可採用王不留行籽粘貼耳穴，並囑患者每日自行按壓數次，每次每穴 3～5 分鐘，10 次為 1 個療程。筆者運用該法共治療病毒性心肌炎患者 17 例，臨床治癒 9 例，顯效 4 例，有效 1 例，無效 3 例。治癒率達 52.94%，治癒、顯效率達 76.47%，總有效率達 82.35%。

【調理】

　　（1）飲食宜清淡而富於營養，戒菸忌酒，不食辛辣、炙煿、濃茶、咖啡等刺激性食物。

　　（2）注意天氣變化，隨時增減衣物，以預防感冒。

　　（3）病的早期應注意臥床休息，以有利於控制病情和促進痊癒。

　　（4）恢復期或慢性期期間，可適當開展醫療體育鍛鍊活動，如散步、打太極拳等，以增強身體素質，提高抗病能力，但不能過於疲勞。

第四節　冠狀動脈硬化性心臟病（附：隱性冠心病）

　　冠狀動脈硬化性心臟病，簡稱「冠心病」。過去曾稱本病為「冠狀動脈性心臟病」、「冠狀動脈粥樣硬化性心臟病」或「缺血性心臟病」。是臨床常見病、多發病，亦是心血管系統的常見疾病之一，又是中老年人群的常見疾病。發病的重要因素為脂質代謝失調和動脈壁損壞，易患因素包括高血脂症、原發性高血壓、糖尿病、吸菸、酗酒、腦力勞動、情緒緊張並缺乏體力勞動和遺傳因素等。

　　1979 年，世界衛生組織將冠心病分為心絞痛、心肌梗死、心力衰竭、心律失常、心臟驟停等 5 種。

一、心絞痛

【概述】

　　心絞痛是冠狀動脈發生硬化、狹窄和（或）痙攣，心肌發生急劇而短暫的缺血、缺氧而引起的臨床綜合徵。是冠心病中最為常見的一種類型。

【症狀與體徵】

1. 疼痛發生的部位

　　典型的部位為胸骨上、中段，胸骨後，有時可波及心前區，可放射至左肩、左上肢前內側，甚至達無名指和小指。

2. 疼痛的性質

　　劇烈絞痛，呈壓榨感、憋悶感或窒息感，疼痛時迫使

患者停止一切活動，疼痛嚴重時有瀕死的恐懼感，有時伴出汗、肢冷、面色蒼白、發紺等症狀。

3. 疼痛的持續時間

疼痛的持續時間一般多為 1～5 分鐘，很少超過 15 分鐘，經休息後可逐漸得到緩解。

4. 心絞痛發作患者，可能出現暫時性血壓升高、竇性心動過速、心尖區第四心音或心前區收縮期雜音等體徵。

【望耳診病要點】

（1）心穴區血管形態常見及海星狀，弧狀、環狀、條段狀、點狀、片狀及蝌蚪狀，其顏色常見及紅色、黯紅色、黯灰色等（圖 9-6，圖 9-7，彩圖 38）。

（2）耳垂部可見及明顯而清晰的耳褶徵（又稱冠心溝、皺褶紋，見彩圖 39）。

（3）心穴區並常可見及陽性反應。其陽性反應常呈圓形、半圓形，或點狀、條狀紅暈，邊緣清晰或不清晰（圖 9-8）。

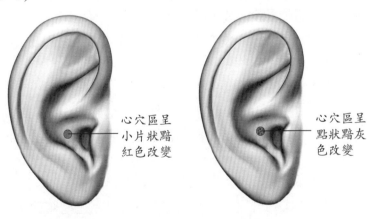

心穴區呈
小片狀黯
紅色改變

心穴區呈
點狀黯灰
色改變

圖 9-6　　　　　　　圖 9-7

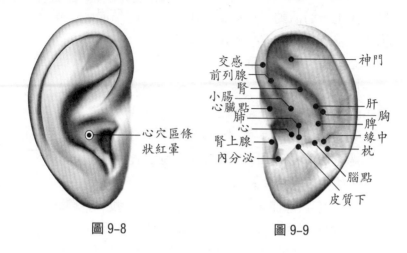

心穴區條狀紅暈

圖 9-8

交感
前列腺
腎
小腸
心臟點
肺
心
腎上腺
內分泌

神門
肝
脾
胸
緣中
枕
腦點
皮質下

圖 9-9

【其他耳診法】

1.耳穴捫診法

可在心穴區觸及稍有隆起的感覺，質地較軟。

2. 耳穴染色診法

在心、小腸穴區，可見有小點狀或小片狀染色。

3. 耳廓觸壓診法或電探測診法

可在心、小腸、皮質下或內分泌等穴區，觸壓及或探及敏感點。

【耳穴療法】（圖 9-9）

（1）主穴取心、小腸、皮質下、交感穴；配穴取神門、脾、肝、腎、胸、腎上腺穴。採用耳穴針刺法治療時，每次取 2～4 穴，施以中等度刺激，並予留針 30 分鐘。亦可採用耳穴埋針法或耳穴壓丸法治療。

提示：①耳針冠心病心絞痛在改善症狀上有幫助，但對心電圖改變不顯著，治療時間一般較長。

②耳針治療對晚期有心肌病變者療效欠佳。

（2）主穴取心、交感、小腸、皮質下、胸、緣中、枕、降壓溝穴。臨證配穴：心絞痛者，配加神門、內分泌穴；失眠者，配加神門、緣中穴；心律失常者，配加心臟點；頭暈者，配加肝、枕、緣中穴；合併高血脂症者，配加內分泌、肝、肺、脾穴；合併心功能不全者，配加心、腎穴；合併高血壓症者，配加角窩上、降壓溝穴。每次選主穴 2～3 穴，配穴 2～3 穴。

在心絞痛發作期間以耳針、電針治療為主，每日或隔日治療 1 次，每次留針約 60 分鐘；平常以壓丸法、埋針法為主，耳穴藥液注射法、貼磁法等治療也較為適宜，刺激不宜過強。10 次為 1 個療程。對於病情嚴重者，宜配合中西藥物及其他特色療法共同進行。

（3）取心、交感、皮質下、神門、腎上腺、腦點穴，每次選 4～6 穴。採用毫針刺法，施以較強刺激，並予留針 30～60 分鐘。每次取單側耳穴，兩耳交替進行。亦可在針後加用藥籽貼壓法。貼壓後，並囑患者每日自行按壓數次。每日或隔日治療 1 次，10 次為 1 個療程。

（4）取心、冠狀動脈後（三角窩內側和耳輪腳末端）、小腸、前列腺後等穴區，採用王不留行籽置於菱形膠布上，再貼壓於上述耳穴，並囑患者每日自行按壓 4 次，每次按壓 10 下，5 日更換耳穴 1 次。尉遲靜運用該法共治療冠心病患者 23 例，經 5 次治療後，症狀消失、心電圖恢復正常者 7 例；經治療 10 次後，症狀消失、心電圖恢復正常者 16 例，經治患者全部獲效。

二、心肌梗塞

【概述】

心肌梗塞是由於冠狀動脈閉塞，血流中斷，使部分心肌因嚴重的持久性缺血而發生局部壞死所致。心肌梗塞絕大部分係由冠狀動脈硬化所引起；少數見於梅毒性主動脈炎累及冠狀動脈開口，結締組織疾病（風濕性疾病）或冠狀動脈栓塞所引起。

【症狀與體徵】

（1）典型患者首先出現的症狀是疼痛，其部位、性質與心絞痛相似，但常無明顯誘因，其程度更為劇烈，患者呈現恐懼表現，煩躁不安，大量出汗，有瀕死感，持續數小時或長達數日，經休息或含服硝酸甘油不能緩解。

（2）不少患者發病前可出現心肌梗塞的先兆症狀，主要表現為心絞痛頻繁發作或程度加重。

（3）嚴重者可出現心源性休克、心律失常和心力衰竭等危重症狀，且以心律失常最為多見，表現為室性期前收縮、室性心動過速或房顫、房室傳導阻滯等表現，是早期致死的主要原因。

（4）並可伴有噁心、嘔吐，上腹部脹痛等胃腸道症狀。多數患者於發病第 3 日起發熱，體溫在 38℃ 左右，持續約 1 週時間。

（5）主要體徵為心率增快或減慢，心尖區第一心音減弱，有舒張期奔馬律，並可出現各種心律失常。半數以上的患者心濁音界擴大，部分患者於發病 2～3 日可聽到心包摩擦音。

【望耳診病要點】

（1）急性發作期患者，心穴區常可見及點狀或小片狀充血或紅暈（圖9-10）。

（2）緩解期患者，心穴區常可見及點狀或小片狀黯紅色或棕褐色（彩圖40）。

（3）幾乎所有患者，耳垂部耳褶徵（又稱冠心溝、皺褶紋）清晰而明顯（彩圖41）。

（4）心穴區可見及陽性反應物，陽性反應物常呈圓形、半圓形或條狀紅暈，邊緣清晰或不清晰（圖9-8）。

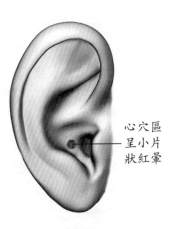

心穴區呈小片狀紅暈

圖9-10

【其他耳診法】

1. 耳穴捫診法

可在心穴區觸及稍有隆起的感覺，質地較軟。

2. 耳穴染色診法

心、小腸穴區，可見有小點狀或小片狀染色。

3. 耳廓觸壓診法或電探測診法

可在心、小腸、皮質下或內分泌等穴區，觸壓及或探及敏感點。

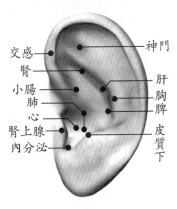

交感　神門
腎　　肝
小腸　胸
肺　　脾
心　　皮質下
腎上腺
內分泌

圖9-11

【耳穴療法】（圖9-11）

（1）主穴取心、小腸、皮質下、交感穴；配穴取神

門、脾、肝、腎、胸、腎上腺穴。採用針刺法時，每次取2～4穴，施以中等度刺激，並予留針30分鐘。亦可採用耳穴埋針法或耳穴壓丸法。

（2）主穴取心、交感、小腸穴；配穴取神門、內分泌、皮質下、肺穴。

①耳穴毫針法：主穴均取，配穴選1～3穴。先用耳穴探測儀或細棒探尋敏感點，然後對準敏感點進針，施以捻轉手法，待有針感後予以留針20～30分鐘。每日1次，10次為1個療程。該法適用於當症狀發作時使用。

②耳穴壓丸法：每次主、配穴均取，對準敏感點壓丸。採用點壓手法，每3日治療1次。每次取單側耳穴，兩耳交替使用，7次為1個療程。貼丸後，囑患者每日自行按壓耳穴3～4次。該法適用於緩解期使用。

【調理】

（1）飲食宜清淡，多進食富含維生素C的食物，以低脂、低鹽、低膽固醇軟食為原則。不暴飲暴食，禁菸忌酒，不食炙煿、肥甘和濃茶、咖啡等一切刺激性食物。

（2）生活起居要有規律，做到勞逸結合，不疲勞過度。

（3）保持穩定情緒，避免情緒波動。

（4）心肌梗塞的患者應絕對臥床休息，並予中、西藥及綜合療法共同治療。

（5）積極治療原發性高血壓、高血脂症、肥胖症和糖尿病等。

附：隱性冠心病

【概述】

冠心病若無臨床症狀與體徵，但有心肌缺血的心電圖改變，且其心肌無組織形態改變的，就稱為「隱性冠心病」。

【望耳診病要點】

耳垂部耳褶徵（皺褶紋）不見明顯，但隱約可見；或見紋路上下不相溝通，稱為隱心溝。（彩圖 42，彩圖 43）

【其他耳診法】

1. 耳穴染色診法

在心穴區或可見及染色改變。

2. 耳廓觸壓診法或電探測診法

可在心穴區，觸壓及或探及敏感點。

【耳穴療法】（圖 9-12）

取心、交感、小腸、神門、內分泌、皮質下等穴，每次選 3～4 穴。施以耳穴貼壓法，採用王不留行籽粘貼耳穴，並囑患者每日自行按壓 4～6 次，每次每穴按壓 3～5 分鐘，一直按壓至患者出現酸痛感覺且能耐受為度。每隔 2～3 日更換 1 次，10 日為 1 個療程，療程間相隔 3～5 日，一般連用 2～3 個療程。筆者運用該法共治療隱性冠心病患者 48 例，臨床治癒 25

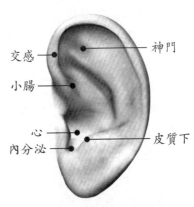

圖 9-12

例，顯效 10 例，有效 13 例。治癒率達 52.08%，治癒、顯效率達 72.92%，經治患者全部獲效。

第五節　心律失常

【概述】

正常、健康人的心臟是按照一定的頻率和節律進行有節奏地跳動的。當心臟因受到生理或病理等多種因素的影響，發生了心臟衝動的形成或衝動的傳導發生障礙，而引起心臟的頻率或節律異常改變時，就稱為心律失常。常分心動過速、心動過緩、心跳暫停等三種。

【症狀與體徵】

一、竇性心律失常

1. 竇性心動過速

竇性心律頻率超過每分鐘 100 次（成人），稱為竇性心律失常。表現為心悸、不安，心尖搏動增強，心音響亮。

2. 竇性心動過緩

竇性心律頻率低於每分鐘 60 次（成人），稱為竇性心動過緩。表現為心率過慢，可引起頭昏、無力、胸悶、甚至昏厥。嚴重時也可誘發心力衰竭、心絞痛、低血壓症等病症。

3. 竇性心律不整

竇性心律有著顯著的快慢不規則性的，稱為竇性心律不整。一般情況下患者可無任何症狀與體徵出現。

二、期前收縮

由於心臟異位起搏點提前發出衝動，從而引起心臟提前發生搏動的，稱為期前收縮。

（1）心悸或心跳暫停感。

（2）頻發的期前收縮可出現頭暈、胸悶，使原有的心絞痛或心力衰竭症狀加重。

（3）聽診時，可發現在正常的心搏後提前出現的期前收縮，其後可有一間歇期。

（4）橈動脈觸診時，期前收縮的脈搏較弱或無法捫及，形成漏脈。

三、陣發性心動過速

陣發性心動過速是一種突然發生、突然中止的快速而整齊的心律。心臟速率一般為每分鐘 160～200 次。可分為房性、房室交接區性、室性心動過速三類。若前兩者尚不能辨別時，可統稱這室上性心動過速。

（1）突然發生和突然中止的快速整齊的心律，持續時間長短不一。

（2）發作時，有心悸、胸悶、心前區不適、噁心、嘔吐症狀。

（3）原有心臟病者可出現心絞痛、心力衰竭、血壓下降、休克，甚至發生心源性昏厥。

（4）室性者，其症狀較室上性者嚴重，少數可發展為心室顫動。

（5）體檢除心率加速外，室上性心動過速時心律規

則，第一心音強度不變；室性心動過速時心律稍不規則，第一心音強度不等。

四、心房纖維顫動

是由於心房內的異位起搏點極快而不規則地發出衝動而引起的，每分鐘可達 350～600 次，但心室只能接受一部分由心房傳下的衝動，心室率常在 110～160 次 / 分鐘，節律不規則。

（1）發作時，有心悸、胸悶、驚慌、氣急、乏力等症狀，但如心室率不快且無器質性心臟病的患者可能無明顯症狀。

（2）聽診時，心律不規則，即快慢不一，心音強弱不等且伴有脈搏短促表現。在未經藥物治療前，心率常較快，每分鐘常在 120～180 次之間。

五、房室傳導阻滯

房室傳導阻滯，是指衝動在房室傳導過程中受到阻滯而言。

（1）Ⅰ度房室傳導阻滯者，一般臨床常無症狀。聽診時，心尖部第一心音較低。

（2）Ⅱ度房室傳導阻滯者，常有頭暈、昏厥、疲乏無力等症狀，嚴重者，有抽搐和心功能不全表現。聽診時心律可規則或不規則。

（3）Ⅲ度房室傳導阻滯時，心率較慢，但規則，通常在每分鐘 50 次以下，可有頭暈、胸悶、疲乏無力，活動時氣促，嚴重者可出現心源性昏厥或心力衰竭。

【望耳診病要點】

1. 竇性心動過速

在一般情況下，心穴區或耳垂部常可見及呈龜裂狀改變（彩圖 44，圖 9-13）。當症狀發作時，則多見及黯紅色改變。

2. 竇性心動過緩

在心穴區常可見及環形皺褶（圖 9-14）。

3. 心穴區多見及陽性反應

其陽性反應多呈圓形皺褶，內有小點狀或小片狀白色反應；亦有部分患者，可見陽性反應呈凹陷或皺褶（彩圖 45）。

【其他耳診法】

1. 耳穴捫診法

可在心區捫觸及片狀隆起，且質地稍見發硬；或捫觸時，稍見有凹陷或不平。

2. 耳穴染色診法

可在心穴區見有點狀染色改變。

3. 耳廓觸壓診法或電探測法

可在心、皮質下、小腸，或神門、交感、枕等穴區，觸壓及或探及 1 或 2 個或多個敏感點。

【耳穴療法】（圖 9-15）

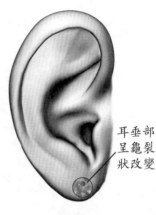

耳垂部呈龜裂狀改變

圖 9-13

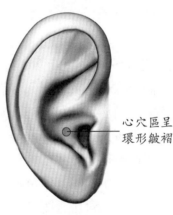

心穴區呈環形皺褶

圖 9-14

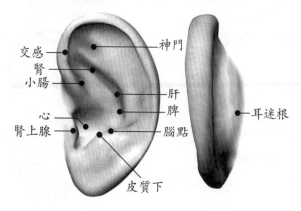

交感
腎
小腸
心
腎上腺

神門
肝
脾
腦點

皮質下

耳迷根

圖 9-15

（1）主穴取心、小腸、皮質下穴；配穴取神門、肝、腎、脾穴。採用毫針刺法、耳穴壓丸法、埋針法、耳穴藥液注射法治療均可。針刺時用輕刺激，留針時間宜稍長，在 30～60 分鐘範圍。每日 1 次，5～10 次為 1 個療程。隨證配穴：對於邪毒入侵者，可配加神門穴，以鎮靜安神；氣滯血淤者，可配加肝穴，以行氣活血；心陽不振者，可配加腎穴，以補腎壯陽；氣血兩虛者，可配加脾、腎穴，以健脾補腎，養血益氣。

提示：①耳穴療法對某些心律失常的患者有一定的緩解作用。對功能性心律失常，其療效較佳。

②針刺心穴要準確，對心動過速、房顫患者，刺激手法要強一些，適當給予捻轉 30～60 秒鐘。

③對心臟有器質性病變的患者，應結合中、西藥共同治療。

（2）取心、交感、小腸、心臟點、神門、皮質下、腎、耳迷根穴。每次選上述耳穴敏感點 3～5 穴。採用壓豆

法、埋針法、藥線灸法、耳針法、藥液注射法治療均可。施以耳穴針刺法時，用輕刺激，留針時間宜稍長，可在30～60分鐘範圍以內。每日1次，5～10次為1個療程。

（3）取心、皮質下、交感、神門、腎上腺、腦點穴，每次選4～6穴。採用毫針刺法，施以輕刺激手法，並予留針30分鐘。每次取單側耳穴，兩耳交替進行。亦可採用王不留行籽貼壓耳穴，並囑患者每日自行按壓數次，10次為1個療程。

（4）取心、神門、交感穴。先用探針找準耳穴敏感點，然後將30號0.5寸毫針刺入，深度以穿透耳軟骨為度，並予留針30分鐘。留針期間，每隔10分鐘行針1次，施以中等度刺激。隔日施治1次，7次為1個療程。渠敬文運用該法共治療陣發性室上性心動過速患者18例，經1～2個療程治療後，經治患者獲癒。

（5）取心、交感穴，每次取單側耳穴，雙耳交替進行。採用王不留行籽貼壓上述耳穴。每週更換2次。何臣剛運用該法曾治療吞嚥性陣發性心動過速患者1例，經1個月治療後獲癒。

【調理】

（1）飲食宜清淡而富於營養，以高蛋白飲食為主，輔以新鮮蔬菜、時鮮瓜果等。忌食生冷、肥甘、辛辣以及濃茶、咖啡等刺激性食物；戒菸禁酒。

（2）生活要有規律，做到起居有常，睡眠充足，勞逸結合，不過於疲勞。

（3）保持情緒穩定，精神樂觀，避免情緒波動，精神緊張，以減少發作次數。

第六節　腦血栓形成

【概述】

腦血栓形成，是指在腦動脈的顱內、外段動脈管壁病變，尤其是動脈粥樣硬化的基礎上，發生血液的有形成分凝聚，致使動脈管腔明顯狹窄或閉塞，引起相應部位的腦部發生梗塞，從而引起一系列的臨床症狀。

腦動脈粥樣硬化是引起本病的最常見病因，其次是各種腦動脈炎，包括結核性、化膿性、鉤端螺旋體病、紅斑狼瘡、結節性動脈周圍炎、血栓閉塞性脈管炎、大動脈炎及其他非特異性腦動脈炎等。少見的病因有頸部動脈的直接外傷、先天性動脈狹窄以及真性紅細胞增多症等疾病。血壓降低和血液凝固性增高（如分娩後）等，亦為誘發本病的因素之一。

【症狀與體徵】

1. 頸內動脈血栓形成

出現對側中樞性、痙攣性偏癱，感覺異常，同側偏盲或失明。左側病變時，可有失語、失讀、吞嚥困難等。

2. 椎–基動脈血栓形成

出現眩暈、耳鳴、耳聾、噁心、嘔吐、共濟失調、視力障礙、交叉性偏癱、發音不清、吞嚥困難等。

3. 頸–椎動脈聯合型血栓形成

可先或後或同時出現上述兩種類型的症狀和體徵。

【望耳診病要點】

（1）耳垂部可見及耳褶徵（皺褶紋）（彩圖46）。

（2）皮質下穴區膚色可見呈黯灰色，且無光澤（圖 9-16）。

（3）陽性反應主要出現在皮質下、緣中、枕等穴區，可見及點、片狀充血或紅暈（彩圖 47，圖 9-17）。

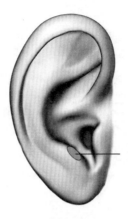

皮質下穴區呈黯灰色改變，且無光澤

圖 9-16

【其他耳診法】

1. 耳穴捫診法

可在肝、脾穴區觸及不很明顯的圓形凸出，質地較軟。

2. 耳穴染色診法

可在皮質下、肝、脾穴區見有點狀或小片狀染色反應。

3. 耳廓觸壓診法或電探測法

可在皮質下、緣中、肝、腎、脾穴區及相應部位，觸壓及或探及敏感點。

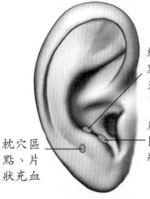

緣中穴區點、片狀充血

皮質下穴區點，片狀充血

枕穴區點、片狀充血

圖 9-17

【耳穴療法】（圖 9-18）

（1）治療腦血管意外後遺症。主穴取皮質下、緣中、肝、腎、脾穴。隨證配穴：肩部肌群癱瘓者，配加三焦、大腸、肺穴；失語者，配加心穴；吞嚥困難者，配加口、

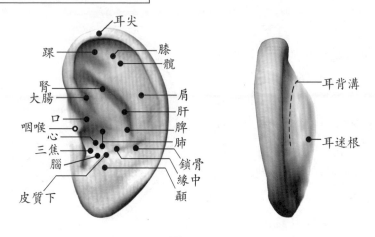

圖 9-18

咽喉、耳迷根穴；上肢癱瘓者，配加鎖骨透肩穴；下肢癱瘓者，配加髖、膝、踝穴；股四頭肌癱瘓者，配加胃穴。

①耳穴壓丸法：先貼壓患側或對側患肢相應部位的敏感點。用順時針旋轉按壓補法，使之得氣，並囑患者用意念配合醫者行手法，使氣至病所，再按壓皮質下、緣中、肝、脾等穴，再根據不同症狀選用配穴。力爭每穴都能出現感傳，最好獲得氣至病所的效果。囑患者如法每日按壓耳穴 3～5 次，隔日或隔 2 日貼壓另一側耳穴。20 次為 1 個療程，療程間相隔 10 日。

②耳穴毫針法：先在患側或對側耳廓的癱瘓肢體相應穴區尋找敏感點，用毫針針刺敏感點，行針使「氣至病所」，並針刺皮質下、緣中、肝、脾等耳穴，再根據病變的不同部位選加配穴。用直刺或透刺法，強刺激捻轉提插，採用瀉的手法，並予留針 30～60 分鐘。每日 1 次，20 次為 1 個療程，療程間相隔 10 日。

③耳穴電刺激法：每次選主穴4穴，配穴1或2穴。在敏感點進針後，在針柄上接上電針治療儀的輸出導線，負極接在相應部位或主穴，正極接在配穴上，用疏密波，每次通電治療30～60分鐘。每日治療1次。每次取單側耳穴（先治療患側），兩耳輪換交替使用。10次為1個療程，療程間相隔10日。

④耳穴放血法：主要用於血壓高的患者。取耳尖、耳背溝、肝穴。先按摩耳廓使之充血，然後用三棱針在所選的耳穴上做點刺放血，每穴放血5～10滴（視血壓高低而定），待5～7日後改換另一側耳穴治療，7次為1個療程。耳穴療法治療本病，治療宜儘早進行，當病情穩定後就可抓緊進行，治療時間越早，其療效就越好。

（2）治療腦血管疾病。取肢體相應區、肝、心、腦、顳、皮質下穴，每次選3～4穴。急性期採用毫針刺法，施以中、重度刺激，並可加用電針療法，每日治療1次，或取耳尖穴做點刺放血；中經絡或後遺症期，可採用王不留行籽貼壓上述耳穴。隔日治療1次，20次為1個療程。

【調理】

（1）飲食宜清淡而富於營養，不進食炙煿、肥甘、辛辣以及濃茶、咖啡等刺激性食物，以低脂、低鹽、低膽固醇飲食為主。

（2）治療期間應輔以功能鍛鍊，在不能主動活動時，需做被動運動，待略能活動時，即以主動活動為主，配合被動活動，以促使肢體儘早恢復。

（3）癱瘓期間應定時翻身，以預防褥瘡。

（4）對語言障礙的患者，應做講話鍛鍊。

第七節　腦　出　血

【概述】

腦出血，通常是指非外傷性腦實質內動脈破裂出血而言。其出血部位多數發生於大腦半球內（約占 80%），少數原發於腦幹和小腦內（約占 20%），是病死率最高的疾病之一。

引起本病最常見的病因是高血壓和動脈硬化，占 70%～80%，其次為腦動脈瘤、腦血管畸形、腦瘤等疾病。大部分患者是在情緒激動、暴力等因素造成血壓驟升而發病。

【症狀與體徵】

1. 前驅期症狀

頭痛、頭暈、暈厥、嗜睡，一過性感覺和運動障礙。

2. 急性期症狀

起病急驟，大多在一至數小時內，病情發展至高峰，常在數分鐘內進入昏迷狀態，可有嘔吐（嚴重時，可嘔吐出咖啡色物），大、小便失禁等。

3. 局灶性體徵

①內囊出血：對側偏癱、偏盲，偏身感覺障礙。②腦橋出血：很快進入昏迷狀態，可有發熱以及呼吸不規則，瞳孔極度縮小，多有雙側肢體出現癱瘓。③小腦出血：後枕部疼痛劇烈，眩暈，嘔吐，步態不穩，共濟失調，眼球震顫，漸進性意識障礙。④中腦出血：一側腦部出血，出現交叉性癱瘓；兩側腦部同時出血，即可出現四肢癱瘓表現。

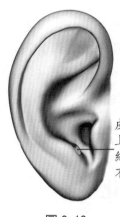

皮質下穴區
上 1/3 處呈
紅斑，界限
不清晰

圖 9-19

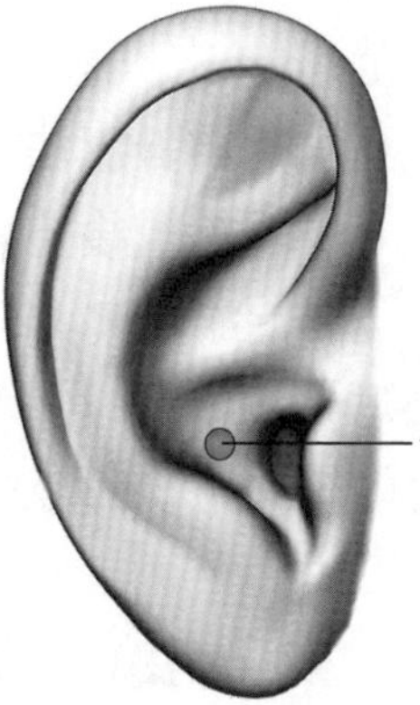

心穴區呈
環形皺褶
有光澤

圖 9-20

【望耳診病要點】

（1）耳垂部可見及耳褶徵（皺褶紋）（彩圖 48）。

（2）在腦點、腦幹穴區，皮質下穴區上 1/3 處，可見及紅點或紅斑，且界限不很清晰（彩圖 49，圖 9-19）。

（3）在心穴區可見及環形皺褶紋，並可見及光澤（圖 9-20）。

【其他耳診法】

1. 耳穴染色診法

在心、腦點、腦幹、皮質下等穴區可見及染色改變。

2. 耳廓觸診法及電探測診法

可在心、腦點、腦幹、皮質下等穴區，觸壓及或探及敏感點。

【耳穴療法】（圖 9-21）

治療腦血管疾病。取肢體相應區、肝、心、腦點、顳、皮質下

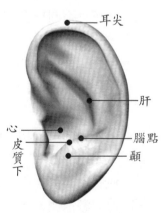

耳尖

肝

腦點
顳

心
皮質下

圖 9-21

穴,每次選 3～4 穴。急性期採用毫針刺法,施以中、重度刺激,並可加用電針療法,每日治療 1 次,或取耳尖穴做點刺放血;中經絡或後遺症期,可採用王不留行籽貼壓上述耳穴。隔日治療 1 次,20 次為 1 個療程。

【調理】

具體內容詳見本章第六節「腦血栓形成」。

第八節　腦動脈硬化症

【概述】

腦動脈硬化症是由於脂質沉積於腦動脈內壁,以致腦動脈發生粥樣硬化、小動脈硬化、微小動脈玻璃樣變等腦動脈變性病變,由此導致慢性、進行性腦缺血、缺氧,表現為腦功能障礙、精神障礙和局灶性損害等慢性腦病綜合徵。

本病的確切病因目前尚未完全明瞭,但可以肯定與糖尿病、高血脂症和原發性高血壓等疾病有關,多數患者腦組織存在有不同程度的萎縮表現,整個腦重量減輕,腦回變小,腦溝增寬,尤以額葉、顳葉為甚。大約 70%的腦中風患者存在有腦動脈硬化症。

【症狀與體徵】

1. 早期

主要表現為腦功能障礙和精神障礙,多數患者有頭昏腦脹、頭痛、眩暈、倦怠乏力、嗜睡、精神萎靡不振或抑鬱等症狀,易見激動,失眠、多夢、記憶力減退,尤以近事記憶力減退明顯,注意力不集中,情緒不穩定,思維遲鈍,理解力以及綜合分析能力較差,工作能力下降,言語不

清，吞嚥困難，動作遲緩，肢體麻木，行走時緩慢搖擺等。

2. 後期

表現為局灶性或彌漫性損害，如癡呆、肢體震顫或中風或癲癇發作等。

【望耳診病要點】

（1）心穴區可見及環狀皺褶紋（彩圖50）。

（2）耳垂部可見及耳褶徵（皺褶紋）（圖9-22）。

【其他耳診法】

1. 耳穴染色診法

在心穴區可見及染色改變。

2. 耳廓觸診法及電探測診法

可在心穴區觸壓及或探及敏感點。

【耳穴療法】（圖9-23）

（1）治療眩暈症。主穴取內耳、額、枕、腦點、神門、交感、腎等穴。配穴，實證者，配加肝、心、皮質下

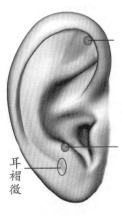

內生殖器穴區呈紅狀紅暈，沒有光澤

對屏尖穴區呈點狀紅暈，沒有光澤

耳褶徵

圖 9-22

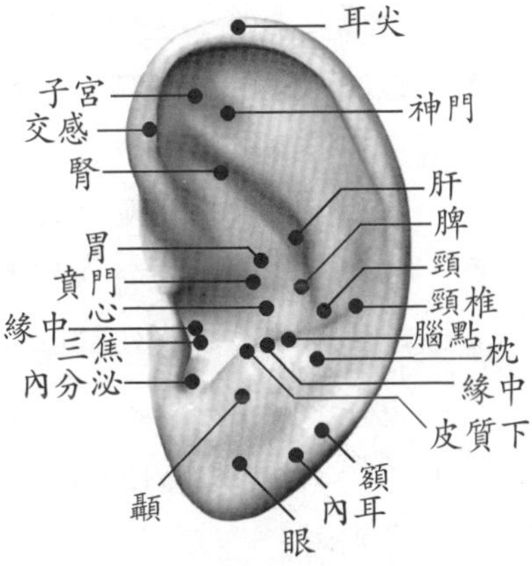

耳尖
子宮　　神門
交感
腎　　　肝
　　　　脾
胃　　　頸
賁門　　頸椎
心　　　腦點
緣中　　枕
三焦　　緣中
內分泌　皮質下
　　　　額
顳　　　內耳
　　　眼

圖 9-23

穴；虛證者，配加脾、胃、內分泌等穴。施以耳穴貼壓法，採用王不留行籽貼壓上述所選耳穴。隔日施治1次，5次為1個療程。

（2）治療眩暈症。主穴取內耳、額、枕、腦點、神門、交感穴。隨證配穴：肝陽上亢型者，配加心、肝、腎、三焦穴；氣血虧虛型者，配加脾、胃、腎穴；腎精不足型者，配加腎、子宮（或睾丸）、內分泌穴；痰濁內蘊型者，配加肺、脾、腎、皮質下穴；淤血阻絡型者，配加腦幹、腎、內分泌、皮質下穴。施以耳穴貼壓法，採用王不留行籽貼壓上述耳穴。隔日施治1次，3次為1個療程。蔣運祥運用該法共治療眩暈症患者47例，臨床治癒19例，顯效14例，進步11例，無效3例。治癒率為40.43%，治癒、顯效率達70.21%，總有效率達93.62%。

（3）治療眩暈症。主穴取皮質下、枕、顳、額、緣中、交感、神門穴。隨證配穴：神經衰弱者，配加垂前（神經衰弱點）、心、腎穴；頭痛者，配加頭痛1、2、3（位於耳背上緣、三角窩對應處）、耳尖穴；原發性高血壓者，配加降壓溝、肝穴；血壓低者，配加升壓溝、脾穴；伴心慌、心悸者，配加心穴；伴噁心、嘔吐者，配加胃、賁門穴；伴視物昏花者，配加眼、肝穴；伴腰酸耳鳴者，配加內耳、腎穴；伴頸椎骨質增生者，配加頸椎、頸穴。施以耳穴貼壓法，採用王不留行籽貼壓上述耳穴。候愛萍運用該法共治療眩暈症患者317例，臨床治癒238例，好轉62例，無效17例。治癒率達75.08%，總有效率達94.64%。

【調理】

（1）飲食宜清淡而富於營養，不進食炙煿、肥甘以及

辛辣、濃茶、咖啡等刺激性食物，以低脂、低鹽、低膽固醇飲食為主。

（2）保持穩定情緒，精神不緊張，情緒不波動，樂觀向上。

（3）生活有規律，起居有常，做到勞逸結合，不過於疲勞。

（4）積極開展醫療體育活動，如慢跑、散步、打太極拳等。

第九節　冠狀動脈供血不足

【概述】

冠狀動脈是一條供應心臟本身血液的動脈，是心臟取得各種營養物質、氧和能量的唯一通道。冠狀動脈的血液循環過程，一方面為心臟帶來了營養物質、氧氣以及能量，另一方面又能將心肌代謝所產生的乳酸等廢物運走。所以說，冠脈循環是維持心臟正常功能的根本保證。當各種原因引起冠狀動脈出現痙攣或狹窄，甚至阻塞時，則可導致冠狀動脈供血不足的發生。

【望耳診病要點】

（1）耳垂部可見及耳褶徵（皺褶紋、冠心溝）。

（2）心穴區可見及環狀皺褶紋。

（3）心穴區可見及細小擴張的小血管（彩圖51）。

【其他耳診法】

1. 耳穴染色診法

可在心穴區見及染色改變。

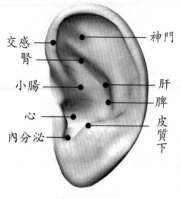

交感
腎
小腸
心
內分泌

神門
肝
脾
皮質下

圖 9-24

2.耳穴觸診法及電探測診法

可在心穴區，觸及或探測敏感點。

【耳穴療法】（圖 9-24）

取心、肝、小腸、神門、交感、皮質下、脾、腎、內分泌等穴，每次選 3～4 穴。施以耳穴貼壓法，採用王不留行籽粘貼耳穴。並囑患者每日自行按壓 4～6 次，每次按壓 3～5 分鐘，按壓至患者出現酸痛並能耐受為度。每次取單側耳穴，雙耳交替進行。每隔 2～3 日更換 1 次，10 日為 1 個療程，療程間相隔 3～5 日，一般治療 2～3 個療程。筆者運用該法共治療冠狀動脈供血不足患者 25 例，臨床治癒 15 例，顯效 5 例，有效 5 例。治癒率達 60%，治癒、顯效率達 66.67%，總有效率達 100%。

【調理】

具體內容詳見第八節「腦動脈硬化症」。

第十節　原發性高血壓

【概述】

原發性高血壓，以前曾稱「高血壓病」。是一種以動脈血壓持續升高，或神經功能失調表現為臨床特徵，並伴有動脈、心臟、腦和腎等器官病理性改變的全身性疾病。

本病病因尚未完全闡明。目前認為主要與中樞神經系

統及內分泌體液調節功能紊亂有關，其次與年齡、職業、環境等因素也有密切聯繫。此外，家族性高血壓病史、肥胖症、高血脂症、高鈉飲食、嗜菸、酗酒等各種因素的影響，也促使原發性高血壓的發病率有所增高。

此外，高血壓也作為某種疾病的一種症狀表現，如腎臟疾病、內分泌疾病、顱內疾病等均可發生高血壓症狀，稱為繼發性或症狀性高血壓。

【症狀、體徵與標準】

1. 早期

常無明顯症狀，或僅見血壓增高，休息後可恢復正常。

2. 中期

隨其病情的發展，可見血壓持續升高，伴頭痛、頭暈、目眩、耳鳴、失眠等症狀。

3. 晚期

多伴有動脈硬化以及心、腦、腎的嚴重損害，甚至可出現高血壓危象和高血壓腦病等危重症而致殘、致死。

4. 少數患者可出現突發性高血壓，舒張壓常超過 17.3 千帕（130 毫米汞柱）以上，且伴見視乳頭水腫，眼底出血、滲出以及急性腎衰竭，又稱為急進型（惡性）高血壓病。

5. 目前，我國診斷高血壓的標準是：收縮壓 21.3 千帕（160毫米汞柱）或以上和（或）舒張壓 12.7 千帕（95 毫米汞柱）或以上。收縮壓介於 21.3 千帕（160 毫米汞柱）與 18.7 千帕（140 毫米汞柱）之間或舒張壓介於 12.0 千帕（90 毫米汞柱）與 12.6 千帕（95 毫米汞柱）之間者，定為臨界高血壓。在我國，臨界高血壓仍屬於高血壓病的範

疇。

【望耳診病要點】

（1）耳垂部圓厚、肥大，並可見及耳褶徵（皺褶紋）（圖9-25）。

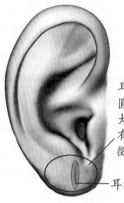

耳垂部圓厚肥大，並有耳褶徵

耳褶徵

圖 9-25

（2）心、肝、腎等穴區多可見及陽性反應，有時耳背溝穴區也可見及陽性反應。陽性反應多見呈點狀紅暈，或呈圓點狀白色，邊緣見及紅暈（彩圖52）；心穴區可見及圓形皺褶（圖9-26）；肝穴區可見及小塊狀隆起（圖9-27）。

【其他耳診法】

1. 耳穴捫診法

可在心穴區觸及輕微不平；或肝穴區觸及小塊狀隆起，質地較硬。

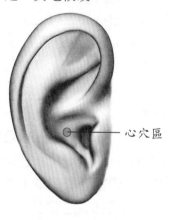

心穴區

圖 9-26

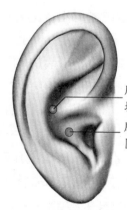

肝穴區呈小塊狀隆起

肝穴區呈圓形皺褶

圖 9-27

2. 耳穴染色診法

常在肝、腎、心穴區見有小點狀或小片狀染色。

3. 耳廓觸壓診法或電探測診法

可在心、肝、腎、枕、耳背溝等穴區，觸壓及或探及敏感點。

【耳穴療法】（圖9-28）

（1）主穴取降壓溝、腎上腺、耳尖、降壓點、交感、神門穴；配穴取肝、心、脾、腎穴。採用耳穴壓丸法、電針法、耳針法、埋針法、放血法等方法治療均可。針刺時每次取3～4穴，施以中強度刺激，並予留針30分鐘，10次為1個療程。對於肝火亢盛者，可配加心穴，以寧心安神。配加肝穴，以平肝潛陽。對於痰濁上擾者，可配加脾穴，以健脾化痰。陰虛陽亢者，可配加腎、肝穴，以滋陰潛陽。陰陽兩虛者，可配加腎、肝、脾穴，以滋陰補陽。

提示：①耳針治療原發性高血壓確有一定的療效，經治療後頭痛、頭暈等症狀可有不同程度的好轉。

②耳針治療Ⅰ、Ⅱ期原發性高血壓有一定的療效，有些患者療效穩定。但對Ⅲ期原發性高血壓則療效均差，且不穩定。

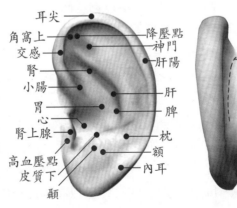

圖9-28

③對頑固性高血壓患者，可採用多種耳穴療法配合應用，以提高臨床療效。

④原發性高血壓患者要遵醫囑堅持服用降壓藥，並定期測量血壓，檢查心、腎功能及眼底。

（2）主穴取角窩上、交感、降壓溝、心、神門、高血壓點、皮質下（必須選敏感點）。隨證配穴：頭痛、耳鳴者，配加額、顳或枕穴；失眠、煩躁者，配加腎、肝穴；血壓較高時，配加耳尖穴放血或降壓溝點刺放血。採用壓丸法、埋針法、針刺法、電針法、藥線灸法、梅花針法、磁療法、夾耳法、按摩法等治療均可收效。

臨床症狀頑固者，降壓溝穴可採用排豆或排針刺法或耳針橫刺法；對於症狀較重者，應採用耳尖穴或降壓溝點刺放血，出血量宜在 5 滴以上；針刺者需留針 60 分鐘以上，壓丸法宜揉按至耳廓發熱、發麻為宜；磁貼敷選用磁場為 0.05～0.1 特（斯拉）的較為合適。應用耳穴療法治療後 15～30 分鐘，一般血壓都有不同程度的下降（少數患者反而有輕度上升，但以後則逐漸下降）。

療效：收縮壓最多可降 8.0 千帕（60 毫米汞柱），舒張壓可降 4.7 千帕（35 毫米汞柱），尤以開始時降壓效果好，症狀消失也較快，隨著治療時間的延續，療效可停滯不前，此時休息較長時間後再行治療。如血壓下降至正常，可觀察 3 個月，觀察期中如血壓有波動，可再行治療。若在停治後血壓回升，繼續治療則仍然有效。每日午後、晚上用 50℃ 左右的熱水（以感覺舒適為度）浸泡雙足平膝，每次約 10～15 分鐘，以有利於降壓或維持療效。

仍在服用降壓藥者，治療初期數次血壓接近正常或降

至正常時，再逐漸減去藥量。一般不需驟然停藥或減藥太快，以免引起「降壓藥驟停綜合徵」。對於用過多種降壓藥均無明顯效果的患者，改用或加用耳穴後，能獲得很好的療效。尤其對改善自覺症狀、減少藥物副作用療效獨特，故耳穴療法還可作為藥物治療的輔助療法，以減輕藥物的副作用，增加藥物的療效。

（3）取神門、腎、枕、內耳、皮質下穴，每次選2～3穴。採用毫針刺法，離以中等度刺激，並予留針20～30分鐘。留針期間作間歇行針。每日治療1次，5～7次為1個療程。也可施以貼壓法，採用王不留行籽貼壓上述耳穴。

（4）取心穴，先採用毫針刺法，針感要求耳廓部有燒灼感或脫落感，可接上G6805電針治療儀，用連續波，頻率為5赫茲，並予通電治療30分鐘，每日施治1次。待血壓降正常後繼續在雙耳心穴貼壓王不留行籽10日，囑患者每日自行按壓數次。每2日更換1次。梁書忠運用該法共治療原發性高血壓患者30例，近期有效率達100%，遠期有效率達63.33%。

（5）辨證分型取穴治療原發性高血壓。

①肝火亢盛型者，取肝、腎、角窩上、肝陽穴；

②陰虛陽亢型者，取腎、交感、皮質下穴；

③陰陽兩虛型者，取心、腎穴；

④痰濕壅盛型者，取脾、三焦穴。

均配耳背穴心、肝、腎穴。每次取單側耳穴，兩耳交替進行。將草決明用膠布貼敷於上述耳穴上，並囑患者每日自行按壓3～5次，每穴按壓數十下，每週更換3次，10

次為1個療程,療程間相隔10～15日。管遵信運用該法共治療原發性高血壓患者62例,臨床治癒12例,顯效15例,有效26例,無效9例。治癒率為19.35%,治癒、顯效率為43.55%,總有效率達85.48%。

(6)主穴取心、神門、肝、耳尖、降壓溝穴;配穴取皮質下、腎、額、脾、胃穴。上穴除耳尖穴作點刺放血外,餘穴均採用王不留行籽貼壓。並囑患者反覆按壓3～5分鐘,以患者感覺耳廓發熱、發麻為佳。龍文君運用該法共治療原發性高血壓患者32例,顯效15例,好轉10例,無效7例。顯效率為46.88%,總有效率達78.13%。

(7)取神門、交感、肝、心、脾、耳尖、皮質下、降壓溝穴,每次選5～6穴,採用王不留行籽或自製的藥丸(由豬苓、澤瀉、紅花、丹參等製成)交替貼壓上述耳穴,並囑患者每日自行按壓5～6次,每次施治5～10分鐘,每隔3～4日更換1次。周榮興運用該法共治療原發性高血壓患者135例,顯效61例,有效30例,無效44例。顯效率為45.19%,總有效率達67.41%。

(8)主穴取降壓點、耳尖、降壓溝、下腳端穴;配穴取神門、腦點、心、枕、屏間穴。先將耳廓皮膚用75%酒精消毒後,作反覆按摩,再將「麝香鎮痛膏」剪成0.6公分×0.6公分的小塊,以經處理過的王不留行籽1粒置於膏藥中央,然後黏貼於耳穴上,並連續按壓3～5次。再囑患者每日自行按壓貼穴3～5次,每次施治10分鐘。隔日換貼1次,10次為1個療程,療程間相隔1週時間。袁茂軒運用該法共治療原發性高血壓患者83例,顯效58例,有效23例,無效2例。顯效率達69.88%,總有效率達

97.59%。

（9）主穴取降壓點、交感、神門、心、降壓溝穴；配穴取腎、枕、耳尖穴。施以耳穴貼壓法，採用王不留行籽貼壓所選耳穴，並囑患者每日自行按壓藥籽數次，每次3～5分鐘。每隔2日更換1次，12次為1個療程，連續治療2個療程。王金茹運用該法共治療原發性高血壓患者90例，顯效42例，有效46例，無效2例。顯效率為46.7%，總有效率達97.78%。

（10）取神門、交感、降壓點、心、肝、脾、腎、內分泌、高血壓點、胃、小腸、降壓溝、耳米根穴。先對耳廓皮膚常規消毒按摩，以局部充血變紅為限，再採用王不留行籽上黏貼，其黏貼順序為自上而下、自內而外。黏貼好各穴點後，再對每個「壓籽」進行按壓2～3次。羅興中運用該法共治療原發性高血壓患者124例，臨床治癒66例，好轉51例，無效7例。治癒率達53.23%，總有效率達94.35%。

【調理】

（1）飲食宜清淡，少進食高脂、高糖飲食，限制鈉鹽的攝入。戒菸忌酒，不飲用濃茶、咖啡以及刺激性食物。

（2）保持穩定、愉快的情緒，避免精神過度緊張與情緒波動。

（3）做到生活有規律，起居有常，避免過於勞累。

（4）發作期間宜臥床休息，謹防摔跤及誘發中風。緩解期間進行適當的體力勞動和醫療體育鍛鍊活動。

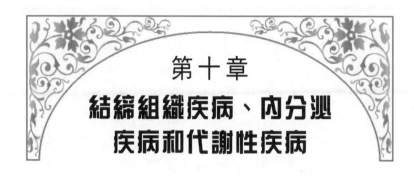

第十章
結締組織疾病、內分泌
疾病和代謝性疾病

第一節　類風濕性關節炎

【概述】

類風濕性關節炎（PA），又稱「畸形性關節炎」、「強直性關節炎」、「萎縮性關節炎」，簡稱「類風關」。是一種以關節及關節周圍組織的非感染性炎症為主的，能引起肢體嚴重畸形的慢性全身性自身免疫性疾病。如累及其他臟器，可引起心包炎、心肌炎、胸膜炎、間質性肺炎、腎澱粉樣變以及眼部疾患（如鞏膜炎、虹膜炎），還可併發血管炎以及末梢神經損害等，因此，又稱為類風濕病。

其關節症狀特點為，關節腔滑膜發生炎症、滲液、細胞增殖、血管翳（肉芽腫）形成，軟骨及骨組織破壞。最後關節強直，關節功能喪失。由於全身多系統受損，又認為它是一種免疫系統調節紊亂所致的炎症反應性疾病。也屬結締組織疾病，是經典的結締組織疾病之一。

本病的病因至今尚未完全闡明。一般認為與感染、免疫、遺傳及內分泌等因素有關。有人提出可能為變態反應和自體免疫反應。當抗原－抗體複合體形成後，抗體性質轉變為異體，刺激關節滑膜中漿細胞和局部淋巴結產生「類風濕因數」。另外，寒冷、疲勞、潮濕、營養不良、外傷、精神創傷等為本病的誘發因素。

【症狀與體徵】

1. 前驅症狀

可有低熱、疲乏無力、食慾不振、胃納不佳、體重減輕、手足麻木和刺痛等症狀。

2. 關節症狀

表現為對稱性多關節炎，關節的受累，常從四肢遠端的小關節開始，以後再累及其他關節。關節呈紅、腫、熱、痛和活動受限。指關節可呈對稱性典型梭形腫脹，關節周圍肌肉萎縮、僵硬、關節最後固定畸形。如累及頸、胸及腰椎，導致脊柱僵硬，稱為類風濕性脊柱炎。晨間關節僵硬，午後逐漸減輕，為本病重要特徵性表現之一。臨床上，關節僵硬程度常可作為估價病情變化及活動性的指標，晨僵時間越長，其病情越為嚴重。

3. 皮下結節

常發生於上肢的鷹嘴突、腕部及下肢的踝部等部位。皮下小結堅硬如橡皮，直徑 1～3 公分，大小不等。

4. 其他

除上述症狀外，尚有眼部、肺部病變，指趾小動脈閉塞性血管炎，末梢神經病變，澱粉樣變性，骨骼肌肉系統病變，弗耳特綜合徵等。

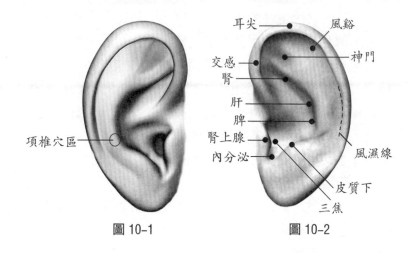

耳尖 — 風谿

交感 — 神門
腎

肝
脾
腎上腺 — 風濕線
內分泌

皮質下
三焦

項椎穴區

圖 10-1　　　　　圖 10-2

【望耳診病要點】

（1）各關節穴區，如頸椎（圖 10-1）、胸椎、腰骶椎、髖、膝（彩圖 53）、踝、跟、趾、指、腕、肘、肩、鎖骨（彩圖 54）等關節穴區，可見有高低不平的、較為明顯的結節。

（2）整個耳廓呈乾硬狀態，且不易被揉軟。

【其他耳診法】

1.耳穴捫診法

各相應關節穴區可捫及結節。

2.耳穴染色診法

各相應關節穴區可見及染色改變。

3.耳廓觸壓診法或電探測診法

各相應關節穴區可觸壓及或探及敏感點。

【耳穴療法】（圖 10-2）

（1）主穴取相應關節、腎、腎上腺穴；配穴取肝、

脾、神門、交感、三焦穴。對於病情輕者可左右耳穴交替
使用，病情重者可雙耳同時施壓或採用撳針治療。治療選
穴除主、配穴外，如有特殊壓痛點亦可選用。用撳針治療
時，夏季最好 1 週更換 2 或 3 次，冬季可 1 週更換 1 次；
若採用耳穴壓丸法，則藥籽或磁珠每 3 日更換 1 次，5～10
次為 1 個療程，療程間相隔 1 週左右，直至顯效。對於肝
腎虛痹者，可配加肝穴，以滋補肝腎。若遇濕熱較重者，
可配加三焦穴，以使扶正而不留邪。

　　提示：①耳針對類風濕性關節炎的症情改善和控制有
時優於內服藥，且無副作用。

　　②耳穴療法治療本病，急性期療效優於晚期。

　　③耳針配合體針的治療療效常常優於單用體針或耳針
者。

　　（2）主穴取腎上腺、內分泌、皮質下、神門、風濕
線、相應部位穴。配穴取肝、脾、腎、風谿、三焦、耳尖
穴。急性期採用針刺法或埋針法，前者每日針 1 次，每次
留針 30～60 分鐘，局部或全身發熱者，加耳尖穴點刺放
血，針後加對側耳穴埋針，翌日取下，兩側交替進行。緩
解期或慢性者，常選埋針法、壓丸法、貼磁法、艾灸法、
藥線灸法治療，並注重配以肝、脾、腎、三焦穴。採用藥
線灸者，在病灶局部每日施以 1 次蓮花點穴或梅花點灸治
療，可提高療效。對於病灶局部畏寒不溫者，每日 1 次在
病灶足心區施以艾條溫和灸或艾炷隔薑灸法，可進一步提高
療效。

　　（3）取病損關節的相應耳穴，每次選 6～8 穴。採用
毫針刺法，施以強刺激。每日 1 次，20 次為 1 個療程。亦

可採用王不留行籽貼壓耳穴治療。

【調理】

（1）注意生活起居，避免淋雨以及坐臥濕地，以防止寒濕邪氣侵犯。

（2）注意做好病變部位的保暖工作，適當活動，以促進血液循環。

（3）保持良好的思想情緒，樹立戰勝疾病的信心和勇氣。

第二節　女性更年期綜合徵

【概述】

一般婦女在 45～55 歲之間，卵巢功能逐漸衰退直至完全消失，即從生殖年齡過渡到失去生殖功能的時期，這一段過渡時期稱為更年期。在更年期中，月經自然停止來潮，稱為停經。部分婦女在自然停經前後或因其他原因喪失了卵巢的功能以後，出現一系列以自主神經功能失調為主的綜合徵，稱為更年期綜合徵。

婦女進入更年期後，卵巢功能開始衰退，雌激素的分泌逐漸減少，當減少到不能刺激子宮內膜時，月經停止來潮，逐漸進入更年期。在卵巢分泌激素逐漸減少的同時，正常丘腦下部、腦垂體和卵巢之間的平衡關係發生了改變，因而產生了丘腦下部和腦垂體功能亢進的現象，表現為促性腺激素分泌增多，以及自主神經功能紊亂，從而產生更年期綜合徵。

更年期綜合徵症狀的發生與程度的輕重，除與上述因

素有密切關係外，還與個人的體質、健康狀況，社會、家庭的外部環境，患者本人的精神、神經因素密切相關。

【症狀與體徵】

1. 與內分泌系統失調有關的症狀

如月經紊亂；內、外生殖器官萎縮，外陰、陰道黏膜失去彈性，分泌物減少；性器官和第二性徵退化，性慾減退；盆骶軟組織、尿道括約肌鬆弛，部分患者出現子宮脫垂、尿失禁等表現。

2. 精神、神經症狀

情緒大多不穩定，易激動、緊張，有時憂慮、多愁、多疑、好哭，常有失眠、疲勞、記憶力減退、注意力不集中等症狀。有時有皮膚麻木、刺癢、蟻走感，或頭痛、關節痛等感覺過敏或感覺減退的表現。

若在更年期以前發生過神經狀態不穩定的婦女，到了更年期則更易出現心悸、失眠、易激動，甚則煩躁不安，喜怒無常等精神症狀。

3. 心血管症狀

陣發性潮熱，為臨床典型症狀。患者可突然感到發熱，如潮水般向頸、臉部擴張，面部發紅，然後出汗、畏寒，有時可擴散到背脊及全身，持續幾秒至數分鐘。輕者一日發作數次，重者可達數十次，夜間亦常有發作，忽冷忽熱，感覺難受。

潮熱時可伴有頭痛、頭暈、胸悶、氣短等症狀。心悸，心律不整，陣發性心動過速或過緩，血壓出現暫時升高，以收縮壓升高為主，並有明顯波動，不穩定。有血脂譜改變，血中膽固醇升高，出現肥胖症、動脈硬化症等。

4. 骨質疏鬆

骨質疏鬆是停經後最嚴重的併發症。病變特點是骨質喪失而骨化學成分並無改變。由於骨質喪失，骨骼強度明顯下降，極易發生骨折。

【望耳診病要點】

（1）腹穴區內的毛細血管浮越而顯見（彩圖 55）。

（2）內分泌穴區或其附近區域可見及小結節等增生性改變（彩圖 56）。

（3）在腎、內分泌、內生殖器穴區可見及皺褶，其色呈黯紅色（圖 10-3）。

【其他耳診法】

1. 耳穴捫診法

可在內分泌、內生殖器穴區捫及小結節或隆起狀，質軟或凹陷不平。

2. 耳穴染色診法

在內生殖器、內分泌、艇角、腎穴區，可見及點狀或小片狀染色改變。

3. 耳廓觸壓診法或電探測診法

在內生殖器、內分泌、艇角、交感等穴區可觸壓或探及敏感點。

【耳穴療法】（圖 10-4）

（1）主穴取子宮、內分泌、皮質下、肝、腎、卵巢穴；配穴取神門、心、降壓溝穴。可雙耳同時治療或雙耳交替使用。可採用毫針刺法或耳穴壓丸法。每日 1 次，10～20 次為 1 個療程，療程間休息 2 或 3 日。每次毫針刺法留針時間宜 30～60 分鐘，隨其病情而定。心慌、心悸者

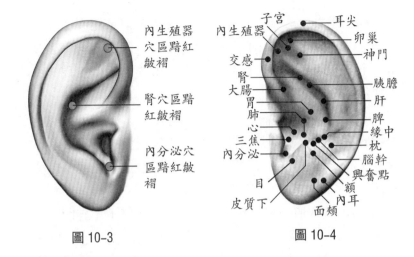

圖 10-3　　　　　　　　　　　圖 10-4

可加用心穴。血壓偏高者可加用降壓溝穴。

　　提示：①治療本病須設法取得病者的信任，醫者與患者密切配合有助於提高療效。

　　②針刺時，應先用輕刺激手法，待適應後再用中等度刺激手法。亦可偶用強刺激手法。

　　③由於本病患者主訴較多，且紛亂複雜，要擇其主症治療，不可隨患者主訴施針，導致治療上的被動。對煩躁不安者，可用耳穴放血法施治。

　　④本病患者情緒多易激動，應以安靜心神為主，配用暗示療法，可增強療效。

　　（2）主穴取內生殖器、內分泌、腎、肝、緣中、卵巢穴。隨證配穴：情緒激動性失眠者，配加神門、心穴；心慌、心跳者，配加心、小腸穴；精神不集中者，配加興奮點、額穴；血壓高者，配加降壓溝穴；面部潮紅、多汗者，配加交感、面頰、肺穴；煩躁不安者，配加耳尖穴放

血。採用壓丸法、埋針法、貼磁法施治均可，每週2次，10次為1個療程，每個療程間相隔1週，需堅持治療2個月以上。若用針刺法，則每日1次，10次為1個療程，療程間相隔7日。

（3）取內生殖器、皮質下、內分泌、腎穴，每次選2～3穴。採用毫針刺法，施以輕、中度刺激。每日或隔日治療1次，10次為1個療程。或採用藥籽貼壓法或施以埋針法。

（4）主穴取子宮、卵巢、內分泌、皮質下、神門、交感、腎、枕穴。隨證配穴：心腎不交型者，配加心、肝、胃穴；腎陰虧虛型者，配加肺、腦幹、內耳穴；腎陽虛衰型者，配加脾、興奮點穴；肝氣鬱結型者，配加肝陽1、肝陽2、胰膽、三焦穴；肝腎陰虛型者，配加肝、目穴。採用耳穴貼壓法，將王不留行籽黏貼於一側耳穴，隔日換貼對側耳穴。並囑患者每日自行按壓貼穴5～7次，14日為1個療程，療程間相隔5日。劉楫帆運用該法共治療女性更年期綜合徵患者50例，顯效38例，有效8例，無效4例。顯效率達76%，總有效率達92%。

（5）取心、肝、腎、皮質下、交感、內分泌穴，所取耳穴隨證加減。以耳穴探測儀或其針柄尋找耳穴敏感點，然後施以耳穴貼壓法，雙耳同時進行，每隔3日換貼1次。每日早、中、晚自行按捏1次，每次施治2～3分鐘，10次為1個療程。楊清芳運用該法共治療女性更年期綜合徵患者31例，顯效11例，好轉17例，無效3例。顯效率為35.48%，總有效率達90.32%。

（6）主穴取肝、腎、內分泌、內生殖器、交感穴；配

穴取心、胃、大腸、神門、皮質下、脾、三焦、耳背溝穴，每次選2～4穴。施以耳穴貼壓法，採用王不留行籽貼壓上述耳穴。黏貼後，囑患者每日自行按壓貼穴5～6次，以耳廓出現熱、脹、微痛感為度。每週換貼1次，5次為1個療程。貼壓治療期間，停用一切中西藥物。

朱江運用該法共治療女性更年期綜合徵患者59例，臨床控制34例，顯效13例，好轉5例，無效7例。臨床控制率達57.63%，臨床控制、好轉率達79.66%，總有效率達88.14%。

【調理】

（1）飲食宜清淡而富於營養，少食辛辣刺激性食物，禁菸忌酒。

（2）生活起居要有規律，保持穩定情緒，做到勞逸結合，不過度疲勞。

（3）加強精神疏導與情緒調節，保持樂觀豁達心態。

（4）積極開展醫療體育鍛鍊活動，增強身體素質。

第三節　糖尿病

【概述】

糖尿病，是一種臨床常見的有遺傳因素的內分泌——代謝性疾病，因胰島素分泌相對或絕對不足以及靶細胞對胰島素敏感性降低，從而引起糖、蛋白質、脂肪和繼發的維生素、水、電解質代謝紊亂，並以高血糖為主要臨床特徵的一組疾病。

本病的基礎病因，是由於胰島素分泌不足所引起的

糖、脂肪、蛋白質代謝紊亂。主要病因有：

①由於慢性胰腺炎、癌症、血紅蛋白病、胰腺手術全部或大都分切除後，引起胰腺直接損害所致。

②由於病毒感染、自體免疫反應等因素，使胰島β細胞遭受破壞造成。

③由於對抗胰島素的各種內分泌過多，從而引起血糖升高和糖尿。

④由於某種遺傳缺陷，β細胞分泌功能低下，加之肥胖而進食過多，加重了β細胞的負荷而發病。

【症狀與體徵】

1. 一般症狀

代謝紊亂綜合徵，典型的「三多一少」症狀，即多飲、多食、多尿和消瘦等表現。

2. 併發症

（1）糖尿病酮症酸中毒、高滲性非酮症性昏迷、糖尿病乳酸性酸中毒。

（2）心血管病變可引起微小動脈病變和以動脈硬化為基礎的大血管病變。出現高血壓症、冠心病、心肌病變、腦血栓病、腎小球硬化症、視網膜病變等。

（3）神經系統病變可出現感覺障礙、自主神經病變、顱神經病變以及多發性周圍神經炎等。

（4）感染：皮膚化膿性感染、肺部感染和肺結核病、血栓性靜脈炎、泌尿系統感染、肝膽系統感染、白內障、口腔感染等。

（5）皮膚病變：糖尿病性潮紅、水瘡、脛骨前褐色素斑、成年人硬化症、脂溢性皮炎等。

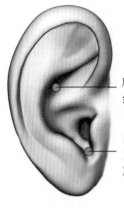

胰膽穴區
紅色斑點

內分泌穴
區紅色斑
點

圖 10-5

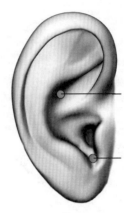

胰膽穴區
呈腫脹，
顏色稍白

內分泌穴
區，呈腫
脹，顏色
稍白

圖 10-6

【望耳診病要點】

1. 症狀期

在內分泌穴區、胰膽穴區可見及紅色斑點或片狀色斑（彩圖 57，圖 10-5）。其色越紅者，揭示病情越嚴重。斑點或片狀色斑的紅變程度與病情的輕重常成正比關係。

2. 無症狀期

在胰膽穴區、內分泌穴區可見及腫脹改變，顏色稍白（圖 10-6，彩圖 58）。

【其他耳診法】

1. 手指觸診法

腫脹部位呈柔軟感。

2. 探棒觸診法

可見有壓痕。

3. 耳穴染色診法

在胰膽、肝、腎穴區，可見有點狀染色改變。

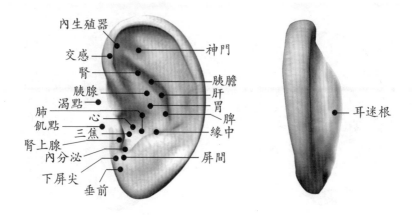

內生殖器
交感
腎
胰腺
渴點
肺
飢點
心
三焦
腎上腺
內分泌
下屏尖
垂前

神門
胰膽
肝
胃
脾
緣中
屏間

耳迷根

圖 10-7

4. 耳穴電探測診法

胰膽、內分泌、腎穴可探及陽性反應，症狀期陽性反應點可隨症狀增加而相應增加，對早期發現糖尿病有輔助診斷作用。

【耳穴療法】（圖 10-7）

（1）主穴取胰腺、腎、內分泌、三焦、神門穴；配穴取肺、胃、脾穴。採用毫針法，隔日 1 次。耳穴貼壓藥籽法，每日 1 次。每次選用 3～5 穴，10 次為 1 個療程，療程間休息 3 日。對於上消者，可配加肺穴，以宣發肺氣。中消者，可配加脾、胃穴，以健胃和脾。

提示：①耳穴具有良好的調整作用，用內分泌、胰腺穴可改善胰腺的分泌功能，而使血糖下降。

②有報導稱，耳穴注射胰島素，可減少其用量，並能延長作用時間。

③耳穴治療糖尿病，血糖、尿糖均可逐漸減少，對輕

型糖尿病經5～10次治療，症狀可得到明顯改善。

（2）主穴取胰膽、內分泌、腎、三焦、耳迷根穴。隨證配穴：飲水多者，配加肺、渴點穴；多食者，配加胃、饑點穴；皮膚瘙癢、長期罹患癤腫者，配加神門、心穴；伴性功能減退、月經不調者，配加肝、內生殖器穴。每次選3～5穴，針刺者隔日1次，壓丸者每3日更換一側耳穴，5～10次為1個療程。

（3）主穴取胰膽、內分泌、緣中穴；配穴取腎、三焦、肺、肝、脾、胃、神門、腎上腺穴。

①耳穴毫針法：每次主穴全取，配穴根據臨床症狀選取。每次取單側耳穴，兩耳交替進行。找準敏感點後，在敏感點進針。病程短者，施以平補平瀉捻轉法；病程長者，施以捻轉補法。每日治療1次，10次為1個療程，療程間相隔5～7日。

②耳穴壓丸法：取穴同耳穴毫針法。每次取單側耳穴，兩耳交替進行。找準敏感點後，在敏感點施以壓丸法。病程短者，用對壓手法；病程長者，用輕柔按摩法。每日治療1次，10次為1個療程，療程間相隔5～7日。

③耳穴磁療法：取穴同耳穴毫針法。每次取單側耳穴，兩耳交替進行。找準敏感點後，在敏感點壓磁珠或磁片。每5～7日1次，7次為1個療程，療程間相隔7日。

④耳穴藥液注射法：治療取穴與耳穴毫針法相同。主有用於胰島功能減退引起的糖尿病患者。取胰島素粉針劑50微克溶於0.9%氯化鈉（生理鹽水）2毫升之中，溶解稀釋後，作耳穴注射，每穴注射0.1～0.2毫升，剩餘藥液則注入雙側三陰交穴（位於脛骨後緣，內踝尖上4橫指處）。

（4）取胰膽、內分泌、腎、三焦、耳迷根、神門、心、肝、肺、胃穴，每次取 3～5 穴。採用毫針刺法，施以輕或中等度刺激，並予留針 30 分鐘，每日或隔日治療 1 次；或採用王不留行籽貼壓在相應的耳穴上，並囑患者每日自行按壓貼穴處數次。每週更換 2～3 次，20 次為 1 個療程。

（5）主穴取胰膽、肝、腎、緣中、屏間、交感、下屏尖穴；配穴取三焦、渴點、饑點穴。根據臨床主症及辨證分型情況，每次選 5～6 穴。每次取單側耳穴，兩耳交替進行。耳廓皮膚常規消毒後，施以毫針刺法，採用捻入法將毫針快速刺入耳穴，捻轉行針 1 分鐘，留針 60 分鐘。留針期間，每隔 30 分鐘行針 1 次。隔日施治 1 次，10 次為 1 個療程。龍文君運用該法共治療糖尿病患者 25 例，顯效 6 例，良好 6 例，好轉 8 例，無效 5 例。顯效率為 24%，顯效、良好率為 48%，總有效率達 80%。

【調理】

（1）嚴格控制飲食，節制肥甘厚味和甜食，多進食粗糧和新鮮蔬菜等。嚴禁菸酒。

（2）注意天氣變化，及時增減衣服，預防感冒。

（3）注意精神調養，保持樂觀向上的心態。

（4）生活起居要有規律，做到勞逸結合，避免過度疲勞，節制房事。

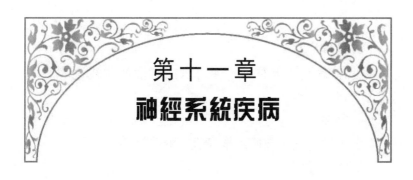

第十一章
神經系統疾病

第一節　神經衰弱

【概述】

　　神經衰弱是神經官能症中的一種。是一種以慢性疲勞、情緒不穩、自主神經功能紊亂、突出的興奮與疲勞為其臨床特徵，並伴有軀體症狀和睡眠障礙的神經症。

　　本病的發病多為各種精神緊張刺激，引起中樞高級神經活動的興奮或抑制過程的過度緊張，導致內抑制過程弱化和相對興奮亢進，內抑制的弱化又使神經細胞的能力降低，從而出現易衰竭。大腦皮層功能弱化削弱了對自主神經功能的調節，從而出現自主神經功能紊亂症狀。

【症狀與體徵】

1. 衰弱症狀

　　如腦力易疲乏，自覺精力不足或腦力遲鈍，記憶力差，健忘，注意力不集中或不能持久等。

2. 興奮症狀

　　易精神興奮，表現為回憶和聯想增多，且不能控制

等。

3. 精神症狀

易煩惱、易激惹、常伴有因症狀而發生的繼發性焦慮、苦惱等表現。

4. 疼痛

緊張性疼痛，肢體或全身肌肉酸痛等。

5. 睡眠障礙

睡眠感喪失，入睡困難，睡眠節律感紊亂，無法入睡或睡後易醒，醒後不解乏等。

6. 症狀

呈波動性發展，時好時壞，但一般與精神緊張，用腦過度，情緒低落、不愉快等有明顯聯繫。

7. 常伴有自主神經功能紊亂的表現出現，如心動過速、血壓偏高或偏低，多汗，男性陽痿、遺精，或女性月經失調等。

8. 有病理心理反應，多有疑病傾向，並受主觀見解、性格特點及其他人的態度而變幻。

9. 不存在相應的軀體疾病或其他精神疾病，體格檢查無陽性體徵。

【望耳診病要點】

在心穴區可見及圓形皺褶（圖 11-1）；枕或垂前穴區可見及點狀或片狀白色（彩圖 59，彩圖 60）；腎穴區可見及點片狀白色（圖 11-2）。

【其他耳診法】

1. 耳穴捫診法

在枕、顳、額等穴區可觸及條索狀物，對耳屏邊緣可

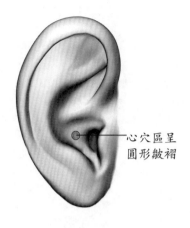

心穴區呈
圓形皺褶

腎穴區呈
點、片狀
白色改變

圖 11-1   圖 11-2

捫及增生軟骨。

2. 耳穴染色診法

在心、肝、脾、枕、內分泌等穴區，可見及小點或小片狀染色。

3. 耳廓觸壓診法或電探測診法

在心、內分泌、內生殖器、肝、腎、枕等穴區，可觸壓及或探及敏感點，隨其症狀的不同還可觸壓及或探及相應的敏感點。

【耳穴療法】（圖 11-3）

（1）主穴取神門、心、腎、皮質下、垂前穴。隨證配穴：心腎不交型者，配加肝、腎穴；肝鬱氣滯型者，配加肝、三焦穴；心氣虛型者，配加肝、胰膽、交感穴；心脾兩虛型者，配加脾、小腸穴；腎陽虛型者，配加內生殖器、內分泌、艇角、腎穴；胃失和降型者，配加脾、胃、三焦、交感穴。

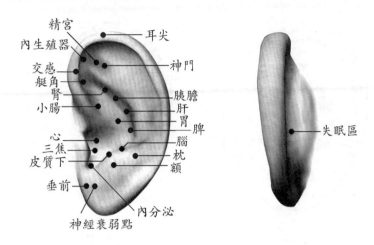

精宮
內生殖器
交感
艇角
腎
小腸
心
三焦
皮質下
垂前
神經衰弱點
內分泌
耳尖
神門
胰膽
肝
胃
脾
腦
枕
額
失眠區

圖 11-3

①耳穴壓丸法：每次主穴均取，配穴根據臨床症狀選取 2～3 穴。每次選單側耳穴，兩耳交替進行。對準敏感點壓丸。採用輕柔的按摩手法，囑患者每日自行按壓每個耳穴 3～4 次，每 3～5 日治療 1 次，10 次為 1 個療程。

②耳穴藥液注射法：取神門、心、腎、皮質下穴，每次選單側，兩耳交替進行。用一次性注射器套接 4.5 號或 5 號注射針頭，抽取 0.5%～2% 鹽酸普魯卡因注射液（過敏試驗陰性者），或複方氯丙嗪注射液，或黃芪注射液，或維生素 B_{12} 注射液等後，耳穴皮膚常規消毒，快速進針後，每穴注射上述藥液中的 1 種藥液 0.05～0.2 毫升，剩餘藥液注入三陰交穴。每隔 2～4 日注射 1 次，7 次為 1 個療程。

（2）取額、腦、肝、脾、神門、心、皮質下穴，每次選 3～5 穴。採用毫針刺法，施以輕或中等度刺激，並予留針 30～60 分鐘；熱證者可在耳尖穴作點刺放血。每日或隔日治療 1 次。每次取單側耳穴，兩耳交替進行。亦可採用

王不留行籽貼壓上述耳穴，並囑患者每日自行按壓數次。
10 次為 1 個療程。

（3）主穴取神門、交感、枕、皮質下、心穴（交替使
用）。隨證配穴：心脾虧虛型者，配加脾、胃穴；陰虛陽
亢型者，配加腎、內分泌穴；肝氣鬱結型者，配加肝、膽
穴。每次取單側耳穴，兩耳交替進行。耳廓皮膚常規消毒
後，採用 30 號 0.5 寸不銹鋼毫針，快速進針刺入，施以中
強度刺激，並予留針 30 分鐘。留針期間作間歇行針。每日
施治 1 次，10 次為 1 個療程，療程間相隔 5 日。馬新平運
用該法共治療神經衰弱患者 36 例，臨床治癒 27 例，好轉 8
例，無效 1 例。治癒率達 75%，總有效率達97.22%。

（4）取耳尖、神門、心、皮質下、枕、失眠區、神
經衰弱點為基本穴。心脾兩虛型者，配加脾、小腸穴；心
腎不交型者，配加肝、腎穴；心氣虛弱型者，配加肝、膽
穴；肝鬱氣滯型者，配加肝、三焦穴；腎陽虛型者，配加
精宮、內分泌、腎穴；胃失和降型者，配加胃、三焦、脾
穴。選擇適合耳穴大小的半個綠豆，以其光滑面對準耳
穴，用膠布貼緊並稍加壓力，使患者感覺有酸、麻、脹或
發熱感。黏貼後，囑患者每日自行按壓貼穴 3～5 次，以耳
廓出現發熱感為佳。每隔 3～5 日換貼 1 次，6 次為 1 個療
程，持續治療 1～3 個療程。黃麗春運用該法共治療神經衰
弱患者 166 例，臨床治癒 60 例，顯效 39 例，進步 43 例，
無效 24 例。治癒率為 36.14%，治癒、顯效率達 59.64%，
總有效率達85.54%。

（5）主穴取心、腎、皮質下、神門、失眠、神經衰弱
點；配穴取枕小神經穴。施以耳穴貼壓法，採用王不留行

籽黏貼所選耳穴，黏貼後，囑患者每日自行按壓貼穴3次，每次每穴施治1～2分鐘，6日為1個療程。陶執運用該法共治療神經衰弱患者348例，顯效244例，進步100例，無效4例。顯效率達70.11%，總有效率達98.85%。

【調理】

（1）建立合理的作息制度，做到勞逸結合，不過度用腦。午後及晚上不飲用濃茶及咖啡等。

（2）穩定思想情緒，避免情緒波動和生悶氣。

（3）適當參加力所能及的體力勞動，積極參加文體活動，以調節神經緊張狀態。

第二節　頭　痛

【概述】

頭痛是許多疾病中的一種常見的自覺症狀，一般是指頭部上半部自眼眶以上至枕下區之間的疼痛。可出現於許多急、慢性疾病之中。

頭痛也是致病性因素（傷害性刺激）作用於機體後所產生的一種主觀性感受，並於頭部出現疼痛的一種臨床症狀。頭痛也可以是痛覺傳導纖維或各級調節痛覺的中樞或調節痛覺的鎮痛結構發生了病變所致。頭痛還可以是頸部或面部的各種病變所引起的牽涉性疼痛。頭痛發生時，常伴有一定的情感性反應，但在其反應的程度方面，則在個體之間存在著很大的差異。

頭痛既可由顱內病變以及顱外的眼、耳、鼻等的局部病變所引起，也可由全身性疾病以及精神因素所致，如顱

內高壓、各種顱內占位性病變、中樞性感染、顳動脈炎、頭痛性癲癇、急性青光眼、血管性頭痛等病症。

【臨床診斷要點】

1. 頭痛的性質

（1）跳痛或脹痛則多見於血管性頭痛。

（2）銳痛則多見於耳源性、齒源性頭痛。

（3）針刺樣、電擊樣、火燒樣痛則多為神經性頭痛。

（4）強烈樣鈍痛則多見於腦炎、腦膜炎、腦瘤等疾病。

（5）鉗壓痛、緊縮性痛、重壓樣痛則可為緊張性頭痛。

（6）其疼痛變化多端、十分奇特的，則可為功能性頭痛。

2. 頭痛的部位

（1）右顳部疼痛者，多見於偏頭痛。

（2）前額部、顳部、頭頂部疼痛者，多見於硬膜下血腫性頭痛。

（3）枕後部疼痛者，多見於高血壓性頭痛。

（4）彌漫性全頭痛者，多見於顱內高壓或低壓，急性熱性疾病。

（5）頭痛部位固定不變者，多為腦瘤所致；頭痛較為局限或表淺者，多為顱外疾病所致。

3. 頭痛的程度

（1）疼痛非常劇烈者，多見於急性顱內高壓、三叉神經痛、蛛網膜下腔出血、偏頭痛等疾病。

（2）中等度疼痛者，常見於五官科疾病。

（3）較輕的一般性疼痛者，多見於熱性疾病。

（4）疼痛常難以忍受者，多見於神經官能症患者。

（5）疼痛影響睡眠或夜間痛醒者，則多為器質性疾病所致。

4. 頭痛發生的方式

（1）慢性長期反覆性頭痛是偏頭痛的特徵性表現。

（2）坐位或立位時疼痛加重，臥位時則疼痛減輕者，則多為低顱壓性頭痛。

（3）在咳嗽、用力、運動、大便時，其疼痛加重者，則常見於顱內占位性病變。

（4）在感冒後加重，作引流術後緩解者，則見於鼻源性頭痛。

（5）與精神創傷、情感因素有關者，則多見於精神性頭痛。

（6）緩慢發生的頭痛者，多見於顱內外的多種疾病。

5. 頭痛的時間

（1）偏頭痛、腦瘤、額竇炎、顱內高壓和高血壓性頭痛者，多於晨間發生疼痛。

（2）眼源性頭痛者，多在長期閱讀書籍後發生，經適當休息後可使疼痛得到緩解。

（3）鼻源性頭痛者，大多在起床後不久或在體位引流不暢時發生疼痛。

（4）緊張性頭痛者，大多在精神緊張或睡眠不足或疲勞過度時發生疼痛。

（5）偏頭痛常呈週期性發作，且多在上午時發作，一般可持續數小時或 1～2 日。婦女則與月經週期有關，月經

期間可致疼痛發生。

（6）腦瘤患者，其疼痛常呈進行性日益加重。

6. 頭痛時伴隨的全身症狀與體徵

（1）各種細菌性腦膜炎、病毒性腦炎、腦膿腫患者，常伴隨急性頭痛、發熱、嘔吐等症狀。

（2）蛛網膜下腔出血、腦室腫瘤、顱後凹腫瘤，常伴隨頸項強直或強迫頭位。

（3）顱內占位性病變以及顱內高壓性患者，常見慢性頭痛伴嘔吐，特別是噴射狀嘔吐。

（4）腎臟病、高血壓病、嗜鉻細胞瘤患者，頭痛且常伴隨高血壓症狀。

（5）顱後凹病變、腦幹病變、內耳病變患者，頭痛且常伴見眩暈症狀。

（6）癲癇病患者，常呈長期性、間歇性頭痛且伴見驚厥症狀。

（7）小腦腫瘤患者，頭痛且常伴見劇烈性眩暈。

（8）腦血管畸形或腦動脈瘤突然破裂出血患者，常見劇烈頭痛後，隨即出現昏迷症狀。

（9）腦部額葉腫瘤患者，常見頭痛伴隨精神症狀。

（10）腦腫瘤以及青光眼患者，頭痛且常隨視力障礙症狀。

【望耳診病要點】

1. 全頭痛患者

在額穴區、顳穴區、枕穴區以及枕穴區下方處，均可見及片狀紅暈，並有隆起改變（彩圖38，彩圖50）。在頭痛的反應部位處，可見及片狀增厚（彩圖59，圖11-4），

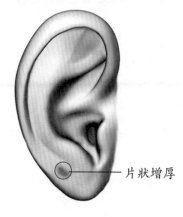

片狀增厚

圖 11-4

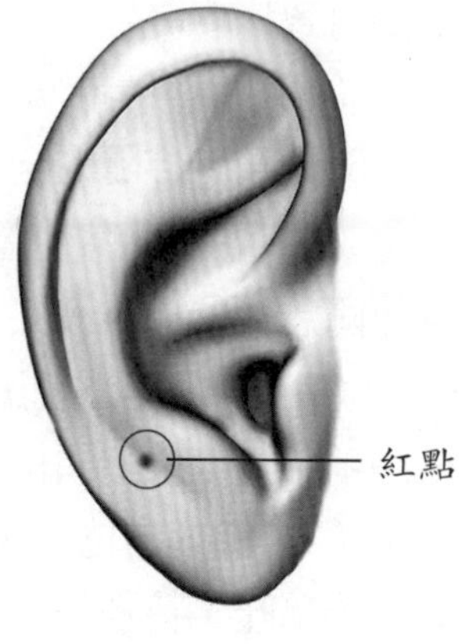

紅點

圖 11-5

且有壓痛。

2.頭頂痛患者

①在枕穴區及其下方處，可見及隆起（彩圖 61）。

②在枕穴區或其下方處，可見及點狀或紅點或片狀紅暈（圖 11-5）。

③或在枕穴區點、片狀邊緣處，可見及紅暈（彩圖 62）。

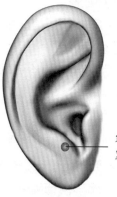

額穴區呈點狀紅暈

圖 11-6

3.前頭痛患者

在額穴區可見及點、片狀紅暈（圖 11-6）；或點狀白色、邊緣處可見及紅暈（彩圖 63）。病程較長，症狀反覆發作者，①額穴區可見及圓形隆起（圖11-7）；②心穴區常可見及皺褶，並可見及光澤。

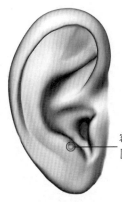

額穴區呈
圓形隆起

圖 11-7

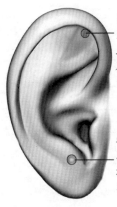

內生殖器
穴區毛細
血管淤血
及點狀紅
暈

顳穴區見
點狀白色
邊緣處見
紅暈

圖 11-8

4. 偏頭痛患者

在顳穴區可見及點、片狀紅暈或點狀白色，且其邊緣處可見及紅暈（圖 11-8）；也可見及點狀或片狀隆起。心穴區可見及皺褶，且可見及光澤。

5. 後頭痛患者

枕穴區常見及點、片狀紅暈；或點片狀白色邊緣處，可見及紅暈；亦可見及片狀隆起（彩圖 58）。

6. 頭痛的相應部位可見及陽性反應

在枕、顳、額穴區可見及。

①肝胃蘊熱型頭痛者，可見及毛細血管怒張（彩圖 61，彩圖 62）；或毛細血管呈網狀充血反應。

②風邪侵入型頭痛者，可見及點狀紅暈，邊緣不清，且有光澤。

③虛證型頭痛者，枕穴區可見及小片狀白色反應，且邊緣可見及紅暈（彩圖 60）。

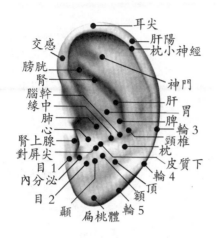
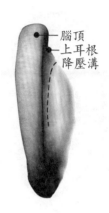

圖 11-9

【其他耳診法】

1. 耳穴捫診法

在枕→額穴區皮下可捫及小結節，或耳軟骨邊緣捫及發硬、增厚狀改變。

2. 耳穴染色診法

在神門、枕→額穴區可見及小片狀染色改變。

3. 耳廓觸壓診法或電探測法

①肝胃蘊熱型頭痛患者，可在肝、胃、皮質下穴區及相應部位，觸壓及或探及壓痛點或敏感點。

②風邪侵入型頭痛患者，可在肝、風谿穴區以及相應部位，觸壓及或探及敏感點。

③虛證型頭痛患者，可在腎、脾、神門穴區以及相應部位，觸壓及或探及壓痛點或敏感點。

【耳穴療法】（圖 11-9）

（1）主穴取神門、皮質下、枕穴；配穴取耳尖、肝、

腎、脾、胃穴。採用耳穴壓豆法，取王不留行籽數粒，方形膠布數塊，對準穴位貼牢，並施加壓力，以使患者感覺耳廓有酸、麻、脹、熱等感覺為宜。以後患者則每日自行按壓耳穴2～3次，7次為1個療程，1個療程結束後，休息1～2日，再進行下一個療程的治療。對於外感頭痛者，可配加耳尖穴；肝陽上亢型者，可配加肝穴；腎虛頭痛者，可配加腎穴；痰濁頭痛者，可配加脾、胃穴，以化痰健脾。

提示：①耳穴治療頭痛的作用機制可能是透過刺激耳廓周圍神經末梢，引起反射活動，直至起到調節作用而達到疏通經絡的目的。

②外感及肝陽型頭痛，按壓角度垂直於穴位處，可用重手法。腎虛型手法要輕，既按且揉，以壓丸不滾動為原則。

③該法對單側及雙側頭痛療效較好，對全頭痛療效較差；對病程短者療效較好，病程5年以上者則療效較差。

2.①全頭痛，即整個頭顱疼痛。主穴取耳尖、神門、皮質下、枕、顳、額、心、肝、腎、交感穴。臨證配穴：感染引起者，配加肺、腎上腺、對屏尖穴；高血壓者，配加肝陽或降壓溝、耳尖穴。在上述耳穴找出痛點1～3對，隨病情選擇治療方法。頭痛劇烈時用耳針強刺激，可透刺有關穴位（如枕透額穴，神門透腎穴等），以順時針方向捻針為主，留針時間宜長，可予留針1～24小時，或配合耳尖穴放血；或可用2%鹽酸普魯卡因注射液（過敏試驗陰性者）作耳穴注射，每日1或2次。對於疼痛輕微，病程較長者，可採用埋針法、壓丸法、貼磁法、耳針法、藥線

灸法等治療均可。耳針者，每日 1 次，每次留針 20～30 分鐘；藥線點灸者尚可在頭部的上星、百會、太陽、雙側風池、雙側攢竹穴處各點灸 1 壯配合治療，每日 1 次。也可於患者耳背上 1／3 近耳根部顯露的血管放血，出血量在 1 毫升以上，每週或隔週放血 1 次，5 次為 1 個療程。

②前頭痛，即前額部疼痛。主穴取額、神門、皮質下、胃、緣中穴。隨證配穴：由鼻竇炎引起者，配加內鼻、外鼻、腎上腺或對屏尖穴；發熱者，配加輪 3、輪 4、輪 5穴點刺放血，屈光不正引起者，配加眼或目 1、目 2；神經衰弱引起者，配加心、腎、緣中穴。治療方法同全頭痛。

③後頭痛，即枕後部疼痛。取枕、頂、膀胱、腎、腦幹、頸椎、神門、耳尖穴，高血壓者，配加降壓溝穴。治療方法同全頭痛。

④偏頭痛，即一側性頭痛。主穴取顳、肝、膽、交感、外耳、皮質下、神門、枕小神經點、腎穴。隨證配穴：發作與月經週期有關者，配加內分泌、緣中穴；伴噁心嘔吐者，配加胃、枕穴。治療方法同全頭痛。

⑤頭頂痛，即頭頂部疼痛。取頂、枕、膀胱、皮質下、神門穴。治療方法同全頭痛。

（3）取枕、顳、額、皮質下、神門、相應陽性點、交感穴，每次選 3～4 穴。施以中等度或較強刺激，並予留針30～60 分鐘。亦可加有電針療法，每日 1 次。每次取單側耳穴，兩耳交替進行。還可採用王不留行籽貼壓上述耳穴，並囑患者每日自行按壓數次。10 日為 1 個療程。

（4）取上耳根、神門、皮質下穴，施以耳穴毫針法，經行針得氣後，並予留針 30 分鐘，患者即可感覺疼痛緩

解。林芳運用該法曾治療簇集性頭痛患者 1 例，經施治 4
次獲癒。

　　（5）主穴取神門、腦幹、皮質下穴。隨證配穴：前額
及雙鬢角疼痛者，配加額、太陽穴；兩側及偏頭痛者，配
加太陽、肝、膽穴；巔頂疼痛者，配加頂、肝穴；枕後疼
痛者，配加枕、膀胱穴；風寒型者，配加肺、興奮點穴；
風熱型者，配加扁桃體穴；肝膽型者，配加肝、膽穴；腎
虛型者，配加腎、肝穴；氣血虧虛型者，配加心、脾穴；
痰濁型者，配加脾、肺穴。每次取主穴 2～3 穴，配穴 1 或
2 穴。取 2～3 毫米大小的冰片置於 0.6 公分 × 0.6 公分的
膠布上，然後黏貼於上述耳穴。並囑患者於每日三餐前及
睡前 30 分鐘各按壓貼穴 50 次。外感型頭痛患者黏貼雙
耳；內傷型頭痛患者黏貼單耳；頑固性頭痛患者在神門、
腦穴的耳背對應點上用冰片或王不留行籽貼壓。吳錫強運
用該法共治療頭痛患者 52 例，臨床治癒 34 例，顯效 10
例，好轉 8 例。治癒率達 65.38%，治癒、顯效率達
84.62%，經治患者全部獲效。

【調理】

　　（1）飲食宜清淡而富含維生素，少食刺激性食物，禁
菸忌酒。

　　（2）注意生活起居要有規律，保證睡眠充足。

　　（3）保持穩定情緒，避免情緒波動，精神緊張、焦
慮、鬱悶生氣。

　　（4）注意天氣變化，隨時增減衣服，避免發生感冒。

　　（5）適當參加醫療體育鍛鍊活動，以增強自身素質，
提高抗病能力。

第三節　面神經炎

【概述】

面神經炎為莖乳突內急性非化膿性炎症，引起的周圍性面神經麻痹的一種疾病，又稱為「貝耳麻痹」。臨床表現以一側表情肌癱瘓為特點，部分患者可自行緩解。本病病因目前尚未完全闡明，激發因素可能係風寒、病毒感染和自主神經不穩定而引起的局部神經營養血管痙攣，導致神經缺血水腫、脫髓鞘，甚至軸突變性等。

本病在任何年齡段均可發病，但以 20～40 歲最為多見，男性發生率多於女性，絕大多數為一側性面部表情肌癱瘓，雙側者較為少見，僅為 0.5%左右。

【症狀與體徵】

（1）本病通常呈急性發作，一側表情肌突然發生癱瘓，於幾小時內達到頂峰。

（2）部分患者在起病前幾日有同側耳後、耳內、乳突區的輕度疼痛，數日即見消失。或壓迫面神經部位時可產生不適的感覺。

（3）多數患者常於清晨洗臉、漱口時突然發現一側面頰動作不靈、嘴巴喎斜。

（4）病側面部表情肌完全癱瘓者，前額皺紋消失，眼裂擴大，鼻唇溝平坦，口角下垂，露齒時口角歪向健側。

（5）病側不能作皺額、蹙眉、閉目、鼓氣和撅嘴等動作。閉目時，因眼球轉向上方、外方而露出角膜下緣的鞏膜。鼓頰和吹口哨時，因患側口唇不能閉合而漏氣。進食

時，食物殘渣常滯留於病側的齒頰間隙內，並常有口水自該側淌下。淚點隨下瞼外翻，使淚液不能按正常引流而外溢。病側的眼輪匝肌反射減弱或消失，眼瞼震顫明顯減弱。

（6）除見有上述症狀外，還可因在面神經管中的被侵部位不同而出現一些其他的症狀。如面神經受損在莖乳突孔以上而影響鼓索神經時，尚有病側舌前 2/3 味覺障礙。如在發出鐙骨肌分支以上處遭受損害，則尚有味覺和聽覺過敏。膝狀神經節被累及時，除有面神經麻痺、聽覺過敏和舌前 2/3 的味覺障礙外，還有病側乳突部疼痛以及耳廓部和外耳道感覺遲鈍，外耳道或鼓膜疱疹，構成所謂的「亨特綜合徵」。此外，尚有部分患者的淚液分泌減少，病側面部出汗障礙，但此時無耳道內或鼓膜上的疱疹出現。

【望耳診病要點】

在面頰穴區常可見及陽性反應。

①急性期可見點狀或小片狀紅暈（彩圖 64，圖 11–10）；或毛細血管充血擴張（圖 11–11）。

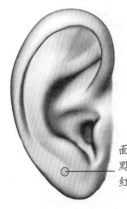

面頰穴區
點、片狀
紅暈

圖 11–10

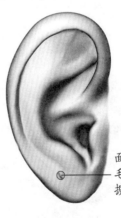

面頰穴區
毛細血管
擴張

圖 11–11

②靜止期可見及點狀或小片狀白色，邊緣可見及黯紅暈（彩圖65）。

③恢復期可見及皺褶，且（或）稍見及浮腫（圖11-12，彩圖66）。

【其他耳診法】

1. 耳穴捫診法

在面頰穴區，可捫及小結節或局部小凸起，且有柔軟感。

2. 耳穴染色診法

在肝、面頰、枕等穴區，可見及小點狀染色改變。

3. 耳廓觸壓診法或電探測法

可在肝、胃、面頰、皮質下、枕等穴區，觸壓及或探及敏感點。

【耳穴療法】（圖11-13）

（1）主穴取肝、口、眼、面頰、皮質下穴區；配穴取

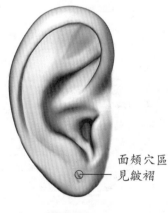

圖 11-12

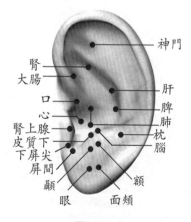

圖 11-13

腎上腺、脾、枕、額穴區。

①耳穴毫針法：每次選主、配穴各 2～3 穴，各穴輪換交替進行。每次取單側耳穴，兩耳交替使用。於敏感點進針，面頰穴區用透刺法，眼穴透向面頰穴區。施以強刺激捻轉瀉法行針，並予留針 30～60 分鐘。每日治療 1 次，10 次為 1 個療程，療程間相隔 5～7 日。

②耳穴壓丸法：每次主、配穴均取。找準敏感點壓丸，施以強刺激對壓手法，邊按壓邊囑患者主動或被動活動患側面肌，並囑患者每日自行按壓耳穴 3～4 次。每隔 3～5 日換壓另一側耳穴，直至恢復正常。

③耳背放血法：選患者患側耳背近耳輪處明顯的血管 1 支，經揉搓數分鐘後，使其充血，耳廓皮膚常規消毒後，用無菌手術刀尖劃破血管，流血 2～3 毫升，擦去血跡，以消毒敷料包紮，膠布固定。對於病情較輕，病程較短者，經放血 1 次可癒；對於病情較重，病程較長者，可放血 2～4 次。重複治療時，可於上次手術的耳背處，另選 1 支血管放血。兩次治療相隔時間 4～6 日。

④耳穴電刺激法：治療選穴與耳穴毫針法相同。選擇敏感點進針，根據虛實施以不同的補瀉手法，再將電針治療儀的輸出導線連接在毫針的針柄上，或直接用連接導線的耳穴夾夾住耳穴。用疏密波，電流強度急性期稍弱，恢復期稍強。每次通電治療 20～30 分鐘。隔日治療 1 次，7 次為 1 個療程，療程間相隔 5 日。

（2）取皮質下、面頰、額、眼、肺、肝、神門穴，每次選 4～6 穴。每次取單側耳穴，兩耳交替進行。也可在上述耳穴尋找敏感點。採用毫針刺法，施以輕或中等度刺激，

並予留針 30～60 分鐘，每日 1 次。亦可採用王不留行籽貼壓上述耳穴，並囑患者每日自行按壓數次。10 次為 1 個療程。

（3）辨證分型取穴治療面神經炎。主穴取肝、肺、大腸、口、眼、面頰區。隨證配穴：風寒襲表型者，配加神門、下屏尖穴；氣滯血淤型者，配加顳、皮質下穴；肝腎虧損型者，配加腎、屏間穴。每次選 6～8 穴。每次取單側耳穴，兩耳交替進行。採用耳穴毫針刺法，以 30 號 0.5 寸毫針按順時針方向捻轉進針，以局部出現熱、脹、麻、重感為度，並予留針 60 分鐘。留針期間，每隔 10 分鐘行針1 次。每日施治 1 次，10 次為 1 個療程。劉本立運用該法共治療面神經性癱瘓患者 24 例，臨床治癒 7 例，顯效11例，好轉 6 例。治癒率為 29.17%，治癒、顯效率達 75%，經治患者全部獲效。

【調理】

（1）治療期間，可配合用熱毛巾做濕熱敷貼，每次20 分鐘。

（2）注意適當休息，避免遭受風寒。

（3）注意保護好患眼，防止患眼因閉合不全致異物進入眼內。

第四節　肋間神經炎

【概述】

肋間神經炎，又稱為「肋間神經痛」。是由多種病因（如胸膜炎、肺炎、帶狀疱疹、肋骨骨折或骨折後繼發的

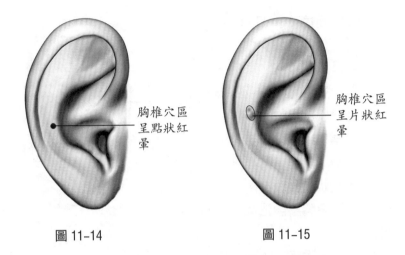

圖 11-14　　　　　　　　　圖 11-15

骨痂或骨膜炎、肋骨腫瘤、胸椎病變、主動脈瘤等）引起的肋間神經變性、無菌性炎症，從而出現疼痛的一種疾患。

【症狀與體徵】

（1）可見有各種引起肋間神經炎的疾病的各種臨床症狀和體徵出現。

（2）沿肋間神經分佈區的經常性疼痛，發作性增強。因深吸氣、咳嗽、打噴嚏而激發或加劇疼痛，疼痛性質如針刺、燒灼樣，有時呈束帶樣。

（3）肋間神經炎相應的肋骨邊緣有壓痛，脊柱點、外側點、前點為 3 個壓痛點。相應的皮膚有感覺過敏表現。

【望耳診病要點】

在胸、胸椎穴區可見及陽性反應。其陽性反應常呈點、片狀紅暈（圖 11-14，圖 11-15）；或穴區可見及毛細血管充盈（彩圖 67）。隨著疼痛程度的減輕，其紅色亦逐

漸變成灰黯色（圖11-16）。

【其他耳診法】

1. 耳穴捫診法

部分患者可在胸及胸椎穴區捫及條索狀反應物。

2. 耳穴染色診法

在胸、胸椎、神門穴區，可見及小點狀染色改變。

3. 耳廓觸壓診法或電探測診法

在胸、胸椎、神門、肝等穴區，可觸壓及或探及敏感點。

【耳穴療法】（圖11-17）

（1）主穴取胸、肝、神門穴；配穴取枕、皮質下穴。

①耳穴毫針法：每次選單側耳穴，兩耳交替進行。先在胸穴尋及敏感點，當刺及敏感點時，一般於數秒鐘內疼痛可立即減輕或消失，若無此即刻效應，說明尚未刺及敏感點，應出針另行選點施治或調整針刺方向。然後再如法針刺肝、神門穴。每日或隔日治療1次，6次為1個療程。

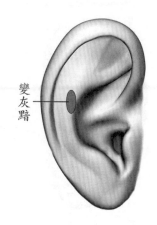

變灰黯

圖 11-16

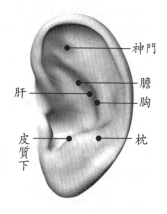

神門
膽
肝
胸
皮質下
枕

圖 11-17

②耳穴壓丸法：每次選單側耳穴，兩耳交替進行。先在胸穴尋找敏感點施行耳穴壓丸，施以強刺激對壓瀉法，

由輕至重按壓耳穴的同時，囑患者做深呼吸或咳嗽，一直按壓至疼痛明顯減輕或消失為止。再如法貼壓肝、神門、皮質下、枕穴。並囑患者每日自行按壓耳穴 3～4 次，每次均按壓至疼痛減輕或消失為止。隔日 1 次，6 次為 1 個療程。

③耳穴電刺激法：治療取穴及針法與耳穴毫針法相同。每次選單側耳穴，兩耳交替進行。在毫針針柄上連接電針治療儀的輸出導線或直接用帶有導線的耳穴夾夾在敏感點上，用密波或疏密波，電流強度以患者能耐受為度，每次通電治療 30 分鐘。每日或隔日治療 1 次，10 次為 1 個療程。

（2）取胸、膽、神門、相應陽性點，每次選 3～4 穴。每次取單側耳穴，兩耳交替進行。採用毫針刺法，施以中等度或較強刺激，並予留針 30～60 分鐘。每日治療 1 次。亦可採用王不留行籽貼壓上述耳穴，並囑患者每日自行按壓數次。10 次為 1 個療程。

【調理】

（1）注意合理飲食，少食辛辣等刺激性食物。

（2）保持穩定情緒，避免情緒波動，鬱悶生氣。

（3）做到勞逸結合，不疲勞過度。

第五節　坐骨神經痛

【概述】

坐骨神經痛是指沿坐骨神經通路及其分佈區域內發生的疼痛。即在腰部、臀部、大腿後側、小腿後外側等部位所產生的疼痛綜合徵。臨床上以疼痛由腰部、臀部或髖部

向下沿坐骨神經擴散至足部，呈持續性鈍痛，並發作性加劇為其主要臨床特徵。起病大多為急性或亞急性。常呈單側性發病，寒冷、潮濕、用力不當等為誘發因素，病程可達數年，甚至數十年。

坐骨神經痛可分為原發性和繼發性兩類。原發性坐骨神經痛，亦即坐骨神經炎，臨床上較為少見，其發生可能與感染和受寒有關。繼發性坐骨神經痛，根據病損部位的不同，可分為根性坐骨神經痛和幹性坐骨神經痛兩種。根性坐骨神經痛，臨床上較為多見，病變主要位於椎管內，以腰椎間盤突出引起者最為多見，其他諸如腰椎結核、腰椎管狹窄症、腫瘤椎管內轉移、腰椎關節炎等。幹性坐骨神經痛，病變主要在椎管外坐骨神經的行程上。可見於臀部外傷、髖關節炎、臀肌注射時位置不當、骶髂關節炎、盆腔內腫瘤、妊娠子宮壓迫等所引起。

【症狀與體徵】

（1）本病以青壯年男性多見，以單側發病者為多。

（2）典型的疼痛常始自腰部而向一側臀部及大腿後面、膕窩、小腿外側、足背等處放射，常呈燒灼樣或刀割樣疼痛。

（3）小腿及足部的感覺和肌力減退，拉塞格徵（直腿高舉徵）陽性，踝反射減退或消失。

（4）沿坐骨神經通路有壓痛。行走、活動及牽拉坐骨神經可使疼痛加重。根性坐骨神經痛的患者常因噴嚏、咳嗽、彎腰或震動時而使疼痛加劇。腰椎棘突間隙和橫突常有按痛；幹性坐骨神經痛的壓痛以臀部以下的坐骨神經通路最為明顯。

（5）為減輕疼痛，患者常取減痛姿勢。如睡時喜向健側臥，患側髖膝關節微屈；仰臥起坐時，患側膝關節屈曲；站立時，身體略向健側傾斜，病側髖關節處微屈而足跟不能著地；當坐下時，健側臀部先著椅等。

【望耳診病要點】

在坐骨神經穴區可見及陽性反應，疼痛嚴重者可見及點狀或小片狀紅暈，且有光澤；一般常見陽性反應為點狀或小片狀白色，邊緣可見及紅暈（圖11–18）；或可見及丘疹，且丘疹邊緣處還可見及黯紅色。有時亦可在臀穴區見及上述陽性反應（圖11–19，彩圖68）。

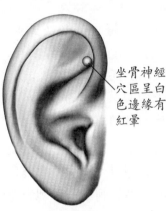

坐骨神經穴區呈白色邊緣有紅暈

圖 11–18

【其他耳診法】

1. 耳穴捫診法

可在臀、坐骨神經等穴區皮下捫及條索狀或凹凸不平感。

2. 耳穴染色診法

在神門、坐骨神經、腰骶椎穴區，可見出現點狀或小片狀染色改變。

3. 耳廓觸壓診法或電探測診法

可在坐骨神經、臀、髖、

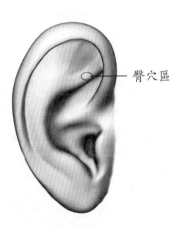

臀穴區

圖 11–19

膝、踝、神門、皮質下、肝等穴區，觸壓及或探及敏感點。

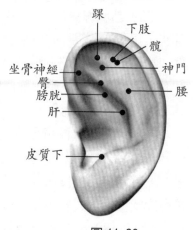

圖 11-20

【耳穴療法】（圖 11-20）

（1）主穴取坐骨神經、神門、肝穴；配穴取膀胱、臀、下肢（即髖→踝）、皮質下、腎穴。

①耳穴毫針法：每次主穴均取，配穴選 2～3 穴。先予針刺患側坐骨神經穴，用探針探及痛點時立即刺入，施以捻轉強刺激手法，使患者產生循經感傳，若誘導不出循經感傳，也應使患肢疼痛明顯減輕，否則應予出針另找敏感點針刺。若針刺患側的坐骨神經穴未獲得預期針感，則再加針刺對側的坐骨神經穴。一般只需針刺單側，隨後再針刺神門、肝等穴。並予留針 1～2 小時。留針期間，每隔 15 分鐘行針 1 次。每日治療 1 次，10 次為 1 個療程。

②耳穴壓丸法：每次選單側耳穴，兩耳交替進行。先在坐骨神經穴尋及敏感點後，將藥丸貼壓在敏感點上，採用重刺激對壓瀉法，行手法時注意誘導循經感傳，獲得疼痛即刻減輕或消失的療效。然後再貼壓神門、肝等穴區。並囑患者模仿醫者手法按壓 3～4 次。每日 1 次，10 次為 1 個療程。

③耳穴施灸法：治療取穴與耳穴毫針法相同，每次選單側耳穴，兩耳交替進行。可在耳穴毫針法的基礎上，在

其毫針針柄上施以艾條灸；亦可用線香在所選的耳穴上施灸。每日1次，10次為1個療程。該法對寒邪偏盛、得溫痛減者較為適宜。

④耳穴電刺激法：治療取穴與耳穴毫針法相同，每次選單側耳穴，兩耳交替進行。選擇敏感點進針，待獲得針感後，其毫針針柄上連接電針治療儀的輸出導線，也可直接用帶有導線的耳穴夾夾在敏感點上，用密波或疏密波，輸出強度以患者能耐受為度。每次通電治療30分鐘。每日或隔日治療1次，10次為1個療程。

（2）取腰、臀、下肢相應部位、肝、神門穴，每次選3～4穴。每次取單側耳穴，兩耳交替進行。採用毫針刺法，施以中等度或較強刺激，以局部出現疼痛、烘熱感覺為佳。並可加用電針療法，並予留針30～60分鐘。每日治療1次。亦可採用王不留行籽貼壓上述耳穴，並囑患者每日自行按壓數次。每日或隔日治療1次，10次為1個療程。

（3）取腰、臀、下肢、神門、肝穴。採用耳穴毫針刺法，毫針刺入後，予以留針15分鐘。留針期間，行強刺激手法1次，再予留針15分鐘，出針後用手指捻按耳穴片刻。巨寶琦運用該法共治療坐骨神經痛患者10例，臨床治癒9例，無效1例。

【調理】

（1）急性發作期間，宜臥床休息，以利於康復。

（2）注意保暖防潮，避免感受寒濕。

（3）工作、勞動做到勞逸結合，不過於疲勞。

（4）積極開展醫療體育鍛鍊活動，尤需注意加強腰肌鍛鍊。

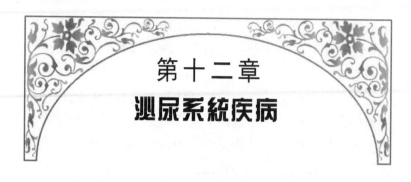

第十二章 泌尿系統疾病

第一節　腎病綜合徵

【概述】

　　腎病綜合徵，又稱腎小球腎病，簡稱腎病。是一組由多種原因引起的臨床綜合徵。是以高度浮腫、大量蛋白尿、低蛋白血症、血脂過高和尿中常有脂肪小體為主要特徵（三高一低）的泌尿系統疾病。

【臨床診斷要點】

　　（1）大量蛋白尿為突出表現（每日 3.5 克以上），尿蛋白基本上是小分子量的清蛋白，呈高度「選擇性」蛋白尿。

　　（2）迅速出現嚴重的全身水腫，甚至出現胸、腹腔積液。

　　（3）血漿蛋白含量顯著減低，清蛋白下降尤為明顯（常低於 3 克 / 升，可低於 1 克 / 升）。血漿蛋白電泳可見清蛋白，$\alpha1$ 及 γ-球蛋白下降而 $\alpha2$、β- 球蛋白的比例增高。

　　（4）高血脂症，血清總膽固醇明顯增高，可達 13.0

毫摩爾／升以上，甘油三脂亦明顯增高。紅細胞沉降率（血沉）升高。

（5）無明顯的血尿、高血壓、腎功能損害的臨床表現。

（6）需與原發性腎炎伴有腎病綜合徵、繼發性腎小球損害引起的腎病綜合徵、腎淤血引起的腎病綜合徵，以及因中毒、過敏等原因而引起的腎病綜合徵相鑒別。

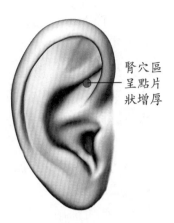

圖 12-1

【望耳診病要點】

（1）腎穴區可見及片狀淡紅暈（彩圖 69）。

（2）病程較長者，腎穴區可見及點、片狀增厚（圖 12-1）。點、片狀增厚越明顯，提示病情越嚴重，病程越長。

【其他耳診法】

1. 耳穴捫診法

腎穴區可捫及片狀增厚。

2. 耳穴染色診法

腎穴區可見及染色改變。

3. 耳廓觸壓診法或電探測診法

在腎穴區可觸壓及或探及敏感點。

【耳穴療法】（圖 12-2）

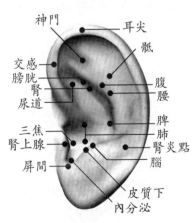

圖 12-2

（1）主穴取腎、交感、腎上腺、內分泌、脾、膀胱、腎炎點。隨證配穴：發熱者，配加耳尖穴放血；血壓高者，配加降壓溝放血。先找準敏感點4～5個，採用針刺法、埋針法、壓丸法均可，慢性者還可採用貼磁法。耳針法留針宜1～2小時。每日1次，7～10次為1個療程。

（2）治療急性腎炎。取脾、肺、腎、腹、腦、屏間、三焦、膀胱穴。每次取單側耳穴，兩耳交替進行。採用毫針刺法，施以中等度刺激，並可加用電針療法，每日施治1次。亦可採用王不留行籽貼壓相應耳穴，並囑患者每日自行按壓穴貼處數次，每週更換2～3次。10次為1個療程。亦可施以埋針法埋針。

（3）治療慢性腎炎。取脾、肺、腎、三焦、膀胱、腎上腺、內分泌穴，每次選3～5穴。每次取單側耳穴，兩耳交替進行。採用毫針刺法，施以輕或中等度刺激，每日施治1次；或採用王不留行籽貼壓相應耳穴，並囑患者每日自行按壓穴貼處數次，每週更換2～3次。亦可施以埋針法埋針。

（4）治療腎盂腎炎。取腎、屏間、三焦、膀胱、皮質下、尿道、神門、腰、骶穴，每次取單側耳穴，兩耳交替進行。急性者採用毫針刺法，施以較強刺激，可加用電針療法，每日施治1次。必要時行耳尖穴點刺放血1或2滴，7次為1個療程；慢性者在急性發作期間可採用上述治療，平常可用王不留行籽貼壓相應耳穴，並囑患者每日自行按壓穴貼處數次。每週更換2～3次，10次為1個療程。亦可採用埋針法埋針。

【調理】

（1）對於水腫明顯、血壓高者應忌鹽及限制飲水，輕度水腫可進少鹽飲食，血中尿素氮升高者給低蛋白飲食，不高且無水腫者，用普通飲食。

（2）注意適當休息，預防發生感冒。

第二節　泌尿系統感染

【概述】

泌尿系統感染，又稱「尿路感染」。是指細菌侵襲尿道、膀胱、輸尿管或腎臟而引起感染性疾病的總稱。最常見的致病菌為大腸桿菌，占 50%～80%，其次為副大腸桿菌、葡萄球菌、糞鏈球菌、變形桿菌、產鹼桿菌、克雷白桿菌、產氣桿菌，少數為綠膿桿菌，偶可見真菌、病毒、原蟲等。

泌尿系統感染是所有細菌感染中最為常見的感染之一。其發病率僅次於呼吸道感染。感染途徑一般有四條：上行感染最為常見，其次為血行感染、淋巴感染和腎鄰近組織和臟器病灶炎症直接蔓延。

發病率女性較男性高，女性妊娠期、分娩後數日、2歲以下用尿布的嬰兒均為高發病時期。

泌尿系感染從感染的部位不同，可分為上泌尿道感染和下泌尿道感染兩種。上泌尿道感染主要的疾病是急性腎盂腎炎、慢性腎盂腎炎、和輸尿管炎；下泌尿道感染主要的疾病是膀胱炎和尿道炎。下泌道感染可單獨存在，而上泌尿道感染則往往伴發下泌尿道炎症。病變越接近腎臟，其危害也就越大。

【症狀與體徵】

（1）膀胱刺激徵（亦稱為尿道刺激徵，其常見症狀為：尿頻、尿急、尿痛，排尿不暢，下腹墜脹等）是本病的共同症狀。

（2）當急性腎盂腎炎時，可有發熱，寒戰，頭痛，噁心，嘔吐，乏力等表現，腎區叩擊痛，肋腰點有壓痛。

（3）當患慢性腎盂腎炎時，可有長期發熱、尿道感染的病史，低熱，乏力，腰酸等表現。

（4）當患膀胱炎時，會陰部或恥骨上區有疼痛或壓痛，尿渾濁或血尿，血尿和膀胱刺激徵在排尿終末時最為明顯，全身症狀較少或不明顯，腎區無叩擊痛。

（5）當患尿道炎時，男性的主要症狀是尿道分泌物增多，且多為膿性或黏液狀，而女性則分泌物較少。男女都有膀胱刺激徵或血尿，男性尤甚。會陰部、恥骨上常有鈍痛，而慢性尿道炎症狀則不很明顯。

【望耳診病要點】

在泌尿系區域、範圍內的罹患穴區（如腎、輸尿管、膀胱、尿道等穴區），可見及各種不同的陽性反應（如脫屑、結節及色斑等）。

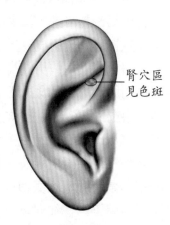

腎穴區
見色斑

1. 慢性腎盂腎炎患者

在腎穴區可見及陽性反應（彩圖 70，圖 12-3）。

2. 輸尿管急、慢性炎症患者

在輸尿管穴區可見及陽性反

圖 12-3

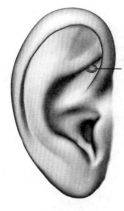

輸尿管穴
區見結節

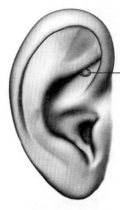

腎、膀胱
穴區可見
及結節

圖 12-4　　　　　　　　圖 12-5

應（圖 12-4）。

3. 輸尿管急性炎症患者

在輸尿管穴區可見及紅斑（彩圖 71）。

4. 膀胱有急、慢性炎症患者

在膀胱穴區可見及陽性反應（彩圖 72，彩圖 73）。

5. 急、慢性尿道炎患者

在尿道穴區可見及陽性反應（彩圖74）。

6. 腎盂、膀胱皆有急、慢性炎症患者

在腎、膀胱穴區範圍均可見及陽性反應（圖 12-5）。

7. 腎盂、輸尿管、膀胱均有慢性炎症患者

在腎、輸尿管、膀胱穴區，均可見及結節（彩圖 75）。

【其他耳診法】

1. 耳穴捫診法

根據罹患病變部位的不同，可在腎或輸尿管或膀胱或

尿道等穴區捫及小結節。

2. 耳穴染色診法

根據罹患病變部位的不同，可在腎或輸尿管或膀胱或尿道等穴區見及染色改變。

3. 耳廓觸診法及電探測診法

根據罹患病變部位的不同，可在腎或輸尿管或膀胱或尿道等穴區，觸壓及或探及敏感點。

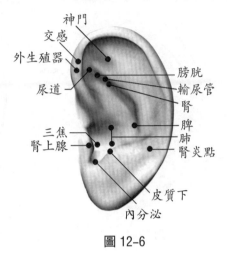

圖 12-6

【耳穴療法】（圖 12-6）

（1）主穴取腎、尿道、膀胱、外生殖器、內分泌、腎上腺穴。配穴：腎盂腎炎者，配加腎炎點、脾穴；急性腎盂腎炎者，配加肺、三焦穴；尿道炎者，配加輸尿管、三焦穴；膀胱炎者，配加輸尿管、皮質下穴；發熱者，配加耳尖穴放血。可選用耳針法、埋針法等施治。每次選敏感點 3～5 個。急性期刺激宜強，耳針留針 1 小時以上，每日 1 或 2 次，也可用青黴素或鏈黴素溶液（均需先做過敏試驗，陰性者方可使用）做耳穴注射。

提示：耳穴療法對消除膀胱刺激徵療效頗佳，對尿液的異常及全身症狀也有改善和治療作用。慢性腎盂腎炎往往遷延日久，反覆發作，治療要堅持，並需注重消除誘發感染的各種因素，如注意陰部清潔衛生，配合治療糖尿病、腎石症及尿路梗阻等病症。

（2）治療尿道炎。取腎、膀胱、尿道區、皮質下、交感、神門、敏感點，每次選3～4穴。採用毫針刺法，施以中度或較重度刺激，並予留針30分鐘。亦可採用王不留行籽貼壓耳穴。實證者可每日治療1或2次；虛證者每日治療1次或隔日治療1次，10次為1個療程。

（3）治療膀胱炎。取腎、膀胱、尿道區、皮質下、交感、神門、敏感點，每次選3～4穴。採用毫針刺法，施以中度或較強度刺激，並予留針30分鐘。亦可採用王不留行籽貼壓耳穴。實證者可每日治療1或2次；虛證者每日或隔日治療1次，10次為1個療程。

【調理】

（1）急性期間宜多飲水，勤排尿；慢性期間飲水量則應酌減。

（2）飲食宜清淡，忌食生薑、芡實、大茴香、蚶子、辣椒、狗肉等辛辣溫陽、助濕生熱之品，禁菸忌酒。

（3）注意天氣變化，及時增減衣服，避免發生感冒。

（4）注意適當休息，急性期間禁行房事。

第三節　慢性前列腺炎

【概述】

前列腺炎有急、慢性之分。慢性前列腺炎，是指前列腺非特異性感染所致的慢性炎症性疾病。慢性前列腺炎少數是由急性轉變而來，但絕大多數患者未曾經過急性階段，是直接由細菌或其他微生物（如支原體等）感染而引起的慢性炎症，常伴有精囊炎，亦稱為前列腺精囊炎。

【症狀與體徵】

1. 症狀

（1）排尿異常：尿頻，尿急，排尿不盡感、尿道灼熱感，尿初或尿末澀痛，疼痛常放射至陰莖頭和會陰部。便後或尿末尿道口常有白色分泌物滴出。

（2）疼痛：常在腰骶部、會陰部、恥骨上、腹股溝、睪丸和精索等處發生隱痛不適，疼痛偶可向腹部放射，或股以下膝以上均有不同程度的反射性疼痛。

（3）性功能紊亂：表現為性慾亢進或低下，遺精、早洩、射精疼痛和陽痿等。個別患者有血精或因輸尿管道炎症而使精子活動力減退，從而導致不育的。

（4）精神、神經症狀：精神抑鬱，憂愁思慮，煩躁不安，失眠，健忘，多夢，甚至恐懼、焦慮、憤怒、自卑，嚴重者，常可有自殺的傾向。

（5）其他症狀：主要有疲倦乏力，腰膝酸軟，頭暈耳鳴，大便秘結或溏薄等，以及由於細菌毒素所引起的變態反應症狀，如結膜炎、虹膜炎、關節炎、神經炎等繼發症狀。

2. 體徵　前列腺表面不很規則，質地不均勻，並可有結節出現，有時可有一側腺體或整個腺體均腫大，質地較軟，可有輕度壓痛等。

【望耳診病要點】

在艇角（前列腺）穴區可見及脫屑、小結節。

【其他耳診法】

1. 耳穴捫診法

在艇角（前列腺）穴區，可捫及小結節。

2. 耳穴染色診法

在艇角（前列腺）穴區，可見及染色改變。

3. 耳廓觸診法及電探測診法

在艇角（前列腺）穴區，可觸壓及或探及敏感點。

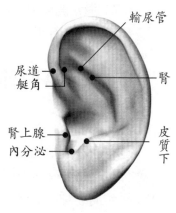

圖 12-7

【耳穴療法】（圖 12-7）

取艇角（前列腺）、尿道、腎、內分泌、皮質下、腎上腺等穴，每次選 3～4 穴。施以耳穴貼壓法，採用王不留行籽黏貼耳穴，並囑患者每日自行按壓 4～6 次，每次每穴按壓 3～5 分鐘。每隔 2～3 日更換 1 次。筆者運用該法共治療慢性前列腺炎患者 78 例，臨床治癒 55 例，顯效 9 例，有效 11 例，無效 3 例。治癒率達 70.51%，治癒、顯效率達 82.05%，總有效率達 96.15%。

【調理】

（1）急性期間應臥床休息，禁止做前列腺按摩。

（2）飲食宜清淡而富於營養，多進食新鮮蔬菜、時鮮瓜果，多飲水，戒菸忌酒，禁食辛辣、炙煿、肥甘、油膩的食物，保持大便通暢。

（3）生活有規律，起居有常，戒除手淫，節制房事，不縱欲。

（4）調理好情志，不發怒，不鬱悶，避免情緒激動。

（5）注意休息，做到勞逸結合，不過度疲勞。

（6）注意天氣變化，避免感受寒涼。

（7）適當開展醫療體育鍛鍊活動，不宜久坐不動，也不宜長時間騎自行車。

第四節　遺尿症

【概述】

遺尿症，又稱為夜尿症、遺溺症，俗稱為尿床。是指3歲以上的兒童夜間睡眠時，小便自遺於床上，待醒後方才感覺到的一種疾患。若3歲以內幼兒，由於生理上經脈未盛，氣血未充，臟腑未堅，智力未全，對排尿的自控能力較差；學齡兒童也可常因遊戲過度，精神疲勞，睡前多飲等原因，亦可偶然發生遺尿的，這些都不屬於病態表現。

遺尿症多見於10歲以下的兒童，偶可延至12～18歲的。國內有人對學齡前及學齡期兒童調查，其發病率為5%～12%，其中男孩的發病率較女孩為高。

【臨床診斷要點】

（1）3週歲以上的兒童，經常性夜間睡覺之時小便自遺，醒後方覺。

（2）症狀輕者，數夜遺尿1次，症狀重者每夜1次或發生數次，可持續數月之久，有的消失後又反覆再次出現，還有持續數年直至性成熟前才自然消失的。

（3）詳細做體格檢查，神經系統、泌尿系統檢查，以排除由於軀體缺陷或其他器質性疾患所引起的遺尿以及偶然遺尿者。

【望耳診病要點】

在腎、膀胱或肝穴區，多可見及陽性反應。

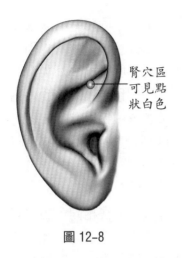

圖 12-8

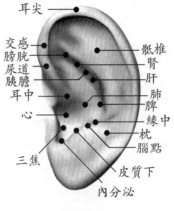

圖 12-9

①腎氣不足型者，在腎、膀胱穴區，可見及點、片狀白色或黯灰色（見圖12-8）。

②肝膽火旺型者，在肝穴區可見及點狀紅暈，且有光澤。

【其他耳診法】

1. 耳穴捫診法

腎氣不足型者，在腎穴區可捫及輕度凹陷。

2. 耳穴染色診法

在腎、膀胱、三焦等穴區，可見及小點狀染色改變。

3. 耳廓觸壓診法或電探測診法

在腎、膀胱，或肝、胰膽、神門等穴區，可觸壓及或探及敏感點。

【耳穴療法】（圖12-9）

（1）主穴取腎、膀胱、皮質下、肝穴；配穴取胰膽、緣中、枕、內分泌、耳中、耳尖穴。

①耳穴毫針法：因腎氣不足、下元不固所致的遺尿症者，選腎、膀胱、皮質下、緣中、內分泌、耳中穴；因肝膽火旺所致的遺尿症者，選腎、膀胱、肝、枕、耳尖穴。每次選單側耳穴，兩耳交替進行。先用探針探準敏感點後，在敏感點進針後，接上電針儀導線，採用疏密波。腎氣不足者，電流強度以耳穴處有麻脹感即可；肝膽火旺者，以患者能耐受為度。並予留針 30 分鐘，每 1～2 日治療 1 次，10 次為 1 個療程。

②耳穴壓丸法：治療選穴與耳穴毫針法相同。每次選單側耳穴，兩耳交替進行。對因腎氣不足、下元不固所致的遺尿症者，採用輕柔按摩手法；對因肝膽火旺所致的遺尿症者，施以強刺激對壓手法。每 2～3 日治療 1 次，10 次為 1 個療程，療程間相隔7 日。

（2）治療小兒遺尿症。取心、腎、膀胱、皮質下、骶椎、腦點，每次選 4～5 穴。每次取單側耳穴，兩耳交替進行。採用王不留行籽貼壓，使耳部出現烘熱、脹痛為度。並囑患者每日自行按壓數次，每 3 日更換 1 次，10 次為 1 個療程。

（3）取雙側腎、雙側膀胱穴，採用一次性使用 1 毫升注射器套接 4.5 號或 5 號皮試注射針頭，抽取維生素 B_{12} 注射液 0.1 毫克（1 毫升）。耳廓皮膚常規消毒後，每穴注射上述藥液 0.1～0.2毫升。每週注射 2 次，5 次為 1 個療程。吳家慶運用該法共治療幼兒遺尿症 298 例，臨床治癒 235 例，顯效 55 例，無效 8例。治癒率達 78.86%，總顯效率達 97.32%。

（4）治療幼兒遺尿症。主穴取腎、心、膀胱、皮質

下、骶椎、腦點穴。隨證配穴：食慾不振者，配加脾穴；尿路感染者，配加內分泌穴；尿頻者，配加尿道穴；因睡眠過深、大腦自控功能失調者，配加耳尖穴。施以耳穴貼壓法，將王不留行籽用膠布黏貼於所取的耳穴上，並用手指按壓，以使患者感覺酸、熱、脹、痛感。兩耳交替貼壓，每隔 5 日更換 1 次，4 次為 1 個療程。

【調理】

（1）應徹底解除患兒的心理負擔和緊張情緒，樹立治療信心，消除自卑、怕羞心理。

（2）保持情緒穩定，避免精神刺激，嚴禁斥責、體罰。

（3）培養良好生活習慣，糾正貪玩惡習。避免疲勞過度；晚間限制進水量，晚餐少進流質飲食；睡前儘量排盡小便，取側臥睡覺，定時喚醒患兒，讓其起床小便。

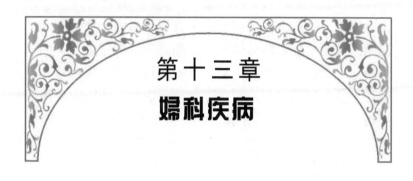

第十三章
婦科疾病

第一節　月經不調

【概述】

月經不調是婦科極為常見的一種疾病。是在沒有內生殖器器質性病變的情況下，月經的週期、經量、經色和經質等發生改變並伴有其他症狀的病症。其中包括有：月經先期、月經後期、月經先後無定期、經期延長、月經過多、月經過少等多種疾患。是一組月經異常的總稱。

現代醫學中的部分功能性子宮出血、子宮肌瘤、生殖系統某些炎症所致的月經異常等，亦屬本證的範疇。

【臨床診斷要點】

（1）凡月經的週期、經量、經色、經質等出現異常者，均可診斷為月經不調。

（2）月經提前或錯後 7 日以上者，稱月經先期或月經後期。

（3）月經時前時後，沒有規律，超過正常週期 7 日以上者，稱月經先後無定期。

（4）行經時間超過 7 日，或出血量超過正常一倍以上者，稱月經過多。

（5）經期短於 2 日，或出血量少於正常一半以下者，稱月經過少。

（6）應排除早孕、哺乳期、更年期綜合徵等所引起者。

【望耳診病要點】

（1）根據月經不調的不同類型，在內生殖器穴區可見及各種不同的陽性反應。

①一般患者常可見及點、片狀紅暈（圖 13-1，圖 13-2）；或可見及脂溢性脫屑（圖 13-3，彩圖 76）；或見

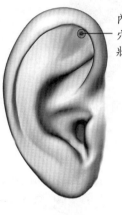

內生殖器穴區見點狀紅暈

圖 13-1

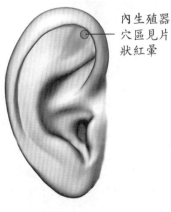

內生殖器穴區見片狀紅暈

圖 13-2

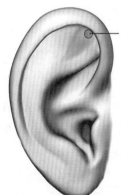

內生殖器穴區見脂溢性脫屑

圖 13-3

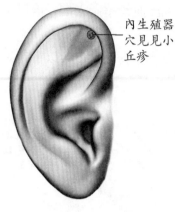

內生殖器
穴見見小
丘疹

圖 13-4

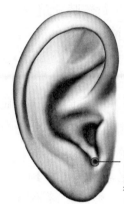

內分泌穴
區見小片
狀黯紅色

圖 13-5

及小丘疹（圖 13-4）；或見及小丘疹、黯紅色紅暈等混合性改變（彩圖 77）。

②部分患者還可見及小血管呈網狀擴張（彩圖 71）。

（2）內分泌穴區可見及點狀或小片狀黯紅色（圖 13-5）。

（3）腎穴區可見及點狀或小片狀淡紅色或白色（圖 13-6）。

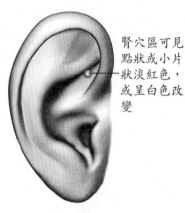

腎穴區可見
點狀或小片
狀淡紅色，
或呈白色改
變

圖 13-6

（4）月經過多的婦女，行經期間，內生殖器穴區可見及鮮紅色（圖 13-7）。行經前，整個三角窩區域可見及呈血疱樣改變。

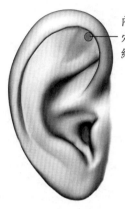

內生殖器
穴區呈鮮
紅色改變

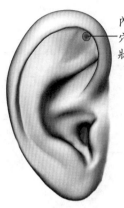

內生殖器
穴區呈片
狀黯紅暈

圖 13-7　　　　　　　　圖 13-8

（5）眼泡顏色常呈黧黑樣改變（但妊娠斑以及由其他疾病所引起的眼泡黧黑應除外），且可見上、下眼瞼呈紫色樣改變。

（6）①月經先期因血熱者，在內生殖器穴區可見及點片狀鮮紅暈；氣虛者，在內生殖器穴區可見及點片狀黯紅暈（圖 13-8）。

②月經後期屬虛證者，在內生殖器穴區可見及點狀蒼白色或有脫屑；因氣滯血淤者，在內生殖器穴區可見及黯紅色，且還可見及脫屑（彩圖 78）。

【其他耳診法】

1. 耳穴捫診法

在內生殖器穴區，可捫及粗糙不平。

2. 耳穴染色診法

在內生殖器穴區、內分泌、肝等穴區，可見及點狀染色；虛證者，腎穴區亦可見及點狀染色。

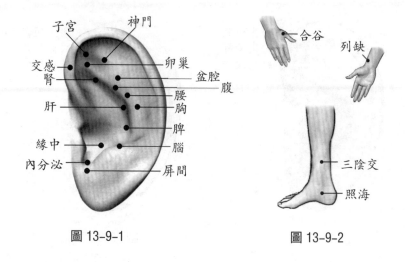

圖 13-9-1　　　　　　　　圖 13-9-2

3. 耳廓觸壓診法或電探測法

　　一般患者可在內生殖器、內分泌穴區觸壓及或探及敏感點。虛證者在腎穴區，實證者在肝等穴區可觸壓及或探及敏感點。

　　【耳穴療法】（圖 13-9-1，圖 13-9-2）

　　（1）主穴取子宮、內分泌、卵巢穴；配穴取肝、脾、腎、腹、緣中、胸穴。可兩耳同時治療，亦可雙耳交替使用。治療時除選用主穴外，可根據需要選用配穴。最好先在相應穴位找到敏感點，在該處治療最好。可採用耳穴壓丸法、耳針法、撤針法或鐳射照射法治療。如用針刺法治療，治療前則一定要嚴格消毒，5 次為 1 個療程，療程間休息 1 週後，再行下 1 個療程的治療。

　　提示：①治療月經不調，以每一月經週期為 1 個療程，故治療多在行經期間。一般要求連續治療 3 個療程。經治療後若 3 個月經週期正常可予停診，故要求患者堅持

全療程的治療。

②應用耳針治療的同時，亦可配合體針療法，如選用合谷、三陰交、列缺、照海等穴，或根據臨床辨證選用腧穴。

（2）取卵巢、緣中、內分泌、腎、肝、脾穴。選用埋針法、壓丸法、耳針法、貼磁法等治療均可。月經後期和月經先後不定期、過少者，於正常期前 10 日開始治療，至月經來潮時停止；月經先期者於上一次月經時間的前 5 日開始治療，至月經來潮時停止；月經過多者，可在經期前 5 日開始治療，亦可在行經期治療，至行經結束停止。以上各種類型均應持續用數個月經週期，直至月經正常為止。若屬於中醫認為的氣、血虛或腎虛所致的月經不調者，平素宜取內分泌、肝、腎、脾穴壓丸治療。一般需經治療 3～6 個月經週期可獲痊癒。

（3）治療月經先期。取子宮、內分泌、卵巢、肝、脾、腎穴，每次選 2～3 穴。採用毫針刺法，施以中等度刺激，並予留針 15～20 分鐘。隔日施治 1 次。亦可施以耳穴埋針法。

（4）治療月經後期。取子宮、卵巢、腎、肝、內分泌、皮質下、盆腔、脾穴，每次選 2～4 穴。每次取單側耳穴，兩耳交替進行。採用毫針刺法，施以捻轉手法，並予留針 15～20 分鐘，每日施治 1 次。亦可採用耳穴壓丸法或埋針法施治，每 2～3 日更換 1 次。

（5）月經先後無定期。取子宮、卵巢、盆腔、腎、肝、屏間、腦穴，每次選 2～4 穴。採用毫針刺法，施以中等度刺激捻針，並予留針 15～20 分鐘。每日施治 1 次。

（6）治療月經過多。取子宮、盆腔、心、脾、腎、內分泌、神門穴，每次選 2～5 穴。採用毫針刺法，施以中等度刺激，並予留針 15～30 分鐘。每日施治 1 次。

（7）治療月經過少。取子宮、心、脾、腎、盆腔、神門、內分泌、交感穴，每次選 2～5 穴。採用毫針刺法，施以中等度刺激，並予留針 15～20 分鐘。每日施治 1 次。

【調理】

（1）飲食宜清淡而富於營養，忌食生冷或刺激性食物。

（2）注意適當休息，減輕體力勞動，農村婦女不下濕地幹活。

（3）注意經期衛生，避免生水、冷水洗滌下身，禁行房事。

（4）保持情緒穩定，精神不受刺激，避免鬱悶生氣。

第二節　乳腺囊性增生病

【概述】

乳腺囊性增生病，又稱「慢性囊性乳腺病」，簡稱「慢性乳腺病」，俗稱「乳房小葉增生病」。是指乳腺間質或小葉實質發生非炎性的、散在的、結節樣良性增生病變。常見於 25～40 歲的婦女。一般來講，青春期多為乳房小葉增生，哺乳後期多為乳腺導管增生，更年期多為乳房囊性增生。

發病原因目前尚未完全明確，可能與卵巢功能失調，黃體素分泌減少或雌激素相對增多等有關。主要的病理改

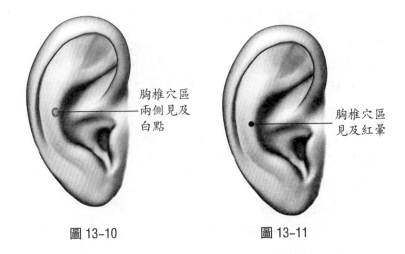

胸椎穴區
兩側見及
白點

胸椎穴區
見及紅暈

圖 13-10   圖 13-11

變為乳腺管和腺泡的囊性擴張、上皮增生。有人認為少數
患者可發生惡變，故把它看成是癌前期病變，臨床應予高
度警惕。

【症狀與體徵】

（1）乳房脹痛，尤其在月經期前或月經期間，其表現
則更為突出。

（2）單側或雙側乳房同時或相繼出現多個結節，與周
圍組織分界不清，且常伴有輕度壓痛，表面不很光滑，質
韌而不硬，與皮膚和基底無粘連表現，腋窩淋巴結不見腫
大。

【望耳診病要點】

（1）胸椎穴區兩側周圍處，常可見及白點（彩圖
19，圖 13-10）；且其白點邊緣處，常可見及紅暈或黯灰
色（圖13-11）。

（2）胸椎穴區兩側周圍處，或可見及條索狀（彩圖

79）或結節狀隆起（彩圖80）。

【其他耳診法】

1. 耳穴捫診法

在胸椎、乳腺（位於胸椎穴上方，前後兩穴，與胸椎穴成等邊三角形）穴區可捫及小結節。

2. 耳穴染色診法

在胸椎、乳腺穴區，可見及染色改變。

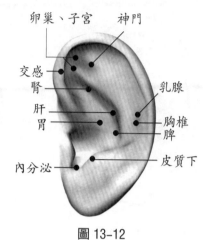

圖 13-12

3. 耳廓觸診法及電探測診法

在胸椎、乳腺穴區，可觸壓及或探及敏感點。

【耳穴療法】（圖 13-12）

（1）主穴取內分泌、乳腺穴；配穴取肝、胃、脾、腎穴。採用耳穴壓丸法，局部皮膚常規消毒後，將王不留行籽固定於所取的耳穴上，拇、示（食）兩指分別置於耳穴內外兩側進行揉按，直至耳部出現潮紅、發熱。一般於月經前半個月開始治療，每隔3日換藥1次，每日按揉3次，每次15分鐘，連續治療3個月經週期。對於肝鬱氣滯型者，可配加肝穴。痰濁凝結型者，可配加脾、胃穴，以健脾和胃、化痰散結。肝腎陰虛型者，可配加肝、腎穴，以滋補肝腎。

提示：①本病與內分泌功能紊亂、黃體素分泌減少、雌激素分泌相對增多有關。

②本病宜早期治療，方能取得較佳療效。腫塊小，散

發者，效佳；腫塊大者，其效不顯，但伴隨症狀可獲緩解。

　　③本病與情志有關，平素性情鬱悶者多發，且經治癒後，易見復發。

　　（2）取乳腺、內分泌、肝、神門穴。採用耳針法、壓丸法、埋針法、藥線點灸法治療均可。病變位於單側者，可雙耳交替取穴；雙側病變者，兩耳同時取穴。應用針刺法治療者，每日 1 次，每次留針 2～3 小時，10 次為 1 個療程。也可在每次月經前10日開始針刺，至月經來潮時停止。治療 3～6 個月經週期為 1個療程。採用壓丸法、埋針法治療者，可用藥線點灸腫處「梅花點」以配合治療，每日 1 次或隔日 1 次。

　　（3）取內分泌、胸椎穴，每次取單側耳穴，兩耳交替進行。採用毫針刺法，施以中等度刺激，並予留針 15～20 分鐘。每日施治 1 次。

　　（4）取交感、內分泌、皮質下、乳腺、卵巢、子宮、肝穴，施以耳穴貼壓法，採用王不留行籽用傷濕止痛膏黏貼固定於所取耳穴，然後用拇、示（食）兩指分別置於耳穴內外兩側進行按揉，直至耳廓潮紅、發熱為止。每日按揉 3 次，每次施治 15 分鐘。一般於月經前半個月開始治療，每隔 3 日換貼 1 次，連續治療 3 個月經週期。沈志忠運用該法共治療乳腺小葉增生症患者 35 例，臨床治癒 18 例，好轉 9 例，無效 8例。治癒率達 51.43%，總有效率達 77.14%。

　　（5）取胸椎、內分泌、胃、心、神門、肝、脾等耳穴，施以耳穴貼壓法，採用王不留行籽用膠布貼壓耳穴，黏貼後，並囑患者每日自行按壓 5 次，3 日後換貼對側耳

穴。另配合手法復位、旋轉胸椎治療。馬進喜運用該法共治療乳腺結構不良患者 41 例，顯效24例，有效 11 例，無效 6 例。顯效率達 58.54%，總有效率達85.37%。

【調理】

（1）飲食宜清淡，應多進食富含維生素的食物，忌食辛辣刺激性食物及其他「發物」。

（2）保持情緒樂觀，精神愉快，注意做好患者的思想工作，解除患者的精神負擔，避免鬱悶生氣。

第三節　女性不孕症

【概述】

女子結婚後，夫婦同居三年以上，配偶生殖功能正常，夫婦性生活正常，未避孕而又未妊娠者，稱為「女性不孕症」。如婚後從未妊娠者，稱為「原發性不孕」；如曾妊娠過，以後三年以上未避孕而不再懷孕者，稱為「繼發性不孕」。

引起女性不孕症的原因較為複雜，主要是由於內分泌功能失調、排卵功能障礙、生殖器官炎症、腫瘤、子宮內膜異位症、免疫異常和子宮發育不良等原因，引起女性卵子發育、排卵、受精、種殖或男性生精、輸精中的任何一個環節發生障礙而造成。

【望耳診病要點】

（1）在盆腔穴區三角窩區域範圍內，常可見及紅點或紅斑，黯灰色，或灰白色，片狀或點狀增厚、脫屑（圖13-13）等多種形態改變。

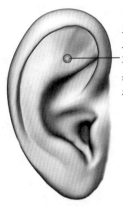

盆腔穴區
三角窩內
有紅白點
狀或片狀
增厚

圖 13-13

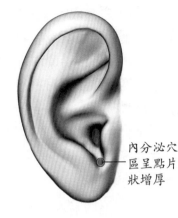

內分泌穴
區呈點片
狀增厚

圖 13-14

（2）在內分泌穴區常可見及紅色或黯紅色（彩圖11），或見及淡紫色，或見及白色，或見及灰白色或灰色；或呈點、片狀增厚（圖13-14）等形態改變。

【其他耳診法】

1. 耳穴捫診法

在內分泌穴區可捫及點、片狀增厚。

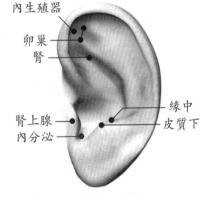

內生殖器
卵巢
腎
腎上腺
內分泌
緣中
皮質下

圖 13-15

2. 耳穴染色診法

在內分泌穴區可見及染色改變。

3. 耳廓觸壓診法或電探測診法

在內分泌穴區可觸壓及或探及敏感點。

【耳穴療法】（圖 13-15）

（1）主穴取內生殖器、內分泌、卵巢、緣中、腎穴。配穴：罹患生殖器炎症者，配加腎上腺穴。採用壓丸法、埋針法、耳針法治療均可，於每次月經淨後開始治療，施以中等度刺激，至月經後 16 日停止，如此連續治療 3～6 個月經週期。

提示：婦女每次行經淨後的 10～16 日屬排卵期，此階段若適當同房，隔日 1 次為佳，不宜過頻或過稀，這樣可增加受孕機會。

（2）取內分泌、腎、內生殖器、皮質下穴，每次選 2～3 穴。採用 28 號 0.5 寸毫針刺入，施以中等度刺激，每日施治 1 次。亦施以耳穴埋針法或壓丸法治療。

【調理】

（1）保持情緒穩定，心情舒暢，切勿急躁、憂愁、煩惱。

（2）注意經期衛生，保持外陰部清潔，如有月經不調、帶下等病，應及時治療。

（3）積極開展醫療體育鍛鍊活動，增強身體素質。

（4）節制性慾，養蓄精氣，掌握排卵日期，以利於受精。

第四節　經前期緊張綜合徵

【概述】

經前期緊張綜合徵是指月經來潮前 7～10 日，部分婦女伴見出現生理上、精神上及行為上的改變，如頭痛、乳房脹痛、全身乏力、緊張、壓抑或易怒、煩躁、失眠、腹

痛、水腫等一系列症狀。直接影響了正常的生活、工作和學習，其月經來潮後即自然消失的一組綜合徵。目前認為本病是一種心理神經內分泌疾患，其發病原因目前尚未完全清楚，臨床診斷亦無統一的標準。

【症狀與體徵】

1. 症狀

經前 7～10 日開始出現症狀，且日漸加重，直至月經來潮後則症狀消失，較重者可遷延較久。

（1）精神症狀：出現不同程度的乏力，精神緊張、抑鬱、憂慮、煩躁，易於激動，甚至無原因的哭泣或大怒，情緒不穩定，注意力不集中，失眠，或反應遲鈍、性情孤僻。

（2）乳房脹痛：乳房腫脹疼痛，甚至乳頭刺痛，觸摸時更甚。

（3）水腫：月經前的體徵明顯增加，常見手指、踝部及眼瞼或全身浮腫，嚴重者可見腹壁明顯水腫。

（4）疼痛：月經前出現明顯的頭痛、下腹部疼痛，腰骶部及周身酸痛。

（5）月經失調：常為經行不暢，經量或多或少，經期延長。

（6）其他症狀：①胃腸道症狀：腹脹、噁心、嘔吐、腹瀉、食慾不振或食慾增加、嗜甜食。②皮膚症狀：滲出性皮炎、蕁麻疹及痤瘡樣瘡等。③黏膜病變：如舌炎、頰部黏膜潰瘍，偶有外陰潰瘍陰道痛癢等。

2. 體徵

有浮腫者，可見顏面及下肢凹陷性水腫；乳房脹痛明顯者，檢查時可發現乳房觸痛性結節；經前有黏膜變化

者，可有口腔潰瘍；皮膚可見蕁麻疹或座瘡樣瘡。

【望耳診病要點】

在神門、內分泌等穴區多可見及陽性反應。①經行水腫者，在上述穴區可見及小片狀腫起。②經行情志異常者，在上述穴區可見及點狀或小片狀白色，且邊緣可見及紅暈。

【其他耳診法】

1. 耳穴捫診法

經行水腫者可在神門、內分泌穴區捫及小片狀柔軟狀物，經行情志異常者可捫及粗糙不平。

2. 耳穴染色診法

可在神門、肝、腎、內分泌等穴區，可見及小點狀染色。

3. 耳廓觸壓診法或電探測診法

可在神門、肝、腎、脾、內分泌等穴區，觸壓及或探及敏感點。

【耳穴療法】（圖13-16）

主穴取神門、皮質下、內分泌、內生殖器穴。隨證配穴：以精神症狀為主者，配加心、肝穴；水腫明顯者，去神門加脾、肝、腎穴。

①耳穴毫針法：每次主穴均取，配穴隨證選配。每次選單側耳穴，兩耳交替進行。採用28號0.5寸毫針

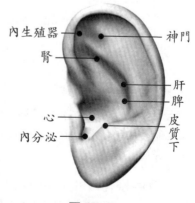

圖 13-16

對準敏感點刺入，虛證者用補法捻轉行針，實證者用瀉法捻轉行針。每次予留針 30 分鐘。留針期間行針 1 或 2 次。在月經來潮前 7～10 日開始治療，直至月經來潮為止。

②耳穴壓丸法：治療取穴與耳穴毫針法相同。每次選單側耳穴，兩耳交替進行。在所選穴區探尋敏感點，對準敏感點貼壓王不留行籽，並按壓每個耳穴，使患者感覺疼痛及耳廓發熱為佳。囑患者每日自行按壓不少於 4 次。每 2～3 日換壓 1 次。在月經來潮前 7～10 日開始治療，至月經來潮為止。

③耳穴埋針法：治療取穴與耳穴毫針法相同。每次選單側耳穴，兩耳交替進行。以撳針對準敏感點進針，刺入後用膠布固定。虛證者施以輕壓補法，實證者施以重壓瀉法，並囑患者每日自行按壓 3～4 次，每 2～3 日治療 1 次。於經前 7～10 日開始治療，直至月經來潮為止。

【調理】

（1）飲食宜清淡而富於營養，應多進食富含維生素而少鹽的食物。

（2）保持情緒穩定，避免精神緊張、情緒激動。

（3）經前注意適當休息，做到勞逸結合，不過於疲勞。

（4）加強體育鍛鍊，增強自身素質。

第五節　閉　經

【概述】

正常發育的女子，一般 12～14 歲月經即來潮，若年滿

18 歲尚未行經，或 16 歲既無月經亦無性徵發育者，或月經週期建立後，又非生理性停經 3 個月以上者，則稱為閉經，又稱為「不月」、「月事不來」。發生前二種情況的，西醫學稱為原發性閉經，發生後一種情況的，則稱為繼發性閉經。妊娠期、哺乳期的暫時性停經，生活環境改變後偶發 1 或 2 次停經，初潮後一段時間內出現的停經，絕經期的停經或絕經，以及「居經」、「避年」、「暗經」等均屬生理現象，則不能作閉經論述。

至於先天性生殖器官發育異常及後天器質性損傷而無月經者，稱「隱經」或「假性閉經」，非藥物所能治療，則不屬本文論述的範疇。

【症狀與體徵】

1. 症狀

（1）局部症狀：月經停閉，陰道乾澀，帶下量少。

（2）全身症狀：或不伴有全身症狀，或有腰腿酸軟、頭暈耳鳴、畏寒肢冷、神疲乏力、汗多、睡眠較差、心煩易怒、食慾不振、畏食、小腹脹痛或冷痛、大便溏薄或乾結、小便色黃或清長等。

（3）與病因相關的症狀：①宮頸宮腔粘連綜合徵閉經：週期性下腹部疼痛。②垂體腫瘤性閉經：溢乳。③空泡蝶鞍綜合徵閉經：頭痛。④席漢綜合徵閉經：無力、嗜睡、脫髮、黏液性水腫、怕冷、飲食較差。⑤丘腦及中樞神經系統病變所致的閉經：嗅覺喪失、體重下降。⑥多囊卵巢綜合徵閉經：痤瘡、多毛。⑦卵巢早衰性閉經：更年期綜合徵有關症狀。

2.體徵

體質瘦弱或肥胖，第二性徵發育不良，可有多毛、鬍鬚，溢乳，皮膚乾燥，毛髮脫落，面目肢體浮腫等現象。

【望耳診病要點】

在內生殖器穴區和內分泌穴區多可見及陽性反應。①虛證患者常可見及點狀白色。②實證患者常可見及黯紅色丘疹（彩圖70）；或毛細血管淤血，其色常呈黯紅色（圖13-17）。

【其他耳診法】

1.耳穴捫診法

在內生殖器及內分泌等穴區，可捫及粗糙不平或小點狀凸起。

2.耳穴染色診法

在內生殖器、腎、肝、脾、內分泌、心等穴區，可見及小點狀染色改變。

3.耳廓觸壓診法或電探測診法

可在內生殖器、內分泌、腎、肝、脾等穴區，觸壓及或探及敏感點。

【耳穴療法】（圖13-18）

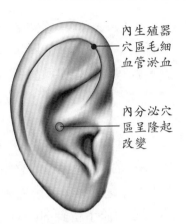

圖 13-17

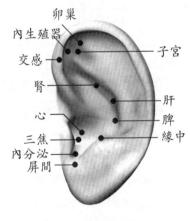

圖 13-18

（1）主穴取內生殖器、內分泌、緣中穴。隨證配穴：肝腎不足型者，配加肝、腎穴；氣血虛弱型者，配加心、脾、腎穴；陰虛血燥型者，配加肝、腎、交感穴；氣滯血淤型者，配加心、肝、脾穴；痰濕阻滯型者，配加脾、三焦穴。

①耳穴毫針法：每次主穴均取，配穴隨證選配 2～3 穴。在所選穴區探尋敏感點，然後對準敏感點進針再入 28 號 0.5 寸毫針。虛證患者施以捻轉補法，實證患者施以捻轉瀉法。並予留針 30～60 分鐘。每 1～2 日治療 1 次，5 次為 1 個療程，療程間相隔 5～7 日，直針刺至下次月經來潮為止。

②耳穴壓丸法：治療取穴與耳穴毫針法相同。每次選單側耳穴，兩耳交替進行。選準敏感點後，在敏感點上貼壓王不留行籽。虛證患者施以輕柔按摩補法，實證患者施以對壓瀉法。並囑患者每日自行按壓 3～4 次。每 2～3 日換貼 1 次，5 次為 1 個療程，療程間相隔 3～5 日，一直治療至月經來潮為止。

③耳穴埋針法：治療取穴與耳穴毫針法相同。每次選單側耳穴，兩耳交替進行。在敏感點刺入圓形撳針，其針尾用膠布固定，每隔 2～3 日換針 1 次，5 次為 1 個療程，一直針刺至月經來潮時為止。虛證患者施以輕壓補法，實證患者施以重壓瀉法。

（2）取子宮、緣中、卵巢、屏間、腎穴，每次選 2～3 穴。利用毫針刺法得氣後留針 30 分鐘左右。留針期間捻針 2～3 次。每日施治 1 次，10～12 次為 1 個療程。

（3）取內分泌、卵巢、皮質下、肝、腎、神門穴，每

次選 3～4 穴。採用毫針刺法，施以中等度刺激行針，並予留針 20 分鐘，隔日施治 1 次；或在耳穴埋豆，每週 2～3 次。

（4）主穴取子宮、卵巢、內分泌穴；配穴取肝、腎、心穴。雙側耳廓皮膚常規消毒，待乾後，將王不留行籽黏貼於所選的耳穴上，施以輕輕揉壓刺激，以使局部充血。每隔 3 日換 1 次耳貼，10 次為 1 個療程。趙光運用該法共治療閉經患者 40 例，有效 38 例，無效 2 例，有效率達 95%。

【調理】

（1）注意營養攝入，飲食宜富含營養，忌食生冷、辛辣等刺激性食物。

（2）注意適當休息，做到勞逸結合，避免過度勞累，不淋雨下水。

（3）生活要有規律，起居有常，保證足夠睡眠。

第六節　痛　經

【概述】

婦女經行前後或經行期間出現週期性下腹部疼痛，或痛引腰骶，伴噁心、嘔吐、腰酸及其他不適，甚者引起昏厥的，稱為「痛經」。

可分為「原發性痛經」和「繼發性痛經」兩類，前者無生殖器官器質性病變，即功能性痛經；後者則相反，是由器質性病變所引起的，如子宮內膜異位症、子宮腺肌瘤等。本節主要闡述原發性痛經。

【症狀與體徵】

1. 症狀

（1）腹痛：①一般於初潮後數月出現，也有發生在初潮後2～3年的年輕婦女。②疼痛的時間可於月經前1～2日就開始，或月經的第1～2日，甚至月經剛淨時亦可發生。③疼痛的特點：常呈陣發性下腹部絞痛、脹痛、墜痛，並放射到腰骶部及陰道、肛門。一般疼痛可持續數小時甚至1～2日，待經血外流通暢後，其疼痛即見消失。④腹痛劇烈時，可伴見面色蒼白、出冷汗、手足發涼，甚至產生暈厥、虛脫等症狀。

（2）胃腸道症狀：如噁心、嘔吐、腹瀉以及腸道脹氣或腸痙攣等表現。一般可持續數小時，待1～2日後，症狀可逐漸減輕、消失。

3. 體徵

下腹部可有壓痛，一般無腹肌緊張或反跳痛等。

【望耳診病要點】

在內生殖器穴區多可見及陽性反應，陽性反應常呈點狀或小片狀紅暈（圖13-19）；或在盆腔穴區三角窩區域可見及毛細血管呈網狀擴張；內分泌穴區亦可見及小點狀紅暈。

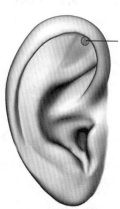

內生殖器穴區毛細血管淤血及點狀紅暈

圖13-19

【其他耳診法】

1. 耳穴捫診法

在內生殖器、內分泌等

穴區可捫及粗糙不平。

2. 耳穴染色診法

在內生殖器、內分泌、
肝、腎、盆腔等穴區，可見有
點狀或小片狀染色。

3. 耳廓觸壓診法或電探測診法

在內生殖器、內分泌、
肝、腎、盆腔等穴區，可觸壓
及或探及敏感點。

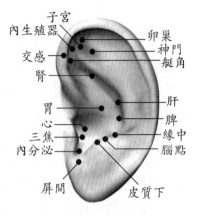

圖 13~20

【耳穴療法】（圖 13~20）

（1）主穴取內生殖器、內分泌、神門、艇角穴；配穴
取皮質下、交感、肝、腎穴。

①耳穴毫針法：每次取主、配穴各 2～3 穴。每次選單
側耳穴，兩耳交替進行。先在穴區探尋敏感點，然後取 28
號 0.5 寸毫針對準敏感點刺入。屬虛證者，（氣血虧虛、
肝腎虛損），針刺手法用補法，行小幅度捻轉，輕刺激；
屬實證者（氣滯血淤、寒凝胞宮、濕熱下注），針刺手法
用瀉法，行大幅度捻轉，強刺激。於經期前 1 週開始治
療，每日 1 次，治療至月經乾淨為止。

②耳穴壓丸法：每次主穴均取，再根據臨床證型選配
穴 2～3 穴。每次選單側耳穴，兩耳交替進行。先探尋敏感
點，然後用王不留行等藥籽對準敏感點貼壓，虛證患者施
以輕柔按摩補法；實證患者施以對壓瀉法。並囑患者每日
按壓 3～4 次，以耳穴發熱、發痛為佳。每 2～3 日換壓 1
次。於月經前 1 週左右開始治療，一直治療至月經乾淨為

止。

③耳穴埋針法：治療取穴與耳穴毫針法相同。每次選單側耳穴，兩耳交替進行。於敏感點埋入撳針或皮內針，用膠布固定。並囑患者每日自行按壓埋針3～4次，陣發性腹痛時則隨時按壓，直至耳廓充血為止。每隔3～5日換埋1次。於經期前1週開始治療，直至月經乾淨為止。

④耳穴鐳射照射法：治療取穴與耳穴毫針法相同。每次選單側耳穴，兩耳交替進行。將由光導纖維射出的雷射光束對準所選耳穴的敏感點，每次照射2～3分鐘，每日或隔日照射治療1次。治療從經前1週開始，直至月經乾淨為止。

⑤酒精灌耳道刺激法：採用75%酒精先後灌滿兩耳的外耳道，然後用藥棉塞住外耳道口，以防藥液外流。待疼痛完全消失後，即可去除藥棉，不需另作處理。

（2）取內生殖器、內分泌、交感、腎穴，每次選2～3穴。採用毫針刺法，施以中等度刺激，並予留針15～20分鐘。每日施治1次，10次為1個療程。亦可採用耳穴壓丸法。

（3）雙側內分泌、內生殖器、神門、腎、肝等穴，施以耳穴貼壓法，將王不留行籽用膠布黏貼於所選的耳穴上，貼壓12～24小時。痛甚時囑患者按壓耳穴數次。仲遠明運用該法共治療痛經患者50例，臨床治癒49例，無效1例，治癒率達98%。

（4）辨證分型取穴治療痛經。①寒濕凝滯型者，主穴取子宮、屏間、腦點、卵巢穴；配穴取下腳端、神門穴。②氣滯血淤型者，主穴取子宮、腦點、卵巢穴；配穴取

脾、肝穴。③氣血兩虧型者，主穴取子宮、腎、肝、屏間穴；配穴取下腳端、神門穴。均施以耳穴貼壓法，採用王不留行籽貼壓。劉世忠運用該法共治療痛經患者 1000 例，臨床治癒 817 例，顯效 159 例，好轉 20 例，無效 4 例，總有效率達 99.6%。

（5）主穴取子宮、卵巢穴；配穴取肝、脾、腎、胃穴。每次主穴均取，配穴選 1 或 2 穴。施以耳穴貼壓法，採用王不留行籽黏貼所取耳穴，並囑患者每日自行按壓 5 次，每次施治 1 分鐘，每隔 6 日更換 1 次。宋秀珍運用該法共治療痛經患者 60 例，臨床治癒 30 例，顯效 18 例，好轉 8 例，無效 4 例。治癒率達 50%，治癒、顯效率達 80%，總有效率達 93.33%。

【調理】

（1）消除對月經的恐懼、焦慮感，穩定情緒，避免精神刺激。

（2）月經期間及前後應避免過度疲勞和寒冷潮濕的刺激，注意經期衛生。

（3）注意營養的攝入，防止過食生冷食物。

（4）加強體育鍛鍊活動，堅持做健美體操，以增強自身素質。

（5）肢冷腹痛者，可在月經前幾日以熱水袋敷小腹部，每次30分鐘，每日 2～3 次。

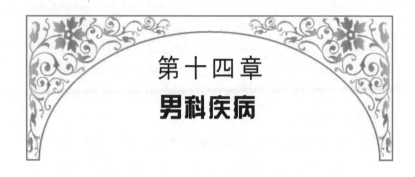

第十四章
男科疾病

第一節　前列腺增生症

【概述】

前列腺增生症，又稱「前列腺肥大症」。是中老年男性的一種常見病、多發病。其發病率隨其年齡增長而漸見增加，大多發生在 50～70 歲之間。是 50 歲以上男性膀胱出口部（頸部）梗阻的最常見原因。由於腺體增生而引起尿路梗阻，以致影響了膀胱、輸尿管和腎臟的功能。

【症狀與體徵】

1. 症狀

（1）尿頻：早期症狀為尿頻，排尿次數增多。尤其是夜尿增多，每夜排尿由 4～5 次增加至 10 餘次。

（2）排尿困難：初起時排尿費力，不能立即排出，逐漸加重，以後則出現尿流變細，無力，甚至尿流中斷或呈點滴狀，排尿後仍有排尿的感覺，因不能將尿液排盡而致出現尿瀦留現象。

（3）血尿：多為終末血尿，呈間歇性出現，也可出現全血尿。

2. 體徵

前列腺腫大，表面光滑，質地均勻像軟橡皮樣，中央溝常見消失。

【望耳診病要點】

（1）艇角穴區可見及多種顏色改變，如黑色變（彩圖81）；黯紅色變；淡藍色變；淡黃色變（彩圖82）等多種顏色改變。

（2）艇角穴區常可見及點、片狀增厚、隆起（圖14-1）；或可見及結節（圖14-2）；或可見及環形皺褶紋（彩圖10，彩圖60）。

（3）尿道穴區可見及點、片狀（彩圖83）或條索狀增厚（圖14-3）。

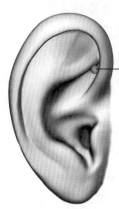

艇角穴區呈片狀增厚隆起

圖 14-1

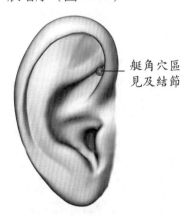

艇角穴區見及結節

圖 14-2

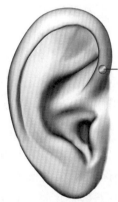

尿道穴區見及條索狀增厚

圖 14-3

（4）內分泌穴區常
可見及點、片狀增厚（見
彩圖84）；或見及點、
片狀白色；或灰色等其他
顏色。

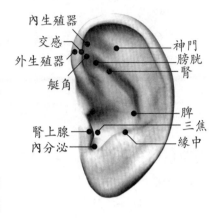

圖 17-4

【其他耳診法】

1. 耳穴捫診法

在艇角穴區可捫及隆
起狀物，其質地稍硬，或
結節。

2. 耳穴染色診法

在艇角、腎等穴區，可見及點狀或小片狀染色。

3. 耳廓觸壓診法或電探測診法

在艇角、皮質下、腎等穴區，可觸壓及或探及敏感
點。

【耳穴療法】（圖 14-4）

（1）主穴取艇角、內分泌、腎、脾穴；配穴取內生殖
器、緣中、交感、膀胱、腎上腺穴。

①耳穴壓丸法：每次主穴均取，配穴選 2～3 穴。每次
選單側耳穴，兩耳交替進行。採用輕柔按摩的手法，每隔
2～3 日換貼壓另一側耳穴，10 次為 1 個療程，療程間相隔
5～7 日。

②耳穴藥液注射法：每次選主、配穴各 2 穴，各穴加
減選用。採用一次性使用注射器套接 4.5 或 5 號皮試注射
針頭，抽取注射用水（或生理鹽水）1 毫升後，注入絨促
性素（絨毛膜促性腺激素）500 單位的粉針劑安瓿之中溶

解、稀釋、混勻後備用。該藥偶有過敏反應，注射前需做藥物過敏試驗。每穴注射 0.1 毫升，剩餘藥液注入三陰交穴。每週注射 1 次，若出現性慾亢進症狀時，即予停止穴位注射，改用耳穴壓丸法。4 次為 1 個療程，療程間相隔 30 日。

③耳穴磁療法：治療取穴與耳穴壓丸法相同。每次選單側耳穴，兩耳交替進行。採用磁珠貼壓，施以輕柔按摩手法，每隔1～2 日換貼壓另一側耳穴，10 次為 1 個療程，療程間相隔 5～7 日。

（2）取腎、三焦、交感、內分泌、神門、外生殖器穴。採用毫針刺法，施以中強度刺激，並予留針 30 分鐘。留針期間，每隔 5 分鐘行針 1 次，每日或隔日施治 1 次，15 次為 1 個療程。或採用王不留行籽作耳穴貼壓。

【調理】

（1）飲食宜清淡而富有營養，改善飲食結構，防止高膽固醇類食物的攝入。鼓勵少食「紅色肉」（如豬、牛等含膽固醇較高的肉類），多食「白色肉」（如雞、魚類等含膽固醇較低的肉類）。忌食生冷、肥甘厚味，辛辣、炙煿等刺激性食物以及濃茶、咖啡等飲料，禁菸忌酒。

（2）避免下身受涼、房事過度、忍尿等。

（3）生活要有規律，起居有常，保持大便通暢。

（4）保持穩定情緒，舒暢心情，避免情緒波動，鬱悶生氣。

（5）注意適當休息，不過度勞累。適當參加醫療體育鍛鍊活動，如打太極拳、練氣功等，以增強自身體質，防止感冒。

第二節　遺　精

【概述】

遺精是指在非性活動時精液自行泄出的一種臨床症狀。有夢遺與滑精之分，有夢而遺者，稱為「夢遺」；無夢而遺或清醒時精液自流者，稱為「滑精」。兩者均由腎虛精關不固所致。

嚴格來說，夢遺也是一種性活動。青春期後未婚或已婚者，或婚後夫妻分居，一年夢遺1或2次，則屬於正常的生理現象，不屬於病態表現。據有關統計，有80%～90%的成年男性都有此現象出現。

精液在體內貯存了一定時間後，往往借助夢中的性生活或在性慾衝動時不自覺的排出於體外，與俗話「精滿則溢」的道理基本相同。但亦有許多青年男子極少夢遺，是因為精液在體內被吸收了的緣故，亦屬正常現象。只有在夢遺過頻，或清醒時精液自流，並有頭昏頭暈，精神萎靡不振，腰酸膝軟，耳鳴失眠等症狀，或在色情思維及與異性的一般接觸時出現遺精，才屬於病態表現。

【臨床表現】

本病的發生多見未婚青年人，起病緩慢，病程遷延。主要臨床表現為每月發生遺精超過4次，在遺精前往往有性刺激或性慾意念，或夢中有性活動，並伴有以下症狀：

1. 精神神經症狀

情緒不穩，色慾過度，精神萎靡不振，疲倦乏力，頭暈，目昏，眼花，心悸，失眠，多夢，記憶力減退等。

2.性功能障礙

陽痿、早洩等。

3.其他症狀

　腰膝酸軟，心煩口渴，少腹拘急，尿頻、尿多，小腹、陰莖、龜頭酸脹或酸冷感，但遺精或滑精時則無疼痛感覺。

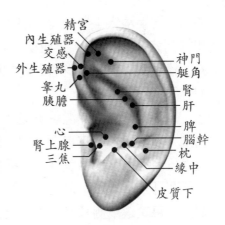

圖 14-5

【望耳診病要點】

　（1）濕熱下注型或君相火動型者，可見及內生殖器、艇角穴區色紅而油潤（彩圖 57，彩圖 61）。

　（2）勞傷心脾型或腎虛精脫型者，可見及內生殖器、艇角穴區色白而乾燥甚至脫屑（彩圖 85，彩圖 86）。

【其他耳診法】

1.耳穴捫診法

在生殖器穴區可捫及皺褶不平。

2.耳穴染色診法

在內生殖器、艇角、腎等穴區，可見及點狀或片狀染色改變。

3.耳廓觸壓診法或電探測診診法

在內生殖器、艇角、心、腎等穴區，可觸壓及或探及敏感點。

【耳穴療法】（圖 14-5）

　（1）主穴取內生殖器、皮質下、心、腎穴。隨證配穴：濕熱下注型者，配加脾、三焦穴；勞傷心脾型者，配

加脾、腎上腺穴；夢多者，配加胰膽、肝穴；失眠者，配加神門穴；頭痛者，配加枕、神門穴；滑精者，配加腦幹、緣中穴；前列腺炎者，配加艇角穴；心慌盜汗者，配加交感穴。

①耳穴毫針法：濕熱下注型遺精者，心、腎兩穴施以補法；內生殖器、皮質下、脾、三焦等穴施以瀉法。每日或隔日治療 1 次，10 次為 1 個療程，療程間相隔5～7日。

②耳穴壓丸法：每次主穴均取，再根據臨床證型選取配穴。每次選單側耳穴，兩耳交替進行。濕熱下注型者施以瀉法，一般患者施以輕柔按摩手法，並囑患者每日按壓耳穴 4 次，並放鬆思想。隔日換貼壓另一側耳穴，10 次為 1 個療程，療程間相隔 5～7 日。

③耳穴埋針法：治療取穴及手法與耳穴壓丸法相同。每次取單側耳穴，每隔 1～3 日換埋另一側耳穴，10 次為 1 個療程，療程間相隔 5～7 日。

④耳穴藥液注射法：治療取穴與耳穴壓丸法相同。每次取單側耳穴，兩耳交替進行。採用一次性使用注射器套接 4.5 或 5 號皮試注射針頭，抽取黃芪注射液，或 5%當歸注射液，或香丹注射液，或維生素 B_{12} 注射液後，每穴注射 0.1～0.2 毫升，剩餘藥液注入中極穴或關元穴。每隔 1～2 日注射1 次，5～7 次為 1 個療程，療程間相隔 5～7 日。

⑤耳穴磁療法：治療取穴與耳穴壓丸法相同。每次取單側耳穴，兩耳交替進行。採用磁珠貼壓，隔 2 日換貼另一側耳穴。10 次為 1 個療程，療程間相隔 5～7 日。

（2）取外生殖器、睾丸、腎、精宮、神門穴。採用毫針刺法，施以輕刺激，並予留針 30 分鐘。留針期間，每隔

10～15分鐘行針 1 次，每日施治 1 次，10 次為 1 個療程。亦可採用王不留行籽貼壓耳穴，並囑患者每日自行按壓 3～5 次，每次每穴施治 3～5 分鐘，並每隔 2～3 日更換耳穴與藥籽。筆者運用該法共治療遺精患者 57 例，臨床治癒 43 例，顯效 5 例，有效 7 例，無效 2 例。治癒率達 75.44%，治癒、顯效率達 84.21%，總有效率達 96.49%。

【調理】

（1）飲食宜清淡而富於營養，少進食濃茶、咖啡、辣椒、大蒜、蔥等刺激性物品。戒菸忌酒。

（2）遺精後不要受涼，更不可用冷水洗滌，也不要用燙水洗澡。睡時宜取屈膝臥位或側臥位，被褥不宜過厚、過暖，內褲不宜過緊。

（3）情緒保持穩定，精神不必過分緊張，消除恐懼心理。

（4）不看色情書畫、電影、錄影帶等，以免引起性神經過度興奮，日思夜想而引發遺精。杜絕手淫。排除雜念，清心寡慾。

（5）合理安排作息時間，做到勞逸結合，不疲勞過度。適當開展體育鍛鍊活動，以增強自身素質。

第三節　陽　痿

【概述】

陽痿，即陰莖勃起功能障礙。是指男子未到性功能衰退時期，雖有性慾，但陰莖不能勃起，或雖勃起而不堅實，或不能持續一定的時間，妨礙了正常的性交而言。目

前國內外西醫文獻「多用勃起功能障礙」（ED）作為陽痿的替換名，但嚴格來說，二者並不完全相同。勃起障礙除了勃起不能外，還包括了陰莖的痛性勃起和異常勃起等疾病。偶爾一次性交失敗或較短時間內不能正常性交不能稱為陽痿。國際陽痿學會對陽痿所作的定義是：性交時陰莖不能有效地勃起而致性交不滿足。

【症狀與體徵】

1. 症狀

（1）典型症狀：陽痿的典型症狀非常明確，即陰莖不能勃起或勃起不堅，無法插入陰道，進行滿意的性交活動。阿德瑞根據陰莖勃起的程度將陽痿分為三度，即0度、1度和2度。0度係陰莖在任何時候都不能勃起；1度係有時能勃起，但性交時消失；2度係勃起無力，不能完成性交。我國衛生部制定的《中藥新藥臨床研究指導原則》則根據性交成功率的多少進行分度，分為重度（3個月完全不能性交）、中度（3個月性交成功率<10%）和輕度（3個月性交成功率為10%～25%）。這些都是根據典型症狀對陽痿進行分類的。

（2）伴隨症狀：功能性陽痿多伴有抑鬱、焦慮、失眠、健忘、頭暈、耳鳴、腰酸、早洩等全身症狀；器質性陽痿則有原發疾病的特有症狀。伴隨症狀可多可少，或輕或重。

2. 體徵

功能性陽痿多無明顯的體徵。器質性陽痿可根據原發疾病的不同，有神經系統、內分泌或心血管方面的體徵出現。

【望耳診病要點】

在內生殖器、外生殖器穴區，常可見及陽性反應。陽性反應常呈脫屑（彩圖87，圖14-6）或呈灰白色（彩圖88）。

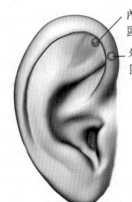

內生殖器穴區見脫屑

外生殖器穴區呈灰白色

圖 14-6

【其他耳診法】

1. 耳穴捫診法

在內生殖器、外生殖器等穴區，可捫及皺褶不平。

2. 耳穴染色診法

在內生殖器、外生殖器、腎等穴區，可見及小片狀染色改變。

3. 耳廓觸壓診法或電探測診法

在內生殖器、外生殖器、皮質下、腎等穴區，可觸壓及或探及敏感點。

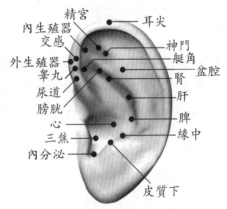

精宮　耳尖
內生殖器　神門
交感　艇角
外生殖器　盆腔
睪丸　腎
尿道　肝
膀胱　脾
心　緣中
三焦
內分泌
皮質下

圖 14-7

【耳穴療法】（圖14-7）

（1）主穴取內生殖器、外生殖器、皮質下、腎、緣中穴；配穴取心、肝、脾、三焦、耳尖、艇角、交感穴。

①耳穴毫針法：每次主穴均取，再根據臨床證型選加

配穴 1～3 穴。每次取單側耳穴，兩耳交替進行。虛證者施以補法，濕熱不注者施以瀉法。並予留針 20 分鐘，隔日治療 1 次，10 次為 1 個療程，療程間相隔 5～7 日。

②耳穴壓丸法：治療取穴法基本上與耳穴毫針法相同。每次取單側耳穴，雙耳交替進行。每隔 2～3 日換貼另一側耳穴。10 次為 1 個療程，療程間相隔 5～7 日。

③耳穴埋針法：其治療取穴及手法基本上與耳穴毫針法相同。每次取單側耳穴，兩耳交替進行。每隔 3～5 日換埋另一側耳穴。夏季天氣炎熱時，為防止發生繼發性感染，應縮短埋針時間，可隔日換埋 1 次。10次為 1 個療程，療程間相隔 5～7 日。

④耳穴藥液注射法：治療取穴參考耳穴毫針法，每次取主穴 2～3 穴，配穴 1 或 2 穴。採用 1毫升一次性使用注射器套接 4.5 或 5 號皮試注射針頭，抽取注射用水（或生理鹽水）1 毫升，注入絨促性素（絨毛膜促性腺激素）500 單位的安瓿內溶解、稀釋、混勻後，每穴注射 0.1～0.2毫升，剩餘藥液注入中極或關元穴（每次取 1 穴，兩穴交替使用）。每週注射 1 次，4 次為 1 個療程，療程間相隔 1 個月後再繼續下 1 個療程的治療。

（2）取外生殖器、睪丸、內分泌、腎、神門、膀胱、盆腔、尿道、精宮穴，每次選 4～5 穴。施以中等度刺激，並予留針15～30 分鐘，每日或隔日施治 1 次。亦可採用王不留行籽貼壓耳穴，並囑患者每日自行按壓數次。每週更換 1 次。

（3）取腎、皮質下、外生殖器穴，每次取單側耳穴，兩耳交替進行。施以耳穴貼壓法，用剪成約 0.6 公分 × 0.6

公分大小的小塊膠布，中央粘上王不留行籽，貼於上述所選耳穴上，然後用手指稍加按壓。每週施治兩次，10 次為 1 個療程。陳樹人運用該法共治療陽痿患者 13 例，臨床治癒 7 例，不同程度好轉 5 例，無效 1 例。治癒率達 53.85%，總有效率達 92.31%。半年後隨訪，10 例正常。

【調理】

（1）解除心理負擔，樹立治療信心，保持穩定情緒。

（2）做到生活有規律，起居有常，飲食有節，不吸菸，不酗酒。

（3）改善居住環境，避免環境因素對性交造成的不良影響。

（4）陰虛內熱型體質者，飲食宜清淡，忌辛辣炙煿之品；陽虛火衰型者，飲食宜溫補，忌苦寒清泄。

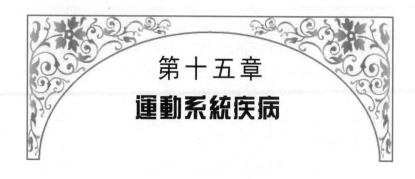

第十五章
運動系統疾病

第一節　頸　椎　病

【概述】

頸椎病是由於頸椎及其周圍軟組織，如椎間盤、後縱韌帶、黃韌帶、脊髓鞘膜等發生病理改變，使頸神經根、脊髓、椎動脈及交感神經受到壓迫或刺激所引起的相關症候的統稱。由於出現的症狀和體徵多種多樣，故又將本病稱為「頸椎綜合徵」、「頸肩綜合徵」等名稱。

本病的發病機制，大多認為與頸部慢性、長期反覆勞損（如反覆落枕、姿勢不良等），頭、頸部外傷（頸椎或椎間盤損傷），頸椎或頸椎間盤慢性退行性病變、炎症（尤其是咽喉部炎症）以及畸形等諸多因素有關。

本病大多發生於 40 歲以上的中、老年人，男性發病率略高於女性。起病緩慢，根據其病變部位、臨床症狀及體徵，一般可分為神經根型、脊髓型、椎動脈型、頸型（局部型）、交感神經型、混合型等多種不同的類型。

【症狀與體徵】

主要表現為頸、肩臂、肩胛上背部及胸前區疼痛，手

臂麻木，肌肉萎縮，甚則四肢癱瘓，也有表現為頭暈、猝倒等症狀的。具體的症狀與體徵因臨床類型的不同而有所側重。

1. 神經根型

主要症狀為頸部僵硬、疼痛，疼痛可放射至前臂、手掌及手指頭部。指尖常有麻木感，夜間睡覺時，常因雙側或單側手臂麻木、疼痛而醒起。活動上、下肢和手指及改變體位後可獲得恢復，勞累或受到外傷可引起急性發作。主要體徵為頸部活動受限，做後伸和向側方旋轉均受其限制。病變的早期常表現為肌痙攣，後期則表現為肌張力降低，肌肉鬆弛，嚴重者，則肌肉發生萎縮。

2. 脊髓型

主要表現為下肢遠端逐漸出現軟弱而無力，麻木，邁步困難，但卻很少有疼痛症狀發生，並可向上發展，最終累及上肢，而下肢症狀則始終重於上肢，常伴有大、小便功能障礙，最後可發展成各種類型的癱瘓。

3. 椎動脈型

主要表現為椎體性眩暈和頭痛症狀。眩暈發生時，一般無先兆症狀，常於仰頭或頭部突然轉向一側時猝倒。猝倒後，因體位發生改變，血液供應得到改善，故又可迅速恢復意識狀態，並能立即站起，繼續進行原來的活動或工作。頭痛常為單側性，常局限於枕部或頭頂部，可與眩暈交替發作或同時存在。

此外，也常見陣發性耳鳴、耳聾、視覺障礙等腦缺血表現和一系列自主神經功能失調的表現，如心動過緩或過速，多汗或無汗，噁心、嘔吐，呼吸不節律、不勻稱等。

4.頸型（局部型）

頭頸肩背部疼痛，頸項強直是其臨床特徵性症狀。一般的情況下，常無神經功能障礙的具體症狀發生。

5.交感神經型

常有一系列交感神經障礙的具體表現，如可有頸、枕、偏頭痛發生，做頭部旋轉、俯仰等動作卻無法將其引起，並可伴有噁心表現，但無嘔吐症狀出現。視物模糊，眼肌無力，瞳孔擴大，眼球脹痛，流淚，耳鳴、耳聾，咽喉不適等。心動過緩或過速，或交替出現，大多數患者常可見心前區疼痛，可誤認為是心絞痛發生，但心電圖檢查卻屬正常範圍。周圍血管有痙攣者，肢體可出現發冷或發麻；血管擴張者，肢體發紅、發熱、腫脹、疼痛，並可有多汗或少汗，怕冷或怕熱，或見排尿困難，胃腸功能紊亂等症狀。

6.混合型

上述各型表現都可見及，但有所側重，故稱為混合型。

【望耳診病要點】

各頸椎節段穴區常可見及隆起凸出，呈結節狀。

（1）頸椎病初起者，其頸椎穴區常可見及稍隆起結節（彩圖89）。

（2）頸椎骨質增生明顯者，其頸椎穴區隆起結節亦可見及明顯改變（彩圖90，圖15-1）。

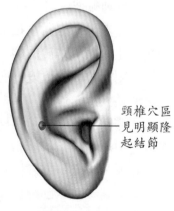

頸椎穴區
見明顯隆
起結節

圖15-1

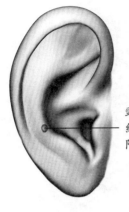

頸椎穴區
結節呈局
限性隆起

圖 15-2

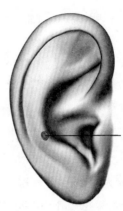

頸椎穴區
隆起結節
呈串珠狀

圖 15-3

（3）骨質增生偏於一側頸椎者，則其頸椎穴區隆起結節亦呈一側性隆起（彩圖 91）。

（4）其骨質增生局限發生於其中 1 或 2 個節段者，其頸椎穴區隆起結節亦只見呈局限性隆起（圖 15-2）。

（5）其骨質增生若發生於多個節段者，其頸椎穴區隆起結節亦呈多個串珠狀（圖 15-3）。

（6）若骨質增生發生於整條頸椎者，則頸椎穴區隆起結節呈全節段串珠狀（彩圖 92）。

【其他耳診法】

1. 耳穴捫診法

在頸椎穴區可捫及小結節。

2. 耳穴染色診法

在頸椎穴區可見及染色改變。

3. 耳廓觸診法及電探測診法

在頸椎穴區可觸壓及或探及敏感點。

【耳穴療法】（圖 15-4）

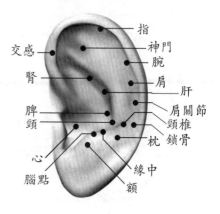

圖 15-4

（1）主穴取頸椎、肩、上肢相應穴、神門穴；配穴取肝、腎、心穴。採用雙側耳穴壓丸法或雙耳輪換交替進行。並囑患者每日自行按壓藥丸 3～4 次，每次約 2 分鐘。每 5 日更換 1 次，5 次為 1 個療程。亦可採用撳針或磁珠等治療，間隔時間應以 2～3 日為好，以防止皮膚繼發性感染。

提示：①耳穴療法治療頸椎病，對其症狀的改善有明顯的療效，但影像學改變則不大。

②耳穴治療本病必要時可配合體針、按摩、牽引等綜合特色療法治療，以期取得更佳的療效。

（2）主穴取頸、頸椎、交感、神門、腎、肝、脾等穴。隨證配穴：頭暈者，配加枕、額、緣中穴。採用壓丸法、埋針法、貼磁法施治均可。採用壓丸法治療時，在按壓過程中，可輕緩做各種角度的頸部活動。選用藥線點灸治療者，可在不適的局部施行梅花點點灸法，每日 1 次。

（3）主穴取肝、腎、頸、項穴。隨證配穴：痛甚者，配加神門、交感穴；骨贅軟化控制不理想者，配加內分泌穴；幫助復位，配加交感、心穴；沉困無力者，配加脾穴；後頭痛者，配加枕穴；背部困痛者，配加上背穴；肩部冷痛者，配加肩穴。治療時，每次取單側耳穴，兩耳交

替進行。施以耳穴貼壓法，在壓痛點最為明顯的反應點上，用膠布黏貼王不留行籽，並囑患者每日自行按壓所貼耳穴 5 次，每隔 1 日換貼 1 次。潘紀華運用該法共治療頸椎病患者 51 例，臨床治癒 30 例，顯效 18 例，有效 3 例。治癒率達 58.82%，治癒、顯效率達 94.12%，總有效率達 100%。

（4）主穴取腦點、頸椎、枕、神門、肝、腎穴。隨證配穴：肩背酸困者，配加鎖骨、肩關節穴；手指麻木者，配加腕、指穴。施以耳穴貼壓法，採用王不留行籽貼壓所選耳穴，並囑患者每日自行按壓 3～4 次，每次每穴施治 1 分鐘，每隔 3 日換貼 1 次，連續貼用 1 個月。李振春運用該法共治療頸椎骨質增生症患者 96 例，經 1個月治療後，顯效 77 例，有效 16 例，無效 3 例。顯效率達80.21%，總有效率達 96.88%。

【調理】

（1）注意頸部防寒保暖，尤其冬天要穿高領衣，以求頸部保暖。

（2）注意適時活動頸部，或加強頸部按摩和鍛鍊。

（3）睡眠時，枕頭應與肩部適宜，不要過高或過低。

第二節　腰椎退行性變

【概述】

腰椎退行性變，又稱為「腰椎肥大性關節炎」、「腰椎骨關節炎」、「腰椎畸形性骨關節炎」、「腰椎骨質增生症」等多種不同的名稱。是人至中年以後發生的一種慢性退行性病變。是腰椎關節軟骨部分損傷後，繼發附近軟

骨增生、骨化而形成的關節病變。

引起本病發生的原因，可分原發性和繼發性兩種。原發性者，多因為關節軟骨中硫酸軟骨素的含量隨其年齡的增長而減少，導致支撐的膠原纖維分解，關節軟骨退化而形成；繼發性者，多見於青年人，是由於外傷、感染、畸形、局部缺血，繼之以機械刺激等諸多因素，使關節軟骨發生病理性損害而引起的。

【症狀與體徵】

1. 症狀

（1）早期腰部大多有僵硬、酸痛的症狀，無法久坐，常因疼痛或不適而頻繁的更換體位。

（2）晨起時，臨床症狀較重，稍加活動後，則又稍見減輕，但活動稍久後，尤其是在疲勞之後，症狀又重複加重。

2. 體徵

（1）腰椎生理前凸減少或消失，甚或變成圓腰。

（2）骶脊柱活動受限，嚴重者腰肌呈板硬狀態，且腰骶兩側呈廣泛性壓痛。

【望耳診病要點】

腰骶椎穴區可見及隆起變形，呈結節狀（彩圖 93，彩圖 94）。

【其他耳診法】

1. 耳穴捫診法

在腰椎穴區可捫及小結節。

2. 耳穴染色診法

在腰椎穴區可見及染色改變。

3. 耳廓觸診法及電探測診法

可在腰椎穴區觸壓及或探及敏感點。

【耳穴療法】（圖15-5）

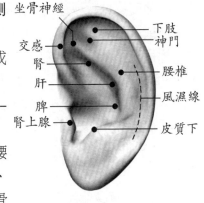

坐骨神經
交感
腎
肝
脾
腎上腺
下肢
神門
腰椎
風濕線
皮質下

圖15-5

（1）主穴取腰、腰椎、交感、神門、腎、肝、脾等穴。隨證配穴：伴坐骨神經痛者，配加坐骨神經、下肢穴。採用壓丸法、埋針法、貼磁法施治均可。採用壓丸法治療時，在按壓過程中，可輕緩做各種角度的腰部活動。選用藥線點灸者，可在不適的局部施行梅花點點灸法，每日施治1次。筆者運用該法共治療腰椎退行性變患者49例，顯效40例，有效5例，無效4例。顯效率達81.63%，總有效率達91.84%。

（2）主穴取皮質下、神門、相應穴區敏感點等耳穴。隨證配穴：合併腰肌勞損者，配加肝、脾穴；合併風濕性者，配加腎上腺、風濕線；內臟病患影響引起者，配加相應臟器穴。施以壓丸法、埋針法、貼磁法、藥線點灸法、艾灸法、耳針法、電針法；或2%鹽酸普魯卡因注射液（過敏試驗陰性者）或維生素 B_1 注射液或5%當歸注射液耳穴注射治療法等，均可選用。病變局部可配合藥線梅花點點灸、艾灸、拔火罐、按摩等治療，可進一步提高療效。適用於治療腰背痛。

（3）取交感、腰椎、神門、敏感點。採用毫針刺法，

施以中強度捻針數秒鐘後，留針 20～30 分鐘。視病情需要可每日或隔日施治 1 次，10 次為 1 個療程。亦可在所選耳穴上採用王不留行籽貼壓，按壓時手法由輕至重，持續按壓 3～5 分鐘，一直按壓至局部有熱脹感為止。其後囑患者每日自行按壓，每日 3～4 次，每次施治 2 分鐘。

【調理】

（1）加強飲食營養，多進食補益肝腎、強筋壯骨的藥膳。

（2）注意腰部保暖，避免遭受風寒侵襲。

（3）注意適當休息，做到勞逸結合，避免參加強體力勞動，或站立時間過長。

（4）積極開展醫療體育鍛鍊活動，如打太極拳、練氣功等。

第三節　急性腰扭傷（附：腰肌勞損）

【概述】

因暴力或活動失調，而導致腰部肌肉、韌帶、筋膜、椎間小關節損傷的，稱為急性腰扭傷。

急性腰扭傷，大多是在抬重物時，動作不很協調，或彎腰取重物時，用力過猛而突然扭傷下腰部所致。有時輕微的外力，如打呵欠或翻身取物時亦可引起，這是由於一時肌肉活動不協調所產生的。本病如治療不當或反覆再扭傷，則易轉為慢性腰肌勞損。

【症狀與體徵】

（1）一般常在傷後就立即出現疼痛症狀，也有傷後暫

無不適，而於次日晨起後，才感到腰部劇烈疼痛，並可有運動障礙等症狀發生。

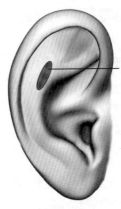

腰骶椎穴區及周圍見片狀紅色

圖 15-6

（2）腰部疼痛大多為持續性劇烈疼痛，患者常以手按住腰部，借以防止因活動而產生更為劇烈的疼痛。腰部活動受限，患者常為減少或緩解其疼痛，常使身體保持某一特定的姿勢。單側或雙側骶棘肌和臀大肌常發生肌肉痙攣。這些肌肉常因痙攣、緊張而有壓痛，局部壓痛最明顯之處，多為損傷之發生部位。

【望耳診病要點】

（1）腰骶椎穴區及其周圍常可見及片狀紅色（彩圖95，圖15-6）；或紫紅色斑塊；其面積與腰痛的範圍成正比關係（彩圖96）。

（2）色紅者示為新傷，淤血未成或剛好形成；色紫紅者示為陳舊傷，且已淤血日久。其色越紫，傷越陳舊，淤血形成時間越長（彩圖97）。

【其他耳診法】

1. 耳穴捫診法

在腰骶椎穴區可捫及小結節或隆起，質地較軟。

2. 耳穴染色診法

在腰骶椎穴區、腎穴區呈點狀或小片狀染色。

3. 耳廓電探測診法或壓痛診法

在腰骶椎、肝、腎、神門、皮質下等穴區，可探及或觸及敏感點。

【耳穴療法】（圖15-7）

（1）主穴取與受傷部位相對應的敏感點、神門、肝穴；配穴取腎上腺、皮質下、膀胱、腎穴。可左右耳

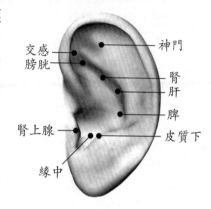

圖 15-7

相順或相反取穴，亦可交替取穴。治療時，除主穴外可根據病情或部位加選配穴。可於主穴中或其他部位尋找一最敏感點，則療效較佳。採用毫針針刺，施以強刺激，並予留針10～30分鐘。每日或隔日治療1次。亦可採用撳針，每週更換兩次或採用鐳射照射、耳穴壓丸法等，一般5～10次為1個療程，療程間可間隔1週時間。

提示：①扭傷後，越早應用耳針或體針治療，則所需的療程也越短。耳針治療的同時，並輔以局部艾灸或按摩療法，則往往能明顯提高療效。

②耳針或壓丸致耳廓充血發熱後，宜囑患者多多活動患部。一般針刺入後，患部活動的幅度應加大，甚至在留針期間即可使活動幅度完全恢復正常。

③在治療期間或恢復後，要注意消除致病原因，以防止復發。

（2）取相應部位耳穴、神門、緣中、交感、膀胱穴，

先取一側耳穴治療。急性損傷者，採用耳穴針刺法或電針法，施以強刺激手法，並配合相應部位耳穴施行點刺放血數滴。患處作輕緩旋轉、拉伸等活動，如 10 分鐘後疼痛緩解未明顯，再針刺另一側耳穴。亦可採用 1 毫升一次性使用注射器套接 4.5 號或 5 號注射針頭，抽取 2%鹽酸普魯卡因注射液（過敏試驗陰性者）或 5%當歸注射液後，做常規耳穴注射，緩解期或慢性損傷者，可改用埋針法、壓丸法、藥線點灸法、貼磁法施治。局部可行藥線點灸梅花點，每日治療 1 次。

（3）主穴取腰骶椎、神門、皮質下穴；配穴取肝、腎、脾穴。

①耳穴毫針法：主、配穴均取。每次取單側耳穴，在穴區敏感點進針，向一個方向捻轉針柄，施以強刺激，行手法數秒鐘。每日耳針 1 或 2 次，並予留針 30～60 分鐘。留針期間，囑患者不斷活動腰部。

②耳穴壓丸法：主、配穴均取。每次取單側耳穴，兩耳交替進行。在穴區敏感點貼壓王不留行籽，施以對壓強刺激手法，每日更換藥籽 1 次。貼丸後，囑患者每日自行按壓耳穴 4～5 次。按壓的同時，囑患者不斷活動腰部。

③耳穴電針法：選耳穴 4 或 6 穴，每次取單側，兩耳輪換交替進行。選擇敏感點進針後，毫針針柄接上電針治療儀的輸出端，用密波，根據患者的耐受程度，慢慢調大輸出量。每次通電治療 30 分鐘。每日 1 或 2 次。在電針通電治療期間，囑患者不斷活動腰部，以促進功能的恢復。

④耳穴埋針法：選擇較為敏感的耳穴 3～5 穴，每次取單側，兩耳輪換交替使用。於敏感點進針後，用膠布固

定，每隔 3～6 日換埋 1 次。並囑患者每日自行按壓埋針處 3～4 次，同時活動腰部。

⑤耳針「神門」穴：該穴是指從神門至臀穴的一帶狀區域，日本有學者稱為「腰痛帶」，適用於治療腰扭傷及各種腰痛。在這一帶狀區域尋找敏感點針刺，行強刺激手法行針，每次行針 3～5 分鐘，並予留針 10 分鐘後，再予行針 3～5 分鐘。若單側腰扭傷，則針刺患側，兩側腰痛者，則針雙耳。每日治療 1 或 2 次。

（4）取相應敏感點、皮質下、神門、腎上腺穴。採用毫針刺法，以 28 號 0.5 寸毫針刺入，施以中強度刺激手法，並予留針 10～30 分鐘。每日施治 1 次，10 次為 1 個療程。

（5）取神門穴，施以毫針刺法，採用 30 號 0.5 寸毫針，在神門穴附近尋找痛點進針，行中等強度刺激 3～5 分鐘。若疼痛減輕不明顯，予以留針 10 分鐘。留針期間作間歇行針以加強刺激。寶慶連運用該法共治療急性腰扭傷患者 48 例，針刺後 3～5 分鐘疼痛消失者 30 例，6～10 分鐘疼痛消失者 15 例，另外 3 例針刺後 10 分鐘疼痛明顯緩解，於 1～2 日內隱痛逐漸消失，止痛率達 100%。

（6）於兩耳的對耳輪正中間，與耳輪腳成一條水平線處尋找壓痛點，若壓痛點不明顯的，即在對耳輪正中間針刺。施以強刺激手法，進針後頻頻捻針，以患者能耐受為度，並囑患者不停活動腰部，予以留針 20 分鐘。趙凱運用該法共治療急性腰扭傷患者 45 例，臨床治癒 41 例，好轉 3 例，無效 1 例。治癒率達 91.11%，總有效率達 97.78%。

【調理】

（1）儘量減少腰部活動，注意適當休息，最好能睡硬板床。

（2）局部施行熱敷，以促進局部血液循環。

（3）平常積極開展醫療體育鍛鍊活動，特別是腰肌鍛鍊。

【附】腰肌勞損

【概述】

急性腰肌扭傷未能及時而有效的治療，損傷後未能全面修復或反覆多次的腰肌輕微損傷等，均可引起腰肌勞損。

【症狀與體徵】

腰部經常性疼痛，休息時減輕，勞累時加重；適當活動或經常改變體位時減輕，活動過度時又重複加重；夜間睡臥時用小枕墊於腰部可減輕疼痛症狀。常覺彎腰工作困難，彎腰稍微長久則疼痛加劇，有時用拳叩擊腰部可使疼痛減輕。腰部出現壓痛點，常位於棘突兩旁骶肌部位，髂嵴後部或骶骨後面腰背肌止點等處。

【耳穴療法】

（1）治療取穴與急性腰扭傷相同，以耳穴壓丸法治療為主，每次貼壓單側耳穴，兩耳交替進行。每2～3日貼1次，貼後施以輕柔按摩補法。10次為1個療程，療程間相隔7～10日。

（2）取腰骶椎、腎穴，兩耳均取。採用毫針刺法，以28號0.5寸毫針刺入，經行針得氣後再稍作捻轉，並予留針10分鐘。隔日施治1次，5次為1個療程。

第四節 風濕性關節炎

【概述】

風濕性關節炎，是一種變態反應性疾病。是人體因感受風、寒、濕邪而發生的一種慢性而又反覆急性發作的關節炎性疾病。它是風濕熱的主要臨床表現之一。現在臨床上急性風濕熱已較為少見，而非典型風濕熱及慢性風濕性關節炎卻較為常見。

【症狀與體徵】

（1）四肢各大關節（如腕、肘、肩、膝、髖等關節）常呈游走性疼痛或腫痛。

（2）受累的各關節，可有紅、腫、熱、痛，活動受限等症狀，並可有心肌炎、低熱、皮下結節、環形紅斑、舞蹈病等各種表現。

（3）緩解期或被治癒後，受累各關節一般不會遺留下畸形體徵。

【望耳診病要點】

各相應穴區（如腕、肘、肩、膝、髖等穴區）可見及點、片狀紅色（彩圖98，彩圖99，彩圖100），或黯紅色或脫屑（彩圖101，圖15-8）。

【其他耳診法】

1. 耳穴捫診法

在各相應穴區可捫及小結節。

2. 耳穴染色診法

在各相應穴區可見及染色改變。

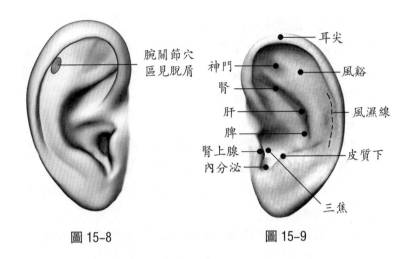

腕關節穴
區見脫屑

神門
腎
肝
脾
腎上腺
內分泌

耳尖
風谿
風濕線
皮質下
三焦

圖 15-8   圖 15-9

3. 耳廓觸診法及電探測診法

在各相應穴區可觸壓及或探及敏感點。

【耳穴療法】（圖 15-9）

（1）主穴取腎上腺、內分泌、皮質下、神門、風濕線，相應部位穴。配穴取肝、脾、腎、風谿、三焦、耳尖穴。急性期宜採用針刺法或埋針法施治，前者每日針 1 次，每次留針 30～60 分鐘，局部或全身發熱者，加耳尖穴點刺放血，針後加對側耳穴埋針，翌日取下，兩側同時進行。緩解期或慢性者，常選埋針法、壓丸法、貼磁法、艾灸法、藥線灸法施治，並注重配以肝、脾、腎、三焦穴。採用藥線灸者，在病灶局部每日施以 1 次蓮花點或梅花點灸，可提高療效。對於病灶局部畏寒不溫者，每日 1 次在病灶足心區施以艾條溫和灸法或艾炷隔薑灸法，可提高療效。

（2）取相應耳區壓痛點、交感、神門、皮質下穴。採

用毫針刺法，施以中強度刺激，並予留針 30 分鐘，若疼痛明顯則每隔 5 分鐘行針 1 次。每日或隔日施治 1 次。亦可施以埋針法或採用王不留行籽貼壓耳穴。該法對風濕性關節炎疼痛症狀明顯者療效較好。

【調理】

（1）注意防寒保暖，避免居住環境潮濕。

（2）急性期間，應臥床休息，避免運動過度。

（3）飲食宜清淡而富含營養，宜多進食含蛋白質和維生素高的食物。

（4）做到生活有規律，起居有常，適當運動，勞逸結合，切不可疲勞過度。

（5）積極開展醫療體育鍛鍊活動，以增強自身素質。

第五節　肩關節周圍炎

【概述】

肩關節周圍炎，簡稱「肩周炎」，是由肩關節周圍軟組織、關節囊及周圍韌帶、肌腱和滑囊的退行性變和慢性非特異性炎症所引起的，以肩部疼痛及活動功能受限的一種病症。因本病多發於 50 歲以上的老年人，故有「五十肩」、「老年肩」之稱。是臨床常見的一種慢性疾病。發病率女性略高於男性，有自癒傾向。

引起本病的病因較多，但一般與慢性、重複性勞損和老年性退化纖維性變化有關。有肩部病因和肩外病因之分。肩部病因常見於肱二頭肌長頭或短頭肌腱炎、岡上肌腱炎、岡上肌腱或肩袖撕裂、肩峰下滑囊炎等。肩部脫位

或骨折後，為治療需要，而將肩關節固定時間較久後，也容易發生本病；肩外病因多見於頸椎病或頸椎間盤突出症，因頸背神經根被刺激或壓迫所致。

【症狀與體徵】

1. 症狀

根據其臨床演變過程可分為以下三期：

①初期（凍結進行期）：本病多數無明確誘因而發病，也可因輕微外傷或肩部受寒而誘發。初起時，肩部持續性疼痛，也可呈脹痛或燒灼樣痛，活動時疼痛加劇，不能外展或外旋，亦不能前屈，活動功能受限明顯。梳頭、洗臉極為困難。夜間痛甚，常影響睡眠。此期為 1～2 個月。

②中期（凍結期）：肩部疼痛減輕，肩關節活動範圍進一步減少，最後肩關節的功能可基本喪失，病程長者可有患側上肢不同程度的肌肉萎縮。此期為 1～2 年。

③末期（解凍期）：肩痛明顯緩解，肩關節可有不同程度恢復。一部分患者可恢復正常，大部分患者留有不同程度的肩關節功能障礙。

2. 體徵

三角肌多有不同程度的萎縮，肩關節自動性及被動性活動皆明顯受限。表現典型的患者，可出現下述壓痛點：①二頭肌長頭腱出肩關節囊處；②二頭肌短頭和喙肱肌腱在喙突止端的下方；③岡上肌在肱骨結節之止端處；④岡下肌；⑤三角肌之肱骨止端處；⑥斜方肌；⑦肩峰處。

【望耳診病要點】

肩關節穴區常可見及陽性反應。其陽性反應常呈點狀或片狀紅暈，且有光澤（彩圖 1）；或呈點狀白色，邊緣

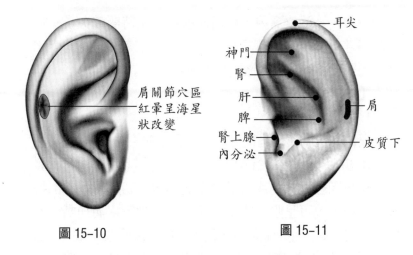

肩關節穴區
紅暈呈海星
狀改變

耳尖
神門
腎
肝
脾
腎上腺
內分泌
肩
皮質下

圖 15-10　　　　　　　圖 15-11

有紅暈（彩圖15）；或呈黯紅色（彩圖36）；或血管呈怒張改變（彩圖5）；或呈海星狀改變（彩圖12，圖15-10）；或呈小結節（彩圖39）或呈條索狀（彩圖47）。

【其他耳診法】

1. 耳穴捫診法

在肩穴區可捫及小結節或條索狀陽性反應物，且質地較硬。

2. 耳穴染色診法

在肩、鎖骨、腎等穴區，常呈點狀或條片狀染色改變。

3. 耳廓觸壓診法或電探測診法

在肩、鎖骨、肘、腎、肝、脾、神門、皮質下等穴區，可觸壓及或探及敏感點。

【耳穴療法】（圖15-11）

主穴取肩、神門、腎上腺穴；配穴取腎、脾、肝、耳

尖、皮質下、內分泌穴。

①耳穴毫針法：每次主穴均取，配穴根據臨床辨證選取。每次取單側耳穴，兩耳交替進行。先在所選穴區探尋敏感點，採用 28 號 0.5 寸毫針對準敏感點進針，若其疼痛放射至前臂者，肩穴可透肘穴。除腎穴施以補法外，其餘各穴皆用強刺激瀉法行針（正虛邪戀者，手法要輕）。邊刺激邊囑患者活動患肢，並予留針 1～2 小時。病程長者，10 次為 1 個療程；病程短者，以治癒為度。

②耳穴壓丸法：治療取穴與耳穴毫針法相同。每次取單側耳穴，兩耳交替進行。在敏感點貼壓王不留行籽，病程短者施以強刺激對壓手法；病程長、體質差者，施以中等度刺激手法。每隔3～5 日換貼另一側耳穴，並囑患者每日自行按壓耳穴 4～5 次，且不斷活動肩關節。

③耳穴埋針法：治療取穴與耳穴毫針法相同。每次取單側耳穴，兩耳交替進行。用撳針在敏感點進針後，用膠布作固定。每隔 5～7 日換埋另一側耳穴。並囑患者每日自行按壓耳穴 3～4 次，並不斷活動肩關節。

④耳穴電刺激法：治療取穴與及進針與耳穴毫針法相同。每次取單側耳穴，兩耳交替進行。快速進針後，接上電針治療儀，用疏密波和密波，每次通電治療 30 分鐘。通電留針期間，囑患者活動患肢，則往往患肩的活動度會有明顯改善。每日治療 1 次，10 次為 1 個療程。亦可在患側耳穴用電針治療，另一側耳穴用王不留行籽貼壓，耳穴電針治療後，在疼痛減輕、活動度加大的基礎上，囑患者多多按壓所貼壓的耳穴，且一邊按壓耳穴，另一邊活動患肢，每日按壓不少於 4 次，每 2～3 日換貼 1 次，10 次為 1

個療程。該病若能及時就診，往往經治療 1～3 次即可獲癒，病程長、炎變組織產生粘連、肌肉出現萎縮者，所需治療的時間就較長，好轉率雖較高，但治癒率較低。

【調理】

1. 注意防寒保暖，以免加重病情。

2. 加強肩關節功能鍛鍊，如旋臂摸肩、後伸摸背、面壁爬牆，每次 20～30 分鐘，每日 2 次。

第六節　落　枕

【概述】

落枕，西醫學又稱為「肌筋膜纖維質炎」。是因夜間睡眠姿勢不良，頸部肌肉受到強制性牽拉，或外感風寒侵襲，引起斜方肌、胸鎖乳突肌或肌腱的非特異性病變。早晨起床後，發現頸部出現酸痛、活動不利等症狀的，稱為落枕。

【症狀與體徵】

（1）晨起後發現頸部酸痛，活動不利，活動時患側疼痛加劇，致使頭頸活動時連同身軀一起活動。嚴重時，頭部常強直於異常位置，使頭部歪向患側一邊。

（2）在頸肌處常有肌緊張和明顯壓痛，以鎖乳突肌、菱形肌和斜方肌的緊張和壓痛最為常見。在肌肉緊張處可觸及腫塊及條索狀改變。

【望耳診病要點】

在頸、頸椎穴區可見及點、片狀紅暈（彩圖 20，彩圖 102）；或可見及點狀白色，且其邊緣處可見及紅暈（彩圖 85，彩圖 103）。

【其他耳診法】

1. 耳穴捫診法

可在頸穴區、頸椎穴區捫及小結節。

2. 耳穴染色診法

在頸、腎、脾、神門等穴區呈點狀染色改變。

3. 耳廓觸壓診法或電探測診法

在頸、頸椎、腎、脾、神門、皮質下、肩等穴區，可觸壓及或探及敏感點。

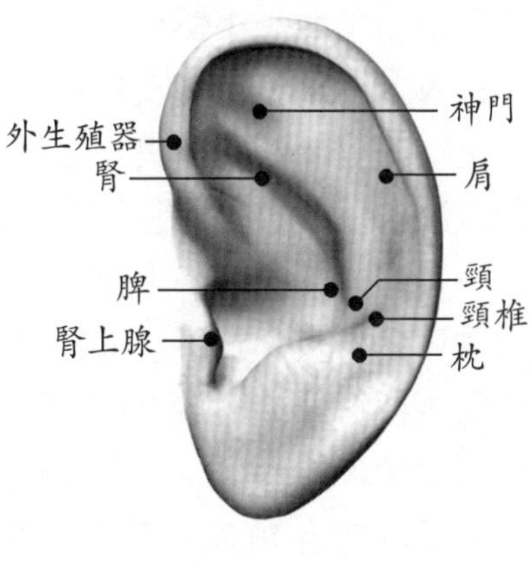

圖 15-12

【耳穴療法】（圖 15-12）

（1）主穴取頸（或頸椎）、神門穴；配穴取外生殖器、枕穴。

①耳穴毫針法：在所選穴區敏感點進針，施以強刺激瀉法行針，邊捻轉邊囑患者活動頸部，此時患者頸部的疼痛及活動度都會有明顯的改善。並予留針 30～60 分鐘。留針期間，每隔10 分鐘行針 1 次，一般經 1～3 次治療即可治癒。

②耳穴壓丸法：在所選穴區敏感點貼壓王不留行籽，施以強刺激對壓瀉法，邊按壓耳穴邊囑患者活動頸部，一般疼痛症狀即可減輕。為鞏固療效，囑患者自行按壓耳穴，並活動頸部，1 日治療多次，直至痊癒。

③耳穴貼壓製藥丸法：藥丸製法：取小茴香 10 克，延胡索 10克，浸入陳醋 100 毫升之中，3 日後過濾去渣。再

用該藥醋浸泡王不留行籽 3 日後備用。取「祖師麻貼膏」（歸麻止痛膏），剪成 0.6公分 × 0.6 公分大小，將醋製王不留行籽置於膏藥中央，貼壓在耳穴的敏感點上，施以強刺激瀉法手法，並囑患者經常活動頸部，直至痊癒。

（2）主穴取頸、肩穴；配穴取腎、脾、神門穴。取頸項強痛側耳穴，耳廓皮膚常規消毒後，施以耳穴貼壓法，將王不留行籽黏貼於 0.6 公分×0.6 公分的膠布上，先作點樣刺激頸、肩兩穴，其力量以患者能耐受且不損傷皮膚為宜，反覆施治 10 次。然後加用上述配穴治療，再取王不留行籽 3～4 粒集中貼壓在乳突增效穴，以右手拇指作間斷性大幅度按摩 5 分鐘，隨後囑患者每日自行按壓 4～5 次。若當日未癒，次日可加用健側耳穴。劉秀萍運用該法共治療落枕患者 61 例，經 1 次治癒 40 例，經 2 次治癒 12例，顯效 8 例，無效 1 例。治癒率達 85.25%，總顯效率達 98.36%。

（3）取外生殖器、枕、頸椎、腎上腺、神門穴，再取王不留行籽用小茴香、延胡索等用醋製後，採用「麝香壯骨膏」黏貼於上述耳穴上，並囑患者每日自行按壓 3～5 次，每次每穴 2～3 分鐘，每隔 2～日更換 1 次。馬勇運用該法共治療落枕患者 40 例，均在半日內獲癒。

【調理】

（1）睡覺時，枕頭不宜過高或過低。並注意局部防寒保暖，尤其是夜間頸部保暖。

（2）避免感受風寒，以免加重病情。

（3）局部給予熱敷和按摩，以助儘快康復。

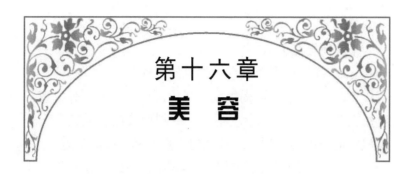

第十六章
美 容

第一節 黃褐斑

【概述】

黃褐斑是一種發生於面部，呈對稱性而又侷限性的，顏色呈淡黃褐色或深黯褐色的，臨床上較為常見的色素沉著性皮膚病，

引起本病的病因目前尚未完全明確。一般認為與下述因素有關：

①口服避孕藥及妊娠期（故又稱為妊娠斑）；

②慢性婦科疾患，如各種慢性泌尿生殖器官疾患，各種月經病等；

③各種肝臟疾患（故又稱為肝斑）；

④長期罹患某些慢性疾病，如結核病、慢性腎上腺皮質功能不全、慢性酒精中毒、癌瘤等；

⑤其他如長期服用某些藥物（如氯丙嗪、苯妥英鈉等）、外搽某些外用藥物（如糖皮質類激素等）、日光、化妝品以及精神因素（如過度疲勞、精神負擔過重、精神

受創等）。

【診斷要點】

（1）多見於青年女性，偶見於男性。

（2）皮損為淡黃褐色或深褐色斑片，大小不等，或各自孤立或融合成片，形狀不一，或圓形或條狀或蝶形，一般常對稱分佈於兩頰，或額、眉、顴、鼻、口周等處。

（3）起初皮損境界明顯或模糊不清，以後當皮損停止擴展時，則境界固定而明顯。

（4）皮損處無炎症改變，邊緣清晰，表面光滑，無鱗屑。一般常無自覺症狀和全身症狀。

【望耳診病要點】

在相應部位、肺穴區，可見及點狀褐色或呈黯灰色改變（圖 16-1）。

【其他耳診法】

1.耳穴染色診法

在內分泌、內生殖器、肺等穴區，可見呈點狀染色改變。

2.耳穴觸按診法及電探測診法

在內分泌、內生殖器、肺、相應部位等穴位，可觸按及或探及敏感點。

【耳穴療法】（圖 16-2）

（1）主穴取內分泌、肝、肺、面頰穴。隨證配穴：與月經失調有關者，配加內生殖器穴；肝腎陰虛者，配加腎、耳背肝穴；氣滯血淤者，配加心穴；食少納呆者，配加脾、胃穴。

①耳穴毫針刺法：每次主穴均取，配穴隨症選 1～3

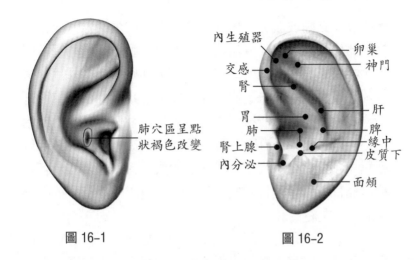

肺穴區呈點
狀褐色改變

內生殖器
卵巢
交感
神門
腎
胃
肝
肺
脾
腎上腺
緣中
內分泌
皮質下
面頰

圖 16-1　　　　　　　　　　　圖 16-2

穴。先探尋所選穴區敏感點，對準敏感點刺入耳毫針，施以平補平瀉捻轉手法，以使耳廓發熱，並予留針 30 分鐘。隔日施治 1 次，10 次為 1 個療程，療程間相隔 7～10 日。

　　②耳穴壓丸法：取穴與耳穴毫針刺法相同。每次取單側耳穴，兩耳輪換交替進行。先探尋所選穴區敏感點，再將粘有王不留行籽的膠布對準敏感點壓貼，施以平補平瀉手法，以使耳廓發熱、面部出現感覺為佳。並囑患者每日自行按壓 3～4 次，隔日換貼對側耳穴。10 次為 1 個療程，療程相隔 7～10 日。

　　③耳穴割治法：於肺穴區上下各畫割 1 刀，於肝、面頰、內分泌、內生殖器穴區各畫割 1 刀。每穴區用經嚴格消毒的手術刀片尖端畫破 3～5 毫米長皮膚，使其少量滲血。出血後用消毒乾棉球壓迫止。血每 4 日施治 1 次，4 次為 1 個療程，療程間相隔 15 日。

　　（2）主穴取肺、腎上腺、內分泌、肝、腎、緣中、相

應部位（點刺放血）；配穴取脾、胃、內生殖器穴。首選相應部位點刺放血，實證則重叩滲血，虛證則輕刺潮紅即可。再依據辨證選主穴2～3穴，配穴1或2穴。採用耳毫針刺法或撳針埋針法治療，亦可採用耳穴壓丸法及雷射耳穴照射治療。每次取單側耳穴，兩耳交替使用，隔日施治1次。若兩耳同時治療，則3日施治1次。均5次為1個療程。亦可採用耳穴割治放血法治療，每次選1穴，各穴輪換交替使用，隔日刺血1次，15次為1個療程，療程間相隔1週左右。

（3）取耳穴分兩組，第1組取內分泌、肺、腎、卵巢、面頰穴；第2組取皮質下、脾、肝、內生殖器、面頰穴。採用耳穴壓丸法或耳穴埋針法治療均可，每次取單側或雙側耳穴，兩組耳穴輪換交替使用，每隔3～5日更換耳穴1次，15次為1個療程。

亦可採用三棱針或小手術刀尖端刺割法，每次取熱穴、皮質下、肺、內分泌穴中的1對施治，每次每穴放血3～5滴，隔日施治1次，15次為1個療程。

（4）杜瑋介紹驗案1例。患者孔某，女性，28歲。近兩年來色素增重。口、眼、額、面及下頜處均呈深褐色，常伴月經不調，舌紅、苔薄黃，脈弦滑。

經用耳穴壓丸法治療1個療程後，月經好轉。經2個療程治療後，色素顯著變淡。經3個療程治療後，片狀色素消退，月經正常。

（5）主穴取內分泌、皮質下、肝、腎、神門、交感、面頰穴。配穴：肝鬱火盛者，配加耳尖穴點刺放血2～3滴。主穴採用耳穴壓豆法施治，用王不留行籽貼壓，並囑

患者每日自行按壓耳穴數次。每次取單側耳穴，兩耳交替進行。每隔 2～3 日更換 1 次，10 次為 1 個療程。

筆者應用該法共治療黃褐斑患者 29 例，臨床治癒 17 例，顯效 5 例，有效 4 例，無效 3 例。治癒率達 58.62%，治癒、顯效率達 75.86%，總有效率達 89.66%。

（6）取肝、肺、脾、腎、內分泌穴。每次取單側耳穴，兩耳輪換交替使用。採用耳毫針刺法，用 28 號 0.5 寸毫針快刺刺入耳穴，施以中等度刺激，並予留針 30 分鐘。留針期間，每隔 10 分鐘加強刺激 1 次，10 次為 1 個療程。亦可採用埋針法或壓丸法，囑患者每日自行按壓耳穴數次，3～5 日後取下。適用於治療面部色素斑。

【調理】

（1）本病經日曬後可使病情加重，故在治療時應避免曝曬。

（2）儘量避免服用能引發本病的藥物。

（3）保持樂觀情緒，避免鬱悶不樂。

（4）平常多進食富含維生素 C 的蔬菜和水果。

第二節　斑　禿

【概述】

斑禿，又稱「圓禿」或「圓形禿髮」，俗稱「鬼剃頭」。是一種侷限性斑狀脫髮。發病突然，經過徐緩，局部無炎症，亦無任何自覺症狀。病情嚴重者，頭髮全部脫落，甚至身體其他處毛髮亦見全部脫落。

本病病因目前尚未完全明確。可能是由於精神、神經

因素引起毛髮生長受到暫時性抑制之故。亦有可能與內分泌功能障礙、遺傳因素、外傷、中毒、感染、血管功能紊亂，或其他內臟疾患有關。亦有人認為是一種自身免疫性疾病。精神因素常可誘發或加重病情。

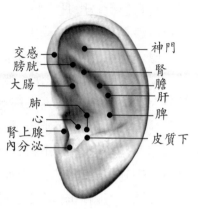

圖 16-3

【診斷要點】

（1）多見於青壯年。常在過度疲勞、睡眠不足、精神高度緊張或精神受到強烈刺激後發生。

（2）起病突然，無自覺症狀，常在無意中發現患病。一般常見於頭皮，也可發生於眉毛、睫毛、陰毛等處。

（3）頭皮出現圓形、橢圓形或不規則形脫髮斑，大小不一，數目不等，邊緣清晰，局部皮膚光滑油亮，無鱗屑，亦無炎症表現，毛囊口清楚可見。脫髮區邊緣頭髮鬆動易脫，頭髮根部上粗下細。

（4）個別患者頭髮可全部脫光，稱為全禿。嚴重者眉毛、鬍鬚、腋毛、陰毛、毳毛等毛髮均見脫落，稱為普禿。

（5）本病經過慢性，病程可持續數月甚至數年，大部分患者能獲自癒，也有反覆發作或邊長邊脫者。

【耳穴療法】（圖 16-3）

（1）取肺、腎、內分泌、神門、交感、脾穴。採用耳毫針刺法施治，針刺後予以留針 30 分鐘。留針期間行針 5～6 次。每隔 2 日施治 1 次，10 次為 1 個療程。筆者運用

該法共治療斑禿患者 5 例，治癒 3 例，有效 2 例。

（2）取內分泌穴區，局部皮膚常規消毒後，採用手術刀畫割，其深度一般以不超過耳軟骨為限，施術後予以包紮，每週 1 次。

（3）取肝、腎、內分泌、神門、腎上腺、脾穴，每次選 3～5 穴。採用耳毫針刺法，施以中等度刺激，並予留針 30～60 分鐘，每日施治 1 次，10 次為 1 個療程。亦可採用耳穴壓丸法，每週更換 2 次，10 次為 1 個療程。

（4）取肺、心、腎、脾、肝、皮質下、內分泌、相應部位。採用耳穴壓丸法或埋針法治療均可，每次取單側耳穴（五臟穴，每次選 2～3 穴即可），15 次為 1 個療程。針刺者，每日或隔日施治 1 次，施以輕中度刺激，並予留針 30～45 分鐘，15 日為 1 個療程，堅持治療 3 個療程以上。在採用上法治療的同時，可配合局部艾條灸或梅花針叩刺，以使局部出現潮紅；或用藥線呈稀疏葵花點點灸局部，每日施治 1 次。

（5）主穴取肺、腎、脾、內分泌、腎上腺、皮質下、相應部位；配穴取大腸、肝、膽、膀胱穴。採用脫髮相應部位作點刺放血及在相應部位的耳背壓丸，以加強刺激為主要治療手段。局部點刺後依辨證取穴法再在其他部位施以耳穴壓丸法。亦可採用耳穴雷射、壓藥丸、割治等方法施治。一般兩耳交替施治，每隔 3 日治療 1 次。亦可兩耳同時治療，每 3 日治療 1 次，主穴及配穴交替使用。均 5 次為 1 個療程，療程間相隔 7 日。

【調理】

（1）飲食宜清淡而富於營養，飲食要多樣化，克服和

改正偏食的不良習慣。忌食油膩、炙煿、辛辣食物，多食新鮮蔬菜、水果，以保持大便通暢。

（2）保持穩定情緒，樂觀向上，避免情緒波動，消極悲觀。消除精神緊張、焦慮不安。

（3）作到勞逸結合，不過於疲勞。生活要有規律，起居有常。

第三節　尋常性痤瘡

【概述】

尋常性痤瘡是一種與性腺內分泌功能失調有關的毛囊、皮脂腺慢性炎性皮膚病。俗稱「粉刺」、「青春疙瘩」。好發於青少年顏面部位，嚴重者亦可發生於胸及背部。可以形成粉刺、丘疹、結節或囊腫等。常伴皮脂溢出。待青春期過後，大部分患者可自然痊癒或症狀得到減輕。臨床上根據皮損的主要表現，可分為丘疹性痤瘡、膿疱性痤瘡、囊腫性痤瘡、結節性痤瘡等多種類型。

引起本病發生的原因，一般認為是由於內分泌功能失調，雄激素分泌增加，使皮脂腺肥大，皮脂分泌亢進和毛囊皮脂腺導管角化栓塞，皮脂淤積於毛囊內而形成脂栓。在相對厭氧條件下，毛囊內的粉刺棒狀桿菌產生溶脂酶，分解皮脂中的甘油三酯，產生游離脂肪酸，侵蝕和破壞毛囊壁，刺激真皮，引起毛囊及毛囊周圍發炎，形成炎性丘疹或膿疱，炎症進一步擴大，可形成結節，嚴重者可產生疤痕。其他如飲食、遺傳、胃腸功能紊亂、月經期間、氣候、理化刺激等因素，均可誘發或加重病情。

【診斷要點】

（1）多見於青春期以後的青年人，以男性居多。好發於面部、胸部、背部等皮脂腺發達的部位，多無自覺症狀。當炎症明顯時，可有疼痛及觸痛。

（2）皮損初起時，為針頭大小的圓錐形丘疹，內含黃白色皮脂栓（亦即粉刺）。若毛囊開放，污染後脂栓變黑為黑頭粉刺。多散在分佈，也有非常密集者。病程經過緩慢。

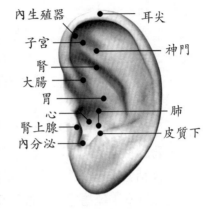

圖 16-4

（3）聚合性痤瘡是尋常性痤瘡的一種惡型病變，損害包括粉刺、丘疹、結節、囊腫、膿腫、竇道和瘢痕等多種混合性損害，而以穿通性膿腫和不規則瘢痕為其主要特徵。少數發生於上臂、胸部、臀部、腹部、大腿等部位，病程較長，治療較為困難，頑固性，難癒。多發生於男性。

【取穴療法】（圖 16-4）

（1）取肺、皮質下、內分泌穴，將王不留行籽放在小塊膠布的中央，然後貼在耳穴上。囑患者每日自行按壓耳穴數次，每次施治 10 分鐘，10 日為 1 個療程。

筆者運用該法共治療痤瘡患者 43 例，臨床治癒 27 例，顯效 10 例，有效 6 例。治癒率達 62.79%，總有效率達 100%。

（2）取肺、內分泌、大腸、腎上腺、耳尖、皮損相應

部位。每次選 3～5 穴區，採用耳毫針刺法，施以中等度刺激，並予留針 30 分鐘。血熱者，先按揉患者耳廓，使之充血，再用三棱針點刺，使其出血 1 或 2 滴。每日施治 1 次，10 次為 1 個療程。亦可採用壓丸法，每週更換 2 次，10 次為 1 個療程。

（3）主穴取肺、腎、胃、內分泌、皮質下穴。隨證配穴：有膿疱者，配加心穴；皮脂溢出較重者，配加脾穴；大便秘結者，配加大腸穴；痛經或月經不調者，配加肝、內生殖器穴；痤瘡集中在面頰或額部者，配加相應部位。

①耳穴壓丸或埋針法：每次取單側耳穴，兩耳輪換交替使用。相隔 5 日換用另一側耳穴，6 次為 1 個療程，療程間相隔 6 日。

②耳穴毫針刺法：以取肺、腎、內分泌穴為基本穴，並隨證配穴。每次雙耳均取，進針深度以不透過軟骨為宜，並予留針 20～30 分鐘。留針期間，輕輕捻針 3～6 次。隔日施治 1 次，15 次為 1 個療程。

③耳針放血法：以取肺、內分泌、神門、皮質下、降壓溝、相應部位為基本穴，每次任選 1 對耳穴，採用三棱針作點刺或用手術刀尖端割刺放血 3～5 滴。隔日施治 1 次，5～10 次為一個療程，待症狀得到控制後，可每週放血 1 次，共觀察治療 3 個月，以鞏固療效。該法療效較為迅速。

（4）主穴取肺、子宮、內分泌、耳尖、面頰或額穴。配穴取心、胃、脾、皮質下、腎上腺、大腸、神門穴。一般每次取單側耳穴，左右兩耳輪換交替使用，每隔 2 日施治 1 次。亦可雙耳同時治療，每週施治 2 次。首選耳尖穴及相應部位點刺放血，並在相應部位耳背後壓丸，以加強

刺激。主穴選 2～3 穴，配穴選 1 或 2 穴，採用耳穴壓丸法、耳毫針刺法或撳針埋針法施治。5 次為 1 個療程，療程間相隔 7 日。

【調理】

（1）飲食宜清淡而富於營養，多食新鮮蔬菜、水果，保持大便通暢。少食高糖、高脂肪食物。禁食辛辣、炙煿、油膩食物。

（2）經常用熱水洗臉，保持臉部清潔，不搽面油。病變局部切忌用手擠壓，以防止復發或繼發性感染。

（3）養成良好的生活習慣，做到起居有常，保證充足睡眠。

（4）保持穩定情緒，精神樂觀，避免情緒波動、精神緊張。

第四節　酒　渣　鼻

【概述】

酒渣鼻是一種以鼻部瀰漫性紅斑、丘疹、結節或膿疱，並發生毛細血管擴張，最後鼻端結節融合肥大，形成鼻贅，狀如酒渣為特徵的皮膚病。該病又稱「赤鼻」、「酒渣鼻」、「鼻齇」等。

本病病因目前尚未完全明確。可能是在皮脂溢出的基礎上，面部血管運動神經功能失調，毛細血管長期擴張所致。飲酒、辛辣刺激性食物、高溫、日曬或寒冷刺激、神經因素、內分泌功能障礙（特別是婦女停經期）、病灶感染、胃腸功能紊亂等均為本病的誘因。此外，亦有人認

為，本病的發生與毛囊蟲的寄生有關。

【診斷要點】

（1）多見於中年女性伴皮脂溢出者。好發於鼻部、兩頰及前額等部位，多呈對稱性分佈。

（2）其病程可分三期：

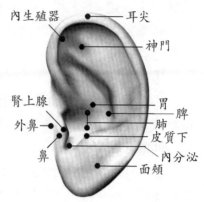

圖 16-5

①紅斑期：局部皮膚呈彌漫性紅斑，且逐漸加劇，伴毛細血管擴張，如樹枝狀。受熱、飲酒、情緒激動、精神緊張時更為顯著。多數患者伴有皮脂溢出。

②丘疹期：在紅斑的基礎上出現丘疹、丘疱疹、膿疱。毛細血管擴張更為明顯，縱橫交錯，毛囊口擴大呈漏斗狀。

③鼻贅期：該期較為少見。皮損成黯紅色，鼻部結締組織增生，皮脂腺肥大形成結節，毛孔擴大，有白色黏稠皮脂溢出，鼻尖肥大突出而形成鼻贅，表面粗糙不平。

（3）病程經過緩慢，時輕時重，無自癒傾向。一般無自覺症狀及全身症狀。

【耳穴療法】（圖 16-5）

（1）取鼻、肺、腎上腺、神門、內分泌、皮質下穴。採用耳毫針刺法，施以中等度刺激，每日施治 1 次。亦可採用耳穴壓丸法，每次取單側耳穴，雙耳輪換交替使用。用王不留行籽貼壓，每隔 2～3 日更換 1 次。均 15 次為 1

個療程。

（2）主穴取耳尖、肺、胃、外鼻區；配穴取脾、內分泌、腎上腺穴。一般取單側耳穴施治，左、右兩耳交替進行，每隔 2 日施治 1 次。亦可兩耳同時施治，每週 2 次，5 次為 1 個療程。耳尖穴採用三棱針作點刺放血。外鼻部及其相應部位採用梅花針叩刺出血。其他耳穴可用耳毫針或撳針施治。也可採用耳穴壓丸法及雷射耳穴照射等方法施治。療程間相隔 7 日。

（3）①耳穴刺血法：取外鼻、面頰區。外鼻穴行點刺放血，面頰區雀啄刺放血。用直徑約 1 公分的酒精棉球擦去出血。放血量要足，每側耳穴以用 6～8 只棉球為宜。每週施治 2 次，兩耳交替使用，20 次為 1 個療程。

②耳穴壓丸法：取上下肺、脾、胃、內分泌、腎上腺、面頰區、外鼻穴。每次取單側耳穴，用於貼壓耳與刺血耳，每週施治 2 次。局部治療：有寄生蟲感染者，局部外搽復方硫磺洗劑。

【調理】

（1）飲食宜清淡，禁酒及禁食刺激性食物，糾正內分泌功能失調和胃腸功能紊亂，保持大便通暢。

（2）儘量避免面部過熱或過冷的刺激，避免劇烈的情緒波動等可能引起面部潮紅的因素。

（3）生活要有規律，做到起居有常，保證足夠的睡眠。

（4）做到勞逸結合，不過於疲勞。

（5）儘量避免長時間的日光照射，在陽光下勞動或工作時，頭上一定要戴上草帽等遮陽帽。

第五節　防皺、除皺

【概述】

隨著年齡的不斷增長，人的皮膚（特別是面部）會逐漸出現生理性老化現象。皮膚鬆弛，皺紋出現，最易影響容貌的美觀。隨著社會物質生活水平的不斷提高，人們越來越重視自己的容貌美觀。因此，可以利用刺激耳穴，以延緩或消除顏面部生理性衰老現象，從而達到美容的目的。

【取穴療法】（圖16-6）

取內分泌、皮質下、肺、相應部位耳穴。採用耳穴壓丸法，用王不留行籽或油菜籽置於小塊膠布中央，貼壓在耳穴上，並囑患者每日自行按壓3～5次，每次每穴按壓3～5分鐘，每週更換2次，2週為1個療程，療程間相隔7日。

第六節　靚膚增白

【概述】

我國人民大多屬黃色人種，正常人的皮膚應為底白微黃隱紅，榮潤光澤。但是，某些人由於工作環境、偏食、遺傳因素、地域、疾病等的影響，造成皮膚偏黑、偏黃，枯槁失澤，在一定程度上影響了人的容貌美觀。隨著社會的不斷進步，物質生活水平的提高，人們對自己容貌的美觀也越來越重視。因此，各種美容術也應運而生。透過刺激相應耳穴的方法，可在一定程度上起到靚膚增白的效

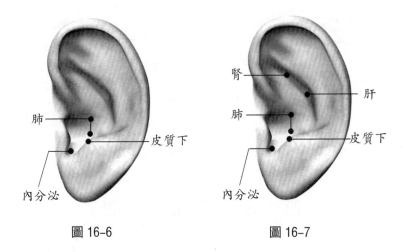

圖 16-6　　　　　　　　　圖 16-7

用，以期達到美容的目的。

【耳穴療法】（圖 16-7）

取肝、肺、腎、皮質下、內分泌穴，每次選 3～5 穴。採用耳穴壓丸法，用王不留行籽或油菜籽置於小塊膠布中央，貼壓在耳穴上，並囑患者每日自行按壓貼穴 4～6 次，每次每穴按壓 3～5 分鐘，以感覺微痛為度。每週更換 2 次，2 週為 1 個療程，療程間相隔 1 週。

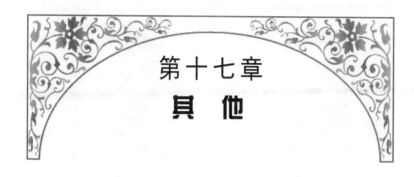

第十七章
其 他

第一節 考試綜合徵

【概述】

考試綜合徵是指在考試前或考試過程中出現的，以失眠，口乾，煩躁不安，心悸，食慾不振，噁心、嘔吐，腹痛、腹瀉或便秘，女性痛經及月經紊亂，手指震顫，腓腸肌痙攣，思維遲鈍，應激反應能力下降，甚至暈厥等為主要臨床表現的一組臨床綜合徵。近些年來，由於青少年課業任務繁重、精神壓力過大，其發病率處於上升的趨勢，嚴重地影響了青少年的身心健康和學習成績。

本病的發生與心、脾、腎三臟有關，考生學習時不能很好地分配自己的精力，無法做到勞逸結合，加之飲食不節，脾胃損傷，氣血不足，復加思慮過度，傷陰耗血，又傷及心脾，陰血耗損則腎精虛衰，腎主骨生髓，腎陰虛則生髓不足，腦為髓之海，腦失所養而出現健忘、失眠，甚則暈厥。

【診斷要點】

（1）患者平常身體健康，無神經衰弱、胃腸道疾患，女性無月經失調、痛經等疾病。

（2）常於考試前幾日或考試過程中，出現失眠、口乾、煩躁、出汗、食慾不振、噁心嘔吐、腹瀉或便秘、女性月經紊亂或痛經、手指震顫、小腿痙攣或顫抖、全身乏力、頭昏，甚至暈厥等表現，而考試結束後，大都能在短期內恢復，即可明確診斷。

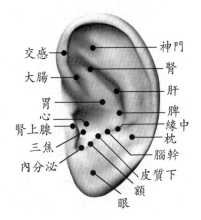

圖 17-1

【耳穴療法】（圖 17-1）

（1）主穴取神門、心、皮質下、脾、枕穴。隨證配穴：眼脹、視力差、記憶力減退、頭前部疼痛明顯者，配加眼、額穴；兩脇部脹痛者，配加肝穴；胃痛、噁心、食慾不振者，配加胃穴；腹瀉或便秘者，配加大腸點；心煩口燥、失眠者，配加腎穴；女性月經紊亂、痛經者，配加內分泌穴；驚悸、怔忡者，配加交感穴；昏厥者，配加腎上腺穴。採用耳穴壓丸法、埋針法、貼磁法、按摩法治療均可。採用壓丸法治療時，囑患者每日自行按壓 3～5 次，每次施治 10～20 分鐘。平常看書學習時可按揉以加強刺激，睡前 20 分鐘按壓 1 次。治療要在考試前 6 日開始，一直治療至考試結束為止。考試時，囑患者進入考場前後各按壓 1 次，考試過程中若出現症狀時，則用力按壓，以能耐受為度，直按壓至耳廓出現灼熱，症狀緩解。

（2）主穴取心、肝、脾、神門、皮質下穴；配穴取枕、胃、交感、大腸、腦幹、內分泌穴。

①取穴壓丸法：每次主穴均取，配穴根據臨床症狀選取 2～3 穴。每次取單側耳穴，兩耳交替使用。於考試前 3 日開始治療，在所選穴區敏感點壓丸，施以強刺激對壓或直壓手法，隔 1～2 日換壓另一側耳穴，一直按壓至考試結束。囑患者每日自行按壓 3～4 次。

②耳穴埋針法：根據臨床症狀每次選主穴 2～3 穴，配穴 1～3 穴。每次取單側耳穴，兩耳交替使用。於考試前 3 日開始施治，於敏感點進針，採用按壓手法，隔 2～3 日換埋另一側耳穴，直至考試結束。囑患者每日自行按壓每穴 3～4 次。

③耳穴磁療法：採用磁珠作壓丸，其取穴與操作方法與耳穴壓丸法相同。亦可用磁片於耳廓穴位的前面和背面異名極相對各貼 1 片，主、配穴各選 1 次。每次兩側耳穴同取，但所選耳穴兩耳各有不同，待 2～3 日後根據臨床症狀的不同換埋不同的耳穴，直至考試結束。

（3）主穴取心、神門、緣中、交感、皮質下穴；配穴取脾、胃、腎、三焦穴。每次取單側耳穴，雙耳交替使用。採用耳穴壓丸法，以王不留行籽置於小塊膠布中央，再貼於耳穴上。每穴每日按壓耳穴 3 次，隔 3 日更換 1 次，5 次為 1 個療程。

（4）韓慧介紹驗案 1 例。患者女性，17 歲，學生。於 1998 年 1 月 20 日初診。患者平常課業成績尚可。自訴在一次考試中突然出現心悸、頭暈、出汗、注意力不集中等症狀，以後則每逢考試均出現上述症狀，導致課業成績明顯下降，心情抑鬱，失眠多夢，反應遲鈍，喜善太息（嘆氣），頭暈目眩，舌質紅、苔薄黃，脈弦數。於是在

期中考試前 2 週，取耳穴心、神門、緣中（腦點）、交感、肝、膽、皮質下等穴進行施治。並在整個治療過程中，勸慰開導患者，以解除患者的心理顧慮，以後考試則未再出現類似症狀，隨訪兩年無復發。

【調理】

（1）本病的發生與考生的心理因素密切相關，故考生在考試前或考試過程中，家長不要給考生加重精神壓力。

（2）考生在考試前一段時間或考試過程中，要合理安排作息時間，做到勞逸結合，不要過度疲勞。

（3）要保持穩定的思想情緒，正確對待考試。

（4）努力培養應試技巧，沉著應對，充分發揮聰明才智，增強必勝信念。

第二節　戒斷綜合徵

【概述】

戒斷綜合徵是指戒菸（或酒），或其他可成癮的毒品後出現的頭痛、乏力、全身不適、心悸不寧、手足無措、精力不集中，甚至出現煩燥不安、噁心嘔吐、流涎等一系列臨床症狀的一組綜合徵。

近些年來，國內外，尤其是在國外興起了採用耳穴戒菸、戒酒和戒毒的高潮，並獲得了很好的療效。現在，中國、美國、法國、加拿大、義大利、西班牙、比利時、阿聯酋、日本、剛果、馬里、澳洲等國家均開展了耳穴戒菸、戒酒，有的還用於戒毒。

【診斷要點】

吸菸、飲酒或吸毒，當成癮後，在戒斷時，可表現出心神不寧、精力不集中、全身無力或不適、頭昏、頭暈或頭痛、手足無措、煩躁不安、噁心流涎等一系列臨床症狀。若再給予吸菸、飲酒或吸毒，其症狀則立即消失，即可明確診斷。

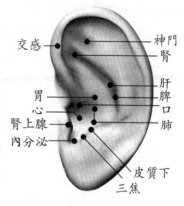

圖 17-2

【耳穴療法】（圖 17-2）

（1）主穴取肺、神門、內分泌、皮質下穴；配穴取心、肝、胃、腎上腺穴。

①取穴壓丸法：每次主穴均取，配穴選 2～3 穴。每次取單側耳穴，兩耳交替進行。尋找敏感點貼壓，並囑患者在想吸菸或感到「癮」發作而不適時，即按壓耳穴，直至臨床症狀消失為止。每隔 3～10 日換另一側耳穴貼壓。天冷時，壓丸時間可稍長一些，2～7 次為 1 個療程。

②耳穴埋針法：取穴與耳穴壓丸法相同。每次取單側耳穴，兩耳交替進行。尋找敏感點埋針，並囑患者在想吸菸或感到「癮」發作而不適時，即按壓耳穴，直至臨床症狀消失。每隔 3～10 日更換另一側耳穴貼壓。天冷時，埋針時間可稍長一些，天熱時，則每隔 3 日左右即換埋另一側耳穴，以防發生繼發性感染。2～7 次為 1 個療程。

③耳毫針刺法：耳穴與耳穴壓丸法相同。每次取單側耳穴，兩耳交替進行。施以強刺激瀉法，每日施治 2 次，3

次為 1 個療程。治療期間要囑患者，即使「上癮」，也要用毅力克制自己不再吸菸或飲酒。

④耳穴電刺激法：耳穴與耳穴壓丸法相同。每次取單側耳穴，兩耳交替進行。可在耳針治療的基礎上，將電針治療儀的導線夾子夾在針柄上，也可用帶導線的耳夾直接夾在耳穴上施以電刺激。用疏密波，每次通電治療 30 分鐘。每日施治 2 次，3 日為 1 個療程。治療期間不准再吸菸或飲酒。

（2）主穴取口、肺、神門、皮質下穴；配穴取肝、胃、腎、內分泌穴。可左右兩耳交替進行，亦可兩耳同時施治。治療時除選主穴外，可根據臨床辨證選取配穴。並可在相應部位尋找敏感點，以提高療效。可採用耳毫針刺法或撳針埋針法，但以耳穴壓丸法治療患者更易接受。採用壓丸法或撳針埋針法治療時，每週需要更換 2 次，5 次為 1 個療程，療程間相隔 7 日。

（3）①戒菸：取肺、口、胃、交感、神門、皮質下、腎上腺穴。採用耳毫針刺法，施以中等中等度刺激手法。亦可採用撳針埋針法，常規消毒後，埋入消毒撳針，用膠布固定。夏季每 3 日更換 1 次，冬季每 6 日更換 1 次。也可採用壓丸法，採用王不留行籽貼壓耳穴。

②戒酒：取口、肺、肝、脾、胃、三焦、神門、內分泌穴，每次選 2～3 穴，採用耳毫針刺法，施以中等度刺激手法。亦可採用撳針埋針法，埋入消毒撳針，用膠布固定，夏季每 3 日更換 1 次，冬季每 6 日更換 1 次，也可採用王不留行籽貼壓耳穴。每於飲酒前在耳穴上按壓，以加強針感，減少或推遲飲酒。

③戒毒：取心、肺、脾、神門、交感、內分泌、皮質

下穴，每次選 3～5 穴。採用 0.5 寸長毫針，刺入耳穴後，快速捻針至耳廓有熱脹感，並予留針 60 分鐘。留針期間接上電針治療儀通電治療，亦可用手法作間歇行針。每日施治 1 次。

（4）①戒菸：取口、肺、神門、胃、皮質下穴。每次取一側耳穴，尋找敏感點後採用耳穴壓丸法或耳穴埋針法施治，每日早、中、晚及欲吸菸時作自行按壓，使其出現明顯的酸重感，並予保留 3～5 日後，再更換耳穴。也可採用耳毫針刺法，每次取單側或分別在兩耳取 1 或 2 對耳穴針刺，或加用電刺激，每次施治 30 分鐘。每日 1 次，5 日為 1 個療程。

②戒酒：取心、胃、口、醉點、皮質下、內分泌穴。在雙側耳穴尋找壓痛敏感點 2～4 個，採用耳穴壓丸法或耳穴埋針法，每日在飯前欲飲酒時按壓 3～5 分鐘，施以強刺激手法至痛不可忍時為止，每隔 3 日更換耳穴 1 次，4～8 次為 1 個療程。

③戒毒：取口、心、肺、腎、交感、神門、內分泌、皮質下穴。上穴尋找敏感點，採用耳穴壓丸法、貼磁法、耳毫針刺法等治療均可，10 日為 1 個療程。耳穴療法戒毒有一定的療效，但一般需同時配合藥物治療。在耳穴治療的同時，也可配合體針及中藥，以提高療效。

第三節　單純性肥胖症

【概述】

單純性肥胖症，是指排除了繼發於神經、內分泌和代

謝障礙性疾病所產生的肥胖（如庫欣綜合徵、垂體性肥胖症、顱骨內板增生症等）之後，其體重超過標準體重的10%以上者。

單純性肥胖症可發生於任何年齡，以中年者居多。近年來，青少年的發病率呈逐年增加的趨勢，女性發病率明顯高於男性。

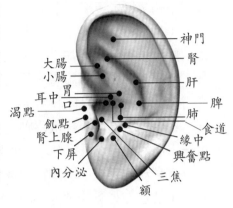

圖 17-3

【耳穴療法】（圖 17-3）

（1）主穴取口、胃、三焦、神門穴；配穴取肺、腎、小腸、緣中、腎上腺、內分泌穴。

①耳穴壓丸法：每次主穴均取，配穴選2～3穴。每次取單側耳穴，兩耳交替進行。若食慾過盛者，囑患者飯前及感覺飢餓時按壓耳穴數分鐘，每穴按壓80次以上。隔日換貼1次，10次為1個療程，療程間相隔7日。

②耳穴埋針法：每次只取主穴，胃穴用皮內針透刺耳中穴，口、神門、三焦穴採用撳針埋針法。每次取單側耳穴，兩耳交替進行，每隔3～7日更換一次。更換埋針時間，夏季短些，冬季長些。

③耳穴注藥法：用一次性使用注射器抽取2%鹽酸普魯卡因注射液（過敏試驗陰性者）或0.9%氯化鈉（生理鹽水）後，注射兩側胃穴，每穴注射0.5毫升。第1週隔日注射1次，第2週注射2次，第3週埋針。埋針期間囑患者進食前30分鐘按壓撳針2～3分鐘。3週為1個療程，療

程間相隔 7 日，連續治療 3 個療程。

（2）主穴取胃、口、大腸、緣中、內分泌穴。隨證配穴：脾胃俱旺者，配加下屏、三焦穴；脾胃俱虛者，配加脾、小腸穴；脾胃陽虛者，配加脾、腎穴。可左、右兩耳交替施治，也可雙耳同時治療。治療前，最好能在口、胃、緣中等穴區內尋找敏感點，在敏感點施治療效更佳。可採用埋針法，也可採用耳穴壓丸法，每次選 2～4 穴，耳穴皮膚常規消毒後，埋入經消毒的撳針，並用膠布固定，約埋 1 週左右。夏季埋 3～4 日，10 次為 1 個療程。在餐前或感覺飢餓時，以手按壓耳穴，以加強針感。

（3）主穴取肺、丘腦、大腸、三焦、內分泌穴。隨症配穴：過食者，配加飢點穴；嗜睡者，配加興奮點、額穴；飲水多者，配加渴點、肺、胃穴；尿少或下肢浮腫者，配加腎穴；便秘者，配加肝、脾穴；動則氣急汗出者，配加脾、腎穴；臀部或腹部肥厚者，配加相應部位的耳穴。

①耳穴壓丸法：每次取單側耳穴，兩耳交替進行。每日在感覺飢餓時或飯前按壓耳穴，每次每穴按壓 3 分鐘左右，以出現明顯脹痛為度，每隔 3 日換對側耳穴 1 次，5 次為 1 個療程，療程間相隔 5 日。

②耳穴埋針法：每次選主穴 2 穴，配穴 1 穴，兩耳同時埋針；或取主穴 3 穴，配穴 1 或 2 穴，單側耳穴埋針。埋入後，每次保留 3～5 日，5 次為 1 個療程。療程間相隔 5 日。

③耳穴藥線點灸法：每次取雙耳主穴，配穴根據臨床症狀選取，每日或隔日灸灼 1 次，10 次為 1 個療程，療程間相隔 5 日。認為該法對治療單純性肥胖症療效最好。一

般經治療 1～2 個療程可使體重減輕，少數人經治療 3～4 個療程才能取效。治療期間可使食慾下降，飢餓感減輕；部分人還可出現大便次數和排便量增加；某些人精神狀態較治療前振奮，不再昏昏欲睡，或原有的頭痛、失眠、水腫、便溏等症狀消失，若再繼續堅持治療，則體重會逐漸下降，療效會隨著療程的增加而增加。治療時選準敏感點和按照要求進行按壓十分重要，否則收效甚微。治療期間，一般無需特別控制飲食，若能按機體代謝的需要攝入足夠的蛋白質，減少糖和脂肪的攝入，則療效更為理想。

（4）取口、食道、肺、胃、外鼻、神門、內分泌穴，每次選 3～5 穴。施以中等度刺激；或用王不留行籽貼在相應的耳穴上，每週更換 2～3 次。並囑患者每日自行按壓穴貼處數次。20 次為 1 個療程。

【調理】

（1）飲食宜清淡，多以素食為主，忌睡前進食。

（2）治療期間，應自覺限制飲食，按身體代謝的需要攝入蛋白質，減少糖、脂肪和碳水化合物的攝入。

（3）生活要有規律，忌睡眠過多，保持愉快心情，積極參加體育鍛鍊和體力勞動。

第四節　食慾不振

【概述】

食慾不振，又稱為「畏食症」。即毫無飢餓感，對進食缺乏興趣，或厭惡進食。

引起食慾不振的原因常有：精神性因素（如偏食或愛

吃零吃）、藥物因素（如某些抗生素、磺胺類藥物、水楊酸制劑，長期攝入過量的維生素A或維生素D等）、急慢性傳染病（如上呼吸道感染、泌尿系感染、肝炎等感染性疾病）以及寄生蟲感染等，均可引起食慾不振。

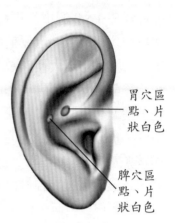

胃穴區
點、片
狀白色

脾穴區
點、片
狀白色

圖 17-4

食慾不振在中醫學中，稱為「納差」「畏食」等。多因思慮過度，或情志不遂，或驚恐不安，情緒緊張，或飲食不節，或肝病及脾以致脾胃不和，脾虛不能健運，胃弱不受納水穀等引起。

【望耳診病要點】

可在脾、胃穴區見及陽性反應，其陽性反應常呈點片狀白色，無光澤，或帶有凹陷（圖 17-4）。

【其他耳診法】

1. **耳穴染色診法**　可在口、脾、胃穴區見及小點狀染色改變。

2. **耳穴捫診法**　可在脾、胃穴區捫及輕度凹陷。

3. **耳穴觸壓診法和電探測診法**　可在口、食道、脾、胃穴區觸及或探及敏感點。

【取穴療法】（圖 17-5）

（1）取脾、胃、大腸、小腸、交感穴，每次選 2～3穴。採用王不留行籽貼壓，囑患者每日自行按壓數次。每次取單側耳穴，兩耳交替進行，每隔 2～3 日更換 1 次，

5～7 次為 1 個療程。適用
於治療小兒畏食症。

　（2）主穴取脾、胃、
胰膽穴；配穴取交感、小
腸、皮質下穴。

　①耳穴壓丸法或埋針
法：在胰膽、脾、胃穴
區，尋找敏感點或進行壓丸
或施以埋針。屬實熱證（如
急性炎性疾病等）引起的食
慾不振，採用強刺激瀉法，
並同時加取耳尖、腎上腺等穴；屬虛證（慢性消耗性疾病
或素體虛弱）引起的施以補法或平補平瀉手法。每隔 1～3
日換壓（或埋針）另一側耳穴，7 次為 1 個療程。

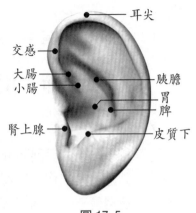

圖 17-5

　②耳穴注藥法：一般只取主穴，亦可選配 1 或 2 穴配
穴。每次取單側耳穴，兩耳交替進行。採用一次性使用注
射器套接 5 號或5.5 號注射針頭，抽取維生素 B_{12} 注射液 0.5
毫克（1 毫升），每穴注射 0.1～0.2 毫升，每日注射 1
次，4 次為 1 個療程。注射耳穴剩餘的藥液，注入單側足
三里穴。

　③耳穴按摩法：先行耳穴保健按摩，直至兩耳發熱，
再用示（食）指尖在耳甲艇、耳輪腳周圍做來回按摩。因
情志所致者，可加肝、皮質下穴按摩；脾虛者可加脾、腎
穴按摩。每次按摩 5分鐘左右。每日按摩 2～3 次。

【調理】

　（1）小兒飲食宜定時、定量，飲食宜易於消化而富於

營養。

（2）不偏食，不過食生冷、肥甘的食物。

第五節　電腦綜合徵

【概述】

隨著科學技術的發展和社會的不斷進步，電腦越來越多地被人們應用於工作、學習和生活之中，但也帶來一種新的職業性傷害——電腦綜合徵。電腦綜合徵一般的臨床症狀主要表現為：頭痛，眼睛乾澀不適或視力下降，咽部乾燥不適或疼痛，咳嗽，手腕、手臂酸痛，肩膀肌肉緊張、麻木等，精神上煩躁不安，易於疲勞，注意力不能集中等。

電腦綜合徵產生的原因：

①室內空氣渾濁；由於電腦機房一般為封閉式結構，並使用空調系統，室內空氣流通緩慢，時間一長空氣就渾濁起來，而且室內較為乾燥。在這樣的環境中若長時間工作，就會產生咽部乾燥不適，甚至疼痛、咳嗽等症狀。

②工作台、座椅與操作者身材不適；雖然電腦工作台是專業設計的，並有與之相配的座椅，但是不一定就很適合所有操作者的體形和身材條件。當操作者長時間工作時，手臂及關節一直處於懸空狀態，容易造成手臂肌肉和關節酸痛，另外，座椅的軟靠背也使一些操作者的坐姿不正確，造成腰部肌肉酸痛。

③輸入設備——鍵盤和滑鼠：電腦鍵盤和滑鼠在最初設計時，只注意到了其輸入數據的方便程度，而忽略了鍵盤的鍵位不合理、鍵盤擺放的位置或高或低、滑鼠在外形上

不稱手等問題，因而若長時間使用
會造成操作者手腕麻木或手腕關節
扭曲、肩部酸痛等諸多症狀。

　④電腦顯示器：據美國全國職
業保健與安全研究所的一項調查證
明，每天在電腦前工作 3 小時以上
的人中，90%的人眼睛有問題。表
現症狀為眼睛發乾或者頭疼，煩
躁，疲勞，注意力難以集中等等，
即典型的乾眼病。其主要原因在於

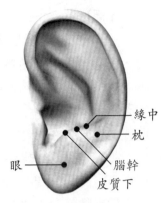

圖 17-6

操作者在電腦前工作時，眼睛長時間盯著一個地方——顯
示器，並受到顯示器持續發出的高亮度光線的刺激。由於
顯示器技術的發展和進步，來自顯示器的輻射已微不足
道，不會對操作者的身體造成影響。

【取穴療法】（圖 17-6）

　主穴取眼、腦幹、枕、皮質下、緣中穴；配穴取相應
部位耳穴。用於預防時只取主穴，一般採用壓丸法，取王
不留行籽置於小塊膠布的中央處，貼壓在耳穴中，並囑每
日自行按壓 3～4 次，每次每穴按壓 2～3 分鐘。用於治療
時，主、配穴據症選取。一般採用耳毫針刺法，施以中等
度刺激，並予留針 30～60 分鐘。亦可採用撳針埋針法或耳
穴壓丸法，每週更換 2～3 次。並可採用耳穴注藥法，採用
1 毫升一次性使用注射器連接 5 號或 5.5 號皮試注射針頭，
抽取維生素 B_1 注射液或維生素 B_{12} 注射液 0.5 毫克（1 毫
升）後，每穴注射 0.1～0.2 毫升。每日或隔日施治 1 次，
5～7 次為 1 個療程。

【調理】

（1）飲食要合理搭配，應多進食豆芽、豆腐、胡蘿蔔、白菜、大棗、柑橘以及雞蛋、牛奶、動物肝臟、瘦肉等，少進食肥甘厚味及辛辣、炙煿等刺激性食物。平常多飲茶水，因茶葉中含有茶多酚等活性物質，所以有利於吸收或抵抗放射性物質。

（2）注意勞逸結合，避免長時間連續操作電腦，最好使用 30 分鐘就休息一下，可到室外散散步，或抬頭仰望，或向遠處眺望，或做伸頸和擴胸練習 10～20 次。

（3）要保持皮膚清潔度。用後一定要洗手、洗面，避免鍵盤上的細菌和病毒侵入人體以及防止輻射波對皮膚的刺激。

（4）保持電腦室通風乾爽，使有害物質儘快排出。

（5）操作時，眼睛與螢光幕的距離應保持在 40～50 公分，使雙眼平視或輕度向下注視螢光幕，這樣可使頸部肌肉得到放鬆，並使眼球暴露於空氣中的面積減少到最低的程度。

（6）電腦的擺放高度要適中，將電腦螢光幕的足心位置安裝在與電腦操作者胸部的同一水平線上，最好使用可調節高低的椅子。並應有足夠的空間伸放雙腿，膝蓋能自然彎曲成 90° 角，並能維持雙足著地，不要交叉疊放雙腿，以免影響下肢血液循環。

（7）操作電腦時，要保證正確的坐姿，儘可能保持自然的端坐位，將後背坐直，並保持頸部的挺直。兩肩自然下垂，上臂貼近身體，手肘彎曲成 90 度角，操作鍵盤或滑鼠時，應使手腕保持在相對水平的位置。

第六節　近　視

【概述】

在 5 公尺以遠的光線，未經調節，經屈光系統成像在視網膜之前，形成一不清晰的圖像者，稱為近視。近視有假性近視和真性近視之分。由於過度用眼或看書閱讀時書本與眼的距離過近，以致眼睫狀肌發生痙攣而增加了晶體的凸度，使外來的平行光線聚焦於視網膜前方的，就稱為假性近視；因眼軸過長或角膜屈折率太強，以致平行光線進入眼球後其焦點落在視網膜之前的，就稱為真性近視。假性近視若發展日久可轉為真性近視。耳穴療法對假性近視有較好的療效。

本病因類型的不同又可分軸性近視、彎曲性近視、指數性近視、晶狀體位置的移動等多種。根據其嚴重程度的不同，3DS 或 3DS 以下者，稱為輕度近視；6DS 或 6DS 以下者，稱為中度近視；6DS 以上者，稱為高度近視。

本病常由先天遺傳或後天讀寫姿勢不正確或於光線不足處閱讀、工作用眼過度，致使眼球晶狀體異常，視力下降所致。

【診斷要點】

（1）主要是遠視力減退，而近視力一般正常。

（2）驗光用「－」鏡片可以矯正或檢影逆動。

（3）若為變性近視，則發展較快，且在成年後繼續發展，視力嚴重減退，眼球不斷拉長，後極部形成葡萄腫，黃斑出血，脈絡膜變性萎縮，玻璃體也見渾濁、變性，甚

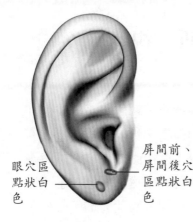

眼穴區
點狀白
色

屏間前、
屏間後穴
區點狀白
色

圖 17-7

至發生視網膜脫離。

（4）若為假性近視，則多見於青少年。是由於過度調節（視近過久）而造成睫狀體肌痙攣所致。其視力減退突然，並同時伴視力疲勞症狀。經適當休息或治療後，症狀可消失。但日久也會變成真性近視。

【望耳診病要點】

可在眼、屏間前、屏間後等穴區見點狀白色改變，或界限清晰，或見呈圓形或不規則的皺褶紋（見圖 17-7）。

【其他耳診法】

1. **耳穴捫診法**　可在眼、屏間後等穴區捫及不規則隆起，或捫及凹陷，或皺褶。

2. **耳穴染色診法**　可在眼、腎、肝、屏間後，角窩中等穴區見及染色改變。

3. **耳穴電探測診法或觸按診法**　可在眼、肝、屏間前、屏間後、角窩中、食道等穴，探及或觸按及敏感點。

【耳穴療法】（圖 17-8）

（1）主穴取眼、肝、屏間前、屏間後穴；配穴取脾、胃、腎、心、大腸、神門、便秘點等穴。治療時，可取單側，左、右兩耳交替進行，亦可雙耳同取。每次主穴必選，配穴根據症狀選用。最好能在耳垂部找一敏感點，亦即在眼、屏間前、屏間後穴區找到敏感點，在該敏感點治

療療效更好。可採用耳毫針刺法或撳針埋針法施治。若撳針埋針最少每週需更換2次；亦可採用耳穴壓丸法、雷射點穴照射等方法治療。每治療 5～10 次為 1 個療程，1 個療程結束後，休息7 日，再行下一療程的治療。

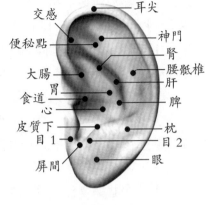

圖 17-8

（2）主穴取眼、肝、腎、屏間前、屏間後穴；配穴取皮質下（施治部位位於皮質下穴與內分泌穴之間，曾用名「防近點」）、食道（位於食道下方處，曾用名「新眼點」）、角窩中、外鼻（位於耳屏上，聽宮穴後方處，曾用名「新眼」）、耳背眼、耳背肝穴。

①耳穴壓丸法：每次除取主穴外，再用耳穴電探測法在各配穴處尋找良導點或敏感點，作為配穴使用。治療時，採用輕柔的按摩手法按壓耳穴，並囑患者閉目，用意念仔細體會耳壓過程中眼的感覺情況，一般揉按耳穴 20 餘次後，眼部即可出現酸、熱、脹、欲要流淚等感覺，部分患者則需按壓耳穴 100 下左右眼部才會出現感覺，但必須按壓至眼部出現感覺療效才佳。每次貼壓單側耳穴，兩耳交替進行，每隔 1～3 日換貼 1 次。並囑患者每日自行每穴各按壓 4 次。若患者年齡較小無法施治，可由父母代行治療。治療 10 次為 1 個療程，療程間相隔 7～10 日。

②耳穴埋針法：取穴與耳穴壓丸法相同。每次取單側

耳穴，將經消毒後的揿針刺入上述耳穴，以膠布固定。相隔2～4日後換埋另一側耳穴，10次為1個療程，療程間相隔15日。注意：埋針期間，不可將埋針處弄濕，以防發生繼發性感染，若要洗頭、洗澡時，應先將揿針取後進行。

③耳穴磁壓法：取穴與耳穴壓丸法相同。每次取單側耳穴，兩耳交替進行。採用0.05特〔斯拉〕磁場強度的磁珠，貼壓在耳穴上，用膠布固定。每週更換1次，4次為1個療程，療程間相隔5～7日。

④耳穴貼藥膏法：採用麝香鎮痛膏等芳香刺激性較強的橡皮膏藥，剪成4毫米×4毫米的小方塊；再剪取5毫米×7毫米的長方塊，供耳穴與面部穴位貼用；另剪一長條膏藥供足底穴位貼用。耳穴取神門、心、肝、腎、眼、交感、耳背溝穴；面部穴取陽白、瞳子髎、承泣、睛明穴（見圖17-9）；足底取湧泉穴（見圖17-10）至然谷穴的「近視線穴區」。每次均取雙側穴位，隔1日換貼膏藥1次，10次為1個療程。貼膏藥後約1分鐘，患者可有眼睛發涼、舒適、酸脹、熱辣或受壓的感覺，此乃「得氣」表現。若「得氣」不明顯，患者可用手指按摩所貼的各穴位，以加強「得氣」，提高療效。

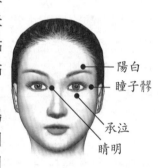

陽白
瞳子髎
承泣
睛明

圖 17-9

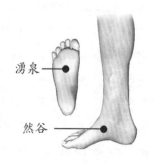

湧泉
然谷

圖 17-10

⑤耳夾法：耳夾的製作方法：A. 取回紋針，做成耳夾；B. 取具有彈性的鋼絲圍製成耳夾；C. 取日記本內的塑料芯子，經熱水泡軟後，製成小耳環狀耳夾；D. 就地取材或專門設計製成一種樹葉狀耳夾，供婦女使用，既當耳夾使用，又當飾品佩戴。選取上述耳夾中的一種，夾壓在眼、肝、屏間前、屏間後等適合的耳穴上。每日夾壓 1～3 次，每次 40 分鐘左右，7 日為 1 個療程，療程間相隔 5～7 日。

（3）取眼、目 1、目 2、心、肝、腎、脾、顳、神門、耳尖、皮質下、枕、食道、腰骶椎、交感穴。每次選單側耳穴敏感點 5～7 個，採用耳穴壓丸法。每日 3 次，早、中、晚各按揉 1 次。每次每穴各按揉 6～20 下，使之出現明顯的脹、重、痛感。每隔 3～7 日換用對側取穴，6 次為 1 個療程，療程間相隔 1 週。

注意：按揉時禁止看書或看電視等用眼活動，雙眼宜微閉，或觀望綠色的地方，同時雙眼緩緩地由遠至近，再由近至遠地調節眼肌。該法對假性近視的近期總有效率可達 80%左右，半年後的遠期療效可高達 95%以上。

（4）取眼、心、肝、腎、神門穴，每次選 2～3 穴。採用耳毫針刺法，施以中等度刺激，並予留針 30 分鐘。隔日施治 1 次，10次為 1 個療程。筆者運用該法共治療青少年近視 47 例，全部獲效。

【調理】

（1）注意飲食營養，多進食富含維生素的食物。

（2）用眼時間過長感覺疲勞時，應閉目休息片刻或眼睛向遠處眺望，以調節眼肌。

（3）切實改正不良的習慣，注意保護視力。

參考文獻

1. 植蘭英・耳穴療法[M]・南寧：廣西技術出版社，2003・

2. 張學勳・耳穴療法治百病・第 2 版[M]・北京：人民衛生出版社，2004・

3. 查煒・實用穴位療法全書[M]・南京：江蘇科學技術出版社，2004・

4. 管遵信，管鍾潔，姜雲武等・耳穴療法[M]・北京：中國中醫藥出版社，2002・

5. 葛效春・人體信息異常點耳壓治療 872 例療效觀察[J]・中國針灸，1988，8（4）：26・

6. 朱自偉・耳穴治療 A 型肝炎療效觀察[J]・中國針灸，1989，9（3）：11・

7. 陳桂芳・耳穴壓迫治療急性黃疸型肝炎 40 例[J]・上海中醫藥雜誌，1989，（6）：9・

8. 徐占英・耳壓治療急性黃疸性肝炎 64 例[J]・中國針灸，1989，9（2）：50・

9. 張小莉・耳穴壓迫法治療浸潤型肺結核 46 例觀察[J]・中國針灸，1990,9（4）：23・

10. 宋國英・耳針屏間穴治療流行性腮腺炎 1,000 例[J]・中國針灸，1988,8（1）：7・

11. 韓晶・耳壓治療流行性腮腺炎 17 例[J]・針灸學報，1990，6（2）：54・

12. 王凱安・王不留行壓迫耳穴治療流行性腮腺炎[J]・雲南中醫藥，1993，（4）：12・

13. 沐榕・耳穴貼壓法治療痄腮 36 例[J]・福建中醫藥，1993，（4）：12・

14. 李煥斌・耳針治感冒方[J]・陝西中醫函授，1988，

（6）：35．

15. 黃靜國・王不留行貼壓耳穴治療咳嗽 36 例[J]・浙江中醫雜誌，1988,23（12）：536．

16. 劉月珍・耳針治療慢性支氣管炎 60 例[J]・中國針灸，1992，（5）：31．

17. 張鴻聲・耳針治療慢性氣管炎 97 例[J]・上海針灸雜誌，1988，（5）：32．

18. 劉心蓮・耳穴貼壓法治療慢性支氣管炎 97 例[J]・上海針灸雜誌，1988，7（1）：8．

19. 潘紀華・耳壓治療慢性胃炎 73 例[J]・陝西中醫，1990，11（1）：33．

20. 石啟華・耳貼療法治療慢性胃炎 26 例[J]・陝西中醫，1990，11（1）：32．

21. 孫景勝・耳穴貼壓治療淺表性胃炎 96 例[J]・針灸學報，1990，6（4）：9．

22. 尉遲靜・慢性胃竇炎的耳針治療 [J]・江西中醫藥，1990，21（1）：54．

23. 穆緒超・耳穴貼壓法治療消化性潰瘍 72 例[J]・陝西中醫，1993，（1）：31．

24. 焦漢民・耳針治療消化系統急性痛證患者 288 例[J]・陝西中醫，1988,9（5）：212．

25. 高揚・耳穴治療儀治療胃脘痛 72 例[J]・上海針灸雜誌，1995，（14）：6．

26. 穆緒超・耳穴貼壓法治療消化性潰瘍 72 例[J]・陝西中醫，1993，（1）：31．

27. 焦漢民・耳針治療消化系統急性痛證患者 288 例[J]・陝西中醫，1988，9（5）：212．

28. 高揚・耳穴治療儀治療胃脘痛 72 例[J]・上海針灸雜誌，1995，（14）：6．

29. 蕭建華・耳針治療痔瘡 50 例臨床報告[J]・針灸臨床雜誌，1993，（2、3）：32．

30. 李懷仁·耳穴按壓治療痔瘡 53 例[J]·中國針灸，1987，7（5）：32·

31. 武常流，謝陽谷，劉玉厚，等·實用疑難病中西醫診療全書[J]·北京：中國中醫藥出版社，1999·

32. 王志英·小劑量山莨菪鹼耳穴注射治療膽絞痛 115 例[J]·中西醫結合雜誌，1990，（4）：205·

33. 達南·耳迷根穴位注射治療膽絞痛臨床觀察[J]·四川中醫，1988，（1）：36·

34. 胡寶生·耳穴治療膽絞痛 144 例臨床觀察[J]·中國針灸，1995，（2）：15·

35. 馮維斌、劉偉勝、林琳，等·呼吸科專病中醫臨床診治[M]·北京：人民衛生出版社，2000：45·

36. 周幸來，周舉·心血管科疑難病症特色療法[M]·北京：人民軍醫出版社，2005：52·

37. 尉遲靜·耳貼治療冠心病 23 例近期療效觀察[J]·四川中醫，1987，5（2）：28·

38. 程寶安·耳穴治療心絞痛 50 例臨床觀察[J]·中國針灸，1995，（2）：17·

39. 渠敬文·耳針治療陣發性心動過速 18 例[J]·中醫雜誌，1989，30（12）：26·

40. 尉遲靜·耳針治療慢性心房撲動 1 例[J]·江西中醫藥，1987，18（1）：封 4·

41. 何臣剛·用王不留行耳穴貼壓治癒吞咽性陣發性室上性心動過速 1 例[J]·安徽醫科大學學報，1990，25（1）：46·

42. 高慶梅·淺談耳針治療眩暈的體會 [J]·中國針灸，1994，（1）：23·

43. 蔣運祥·耳穴貼壓治眩暈 47 例[J]·江西中醫藥，1988，（1）：43·

44. 侯愛萍·耳穴貼壓治療眩暈證 317 例[J]·中國針灸，1994，（增刊）：344·

45. 梁書忠·耳針心穴治療高血壓病的降壓效果觀察[J]·針

灸學報，1991，（1）：42．

46. 楊倉良．耳穴藥丸治療高血壓病 65 例[J]．遼寧中醫雜誌，1988，12（2）：34．

47. 管遵信．耳穴貼壓藥丸治療高血壓療效觀察[J]．雲南中醫雜誌，1989，10（4）：25．

48. 龍文君．耳穴壓丸法治療高血壓病[J]．上海針灸雜誌，1988，7（3）：48．

49. 周榮興．按壓耳穴的降壓效應：附 274 例臨床資料分析[J]．中醫雜誌，1990，31（2）：35．

50. 袁茂軒．麝香膏貼壓耳穴治療高血壓 83 例[J]．湖北中醫雜誌，1987，（5）：38．

51. 王金茹．耳穴壓迫法治療高血壓病 90 例臨床觀察[J]．河北中醫，1988，10（6）：15．

52. 羅興中．耳壓治療高血壓病 124 例臨床觀察[J]．針灸臨床雜誌，1995，11（3）：20．

53. 魏建平．貼壓耳廓敏感點治療高血壓的療效觀察[J]．針灸臨床雜誌，1995，11（3）：20

54. 張燕華．擇時加壓耳穴降血壓有良效[J]．大眾醫學，1990，（2）：23．

55. 劉輯帆．耳壓法治療更年期綜合徵 50 例臨床觀察[J]．安徽中醫學院學報，1988，7（3）：40．

56. 王明陵．耳穴貼壓治療更年期綜合徵 31 例[J]．按摩與導引，1989，（3）：20．

57. 楊清芳．耳壓法治療更年期綜合徵 31 例報告[G]．第 1 屆全國針灸臨床學術會議論文集（大連），1992：18．

58. 朱江．耳穴貼壓治療婦女更年期綜合徵 59 例[J]．上海針灸雜誌，1995，14（6）：253．

59. 王璐．耳壓治療更年期綜合徵 30 例[J]．上海針灸雜誌，1996,1（4）：101．

60. 龍文君．耳針治療糖尿病 25 例.中西醫結合雜誌[J]，1989，9（11）：665．

61. 馬新平‧耳針治療神經衰弱 36 例療效分析[J]‧甘肅中醫，1996，9（1）：38‧

62. 黃麗春‧耳穴貼壓治療神經衰弱 166 例[J]‧中國針灸，1985，5（4）：11‧

63. 陶執‧耳穴壓豆治療神經衰弱 348 例[J]‧山東醫藥，1988，28（6）：34‧

64. 王霞‧耳壓法治療神經衰弱 168 例[J]‧中國針灸，1991，（1）：18‧

65. 李愛萍‧耳穴治療神經衰弱 167 例[J]‧湖北中醫雜誌，1996，18（1）：36‧

66. 許瑞征‧耳針治療神經衰弱的臨床觀察[J]‧江蘇中醫雜誌，1980，（1）：37‧

67. 林芳‧針刺耳穴治療頭痛‧四川中醫[J]，1984，2（2）：48‧

68. 吳錫強‧冰片耳壓治療頭痛 52 例[J]‧河南中醫，1988，8（5）：33‧

69. 楊倉良‧耳穴壓藥丸治療頭痛 82 例臨床觀察[J]‧針灸學報，1990，6（1）：25‧

70. 王梅花‧耳穴貼壓法治療頭痛 66 例[J]‧湖南中醫學院學報，1992，12（2）：53‧

71. 劉本立‧耳針辨證取穴治療面神經性癱瘓 24 例[J]‧湖南中醫雜誌，1987，3（5）：38‧

72. 巨寶琦‧耳針治療坐骨神經痛[J]‧浙江中醫雜誌，1980，15（2）：60‧

73. 周海平‧耳針包埋為主治療坐骨神經痛[J]‧北京中醫學院學報，1984，（6）：17‧

74. 董錫華‧耳穴壓豆治療泌尿系結石 24 例[J]‧山東中醫雜誌，1994，13（8）：352‧

75. 王志英‧耳壓法治療尿石症 68 例[J]‧山東中醫雜誌，1989，8（3）：15‧

76. 綦淑清‧耳穴壓丸治療尿路結石[J]‧四川中醫，1990，

（1）：31·

77. 曾銳·電針刺激耳穴治療泌尿系結石 50 例[J]·湖北中醫雜誌，1989，（5）：16·

78. 董鳴·化瘀排石湯和加耳壓療法對比觀察治療泌尿系結石 60 例[J]·湖南中醫雜誌，1993，（5）：30·

79. 陶思攸·耳穴埋針治療泌尿系結石 68 例[J]·中國針灸，1996，（2）：56·

80. 王志英·山萸苕齡耳穴注射治療尿石症 410 例療效觀察[J]·山東中醫雜誌，1990，9（6）：31·

81. 周幸來，周舉·中西醫臨床注射療法[M]·北京：人民衛生出版社，2001：1294·

82. 潘桂生·耳穴貼壓治療小兒遺尿症 [J]·中國針灸，1994，（3）：32·

83. 喬正中·耳穴電衝擊治療遺尿症[J]·中國針灸，1994，（3）：33·

84. 王堯·益智仁耳壓治療小兒遺尿症 36 例臨床小結[J]·江蘇中醫，1990，11（8）：27·

85. 潘祥生·氦氖鐳射耳穴照射治療慢性盆腔炎 15 例療效觀察[J]·四川中醫，1983，1（3）：14·

86. 沈志忠·耳壓治療乳腺小葉增生症 35 例[J]·江蘇中醫，1989，（8）：31·

87. 馬進喜·耳壓及手法復位治療乳腺結構不良 41 例[J]·針灸臨床雜誌，1994，10（2）：20·

88. 司徒儀，楊家林主編·婦科專病中醫臨床診治[M]·北京：人民衛生出版社，2000·

89. 趙光·耳貼治療月經過期及閉經 40 例[J]·新疆中醫藥，1988，（2）：42·

90. 仲遠明·耳穴貼壓法治療痛經 50 例[J]·南京中醫學院學報，1989，9（2）：134·

91. 劉世忠·耳穴貼壓治療痛經 1 000 例[J]·上海針灸雜誌，1993，（6）：27·

92. 宋秀珍・耳壓治療痛經 60 例臨床觀察[J]・北京中醫學院學報，1992，（2）：58・

93. 劉敏如，譚萬信主編・中醫婦產科科學[M]・2001.758～759・

94. 陳樹人・耳穴貼壓法治療陽痿 13 例[J]・浙江中醫雜誌，1988，23（12）：539・

95. 潘紀華・耳穴壓丸法治療頸椎病 51 例療效觀察[J]・陝西中醫，1987，（8）：369・

96. 李振春・耳壓治療頸椎骨質增生 96 例臨床觀察[J]・河南中醫，1991，（5）：35・

97. 竇慶連・耳針「神門」穴治療急性腰扭傷[J]・天津中醫，1990，（2）：39・

98. 趙凱・耳針治療急性腰部扭傷[J]・中醫函授通訊，1990，（1）：39・

99. 劉秀萍・耳壓治療落枕 61 例[J]・江蘇中醫，1990，11（8）：29・

100. 馬勇・耳壓法治落枕[J]・四川中醫，1989，7（1）：封3・

101. 杜瑋・耳壓治療黃褐斑 50 例療效觀察[J]・陝西中醫，1989，（6）：269・

102. 陳達燦，禤國維・皮膚性病科專病中醫臨床診治[M]・北京：人民衛生出版社，2000・

103. 韓碧英・耳穴割治敷藥治療痤瘡 217 例療效觀察[J]・中醫藥學報，1988，（6）：29・

104. 韓慧・耳穴貼壓防治考試綜合徵[J]・上海針灸雜誌，2001，（2）：・

肝穴區隆起

肩關節穴區點、片
狀紅暈，有光澤

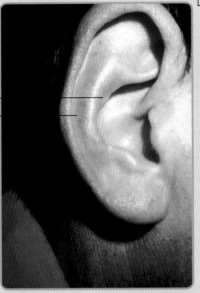

◀彩圖1

肝穴區結節

內分泌、面頰區丘疹樣紅暈

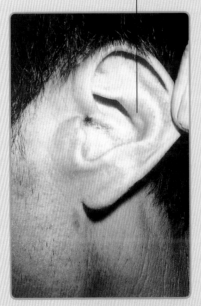

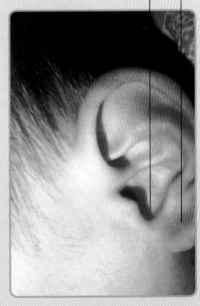

▲彩圖2

▲彩圖3

神門穴區、枕與
對屏尖穴區之間
點狀紅暈

神門穴區小血管充盈

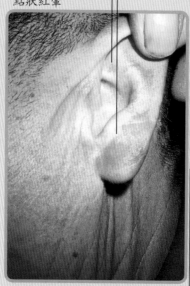

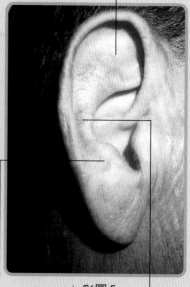

▲ 彩圖4

枕與對屏尖穴區
之間點狀紅暈

▲ 彩圖5

肩關節穴區
血管怒張

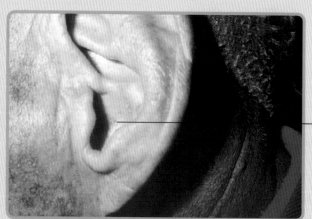

氣管穴區紅斑

◀ 彩圖6

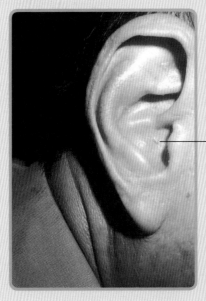

氣管穴區紅點

◀ 彩圖 7

脾穴區白色片狀

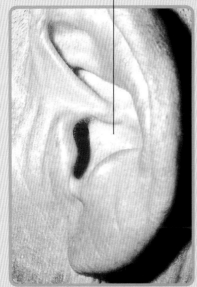

▲ 彩圖 8

脾穴區邊緣紅暈

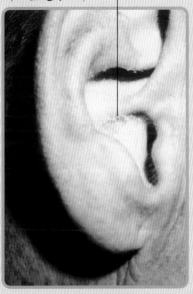

▲ 彩圖 9

艇角穴環狀皺褶紋

風谿穴區點、片狀改變

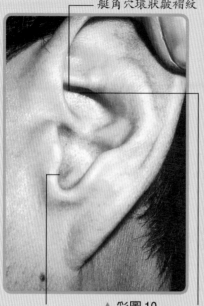

▲ 彩圖 10

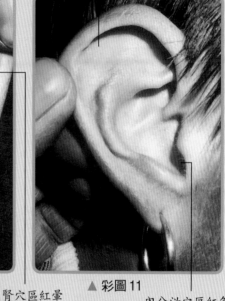

▲ 彩圖 11

肺穴區紅暈

腎穴區紅暈

內分泌穴區紅色

肩關節穴區
海星狀改變

胃穴區點、
片狀紅暈，
有光澤

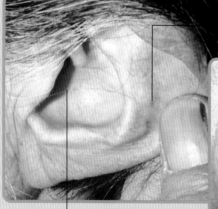

▲ 彩圖 12

支氣管區毛細血管擴張

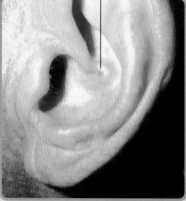

▲ 彩圖 13

胃穴區點、片狀紅暈，有光澤

胃穴區隆起樣改變

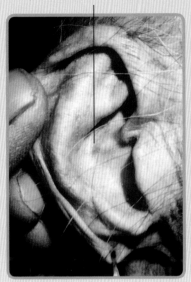

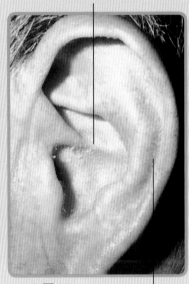

▲ 彩圖 14

▲ 彩圖 15

肩關節穴區點狀白色

十二指腸穴區小片狀四陷

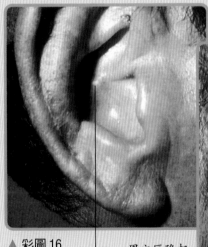

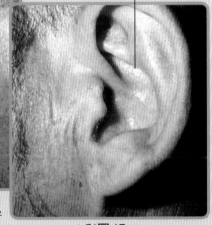

▲ 彩圖 16

胃穴區隆起

▲ 彩圖 17

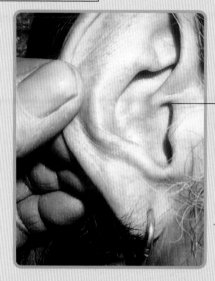

食道穴區點、
片狀改變

◀彩圖18

胃穴區白色光澤　　　　肛門穴區點狀白色，邊緣有紅暈

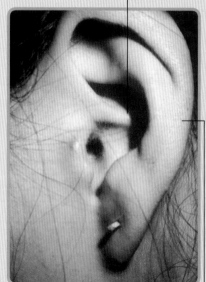

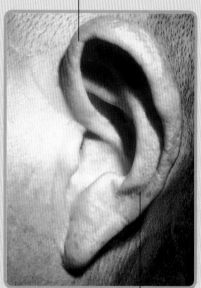

▲彩圖19　　　　　▲彩圖20

胸椎穴區白點　　　頸穴區片狀紅暈

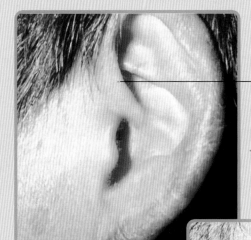

直腸穴區紅暈

◀彩圖 21

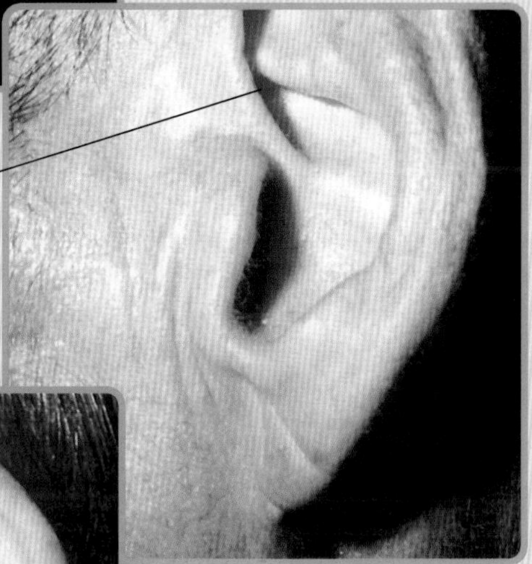

大腸、小腸
穴區充血

▼彩圖 23

▲彩圖 22

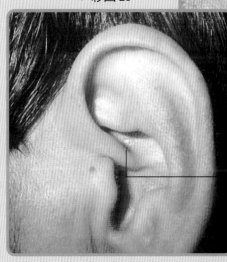

小腸區點狀充血、紅潤，
有光澤和脂溢

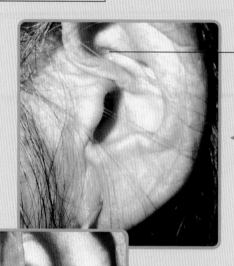

大腸、小腸穴
區點狀白色

◀彩圖24

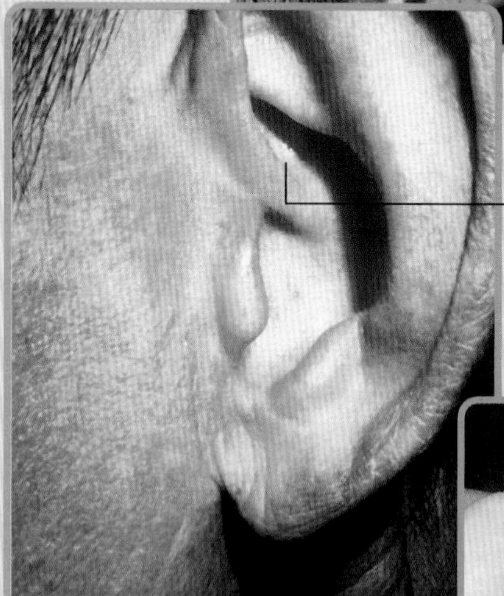

大腸、小腸穴區白色，有皺褶

肝穴區片狀隆起

▲ 彩圖25

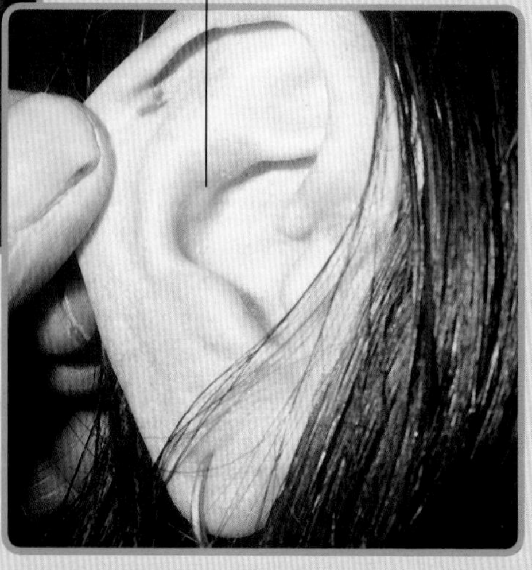

彩圖26 ▶

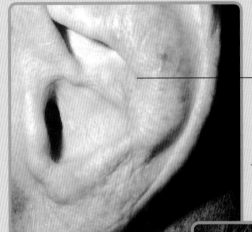

—— 肝穴區結節隆起

◀彩圖 27

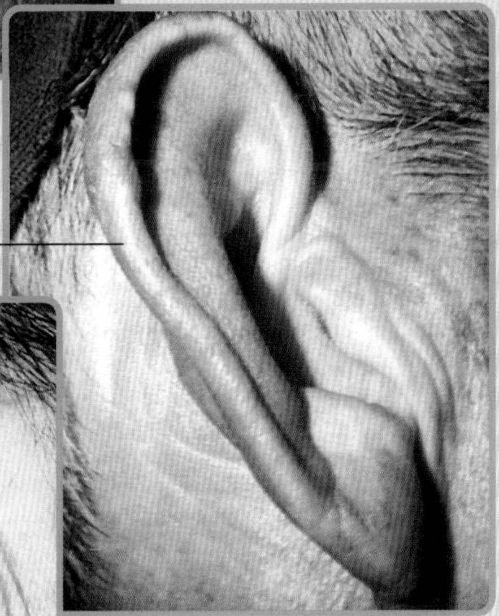

彩圖 28 ▶

肝陽穴區結節狀隆起 ——

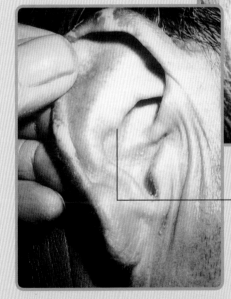

—— 肝穴區條片狀隆起

◀彩圖 29

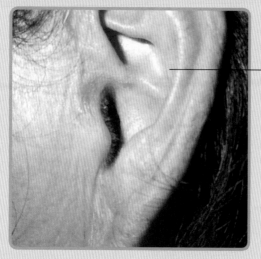

胰膽穴區軟骨
組織增生

◀彩圖30

胰膽穴區點狀紅暈，有光澤

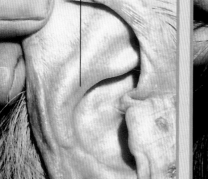

胰膽穴區粟米粒大小結節

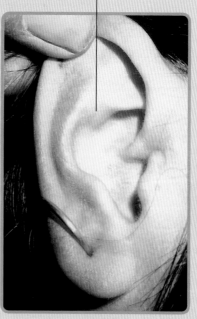

▲彩圖31

▲彩圖32

胰膽穴區軟骨增生性贅生物　　　　胰膽穴區贅生物

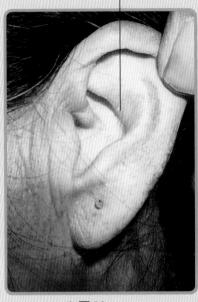

▲ 彩圖 33　　　　　　　　　▲ 彩圖 34

心穴區有光澤

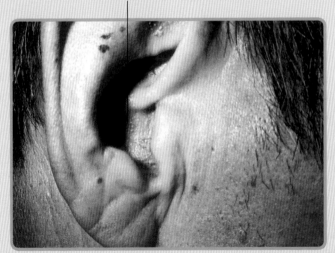

彩圖 35 ▶

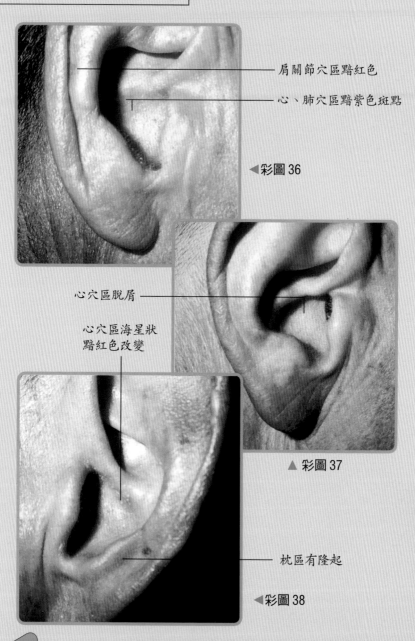

肩關節穴區黯紅色

心、肺穴區黯紫色斑點

◀彩圖 36

心穴區脫屑

心穴區海星狀
黯紅色改變

▲ 彩圖 37

枕區有隆起

◀彩圖 38

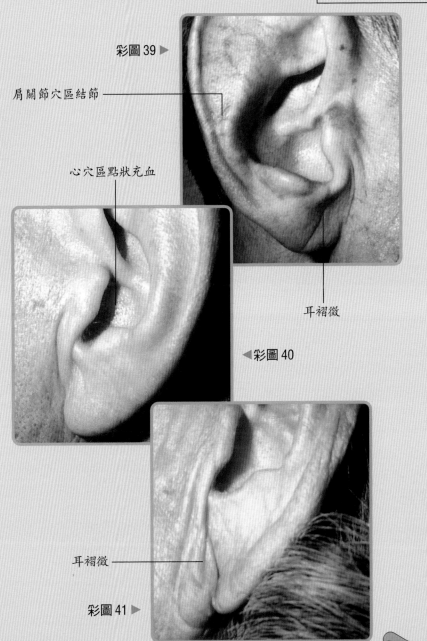

彩圖 39 ▶

肩關節穴區結節 ─────

心穴區點狀充血

耳褶徵

◀彩圖 40

耳褶徵 ─────

彩圖 41 ▶

耳垂部隱心溝　　　　　　　　耳垂部隱心溝

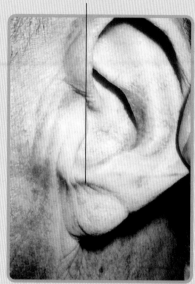
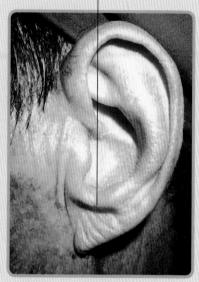

▲ 彩圖42　　　　　　　　　　▲ 彩圖43

心穴區龜裂狀

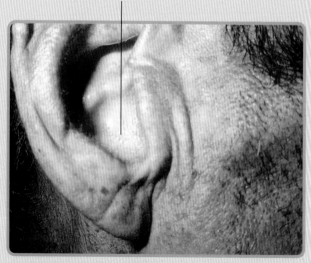

◀彩圖44

心穴區凹陷

耳褶徵

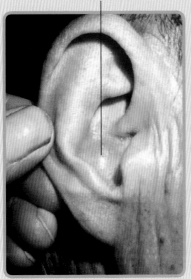

▲ 彩圖 45

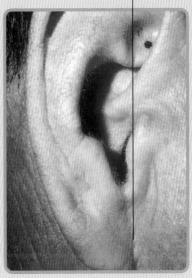

▲ 彩圖 46

皮質下點狀紅暈

彩圖 47 ▶

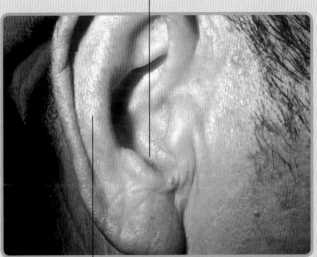

肩關節穴區條索樣

▼ 彩圖 48

皮質下穴區上 1/3 處紅斑

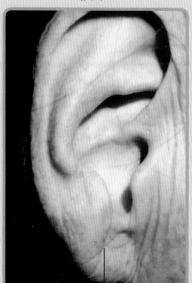

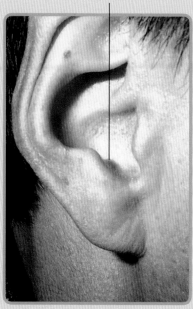

▲ 彩圖 49

耳褶徵

心穴區環狀皺褶紋

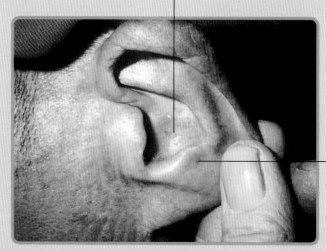

◀彩圖 50

枕穴區紅點

心穴區擴張的小血管　　　　心穴區圓點狀白色

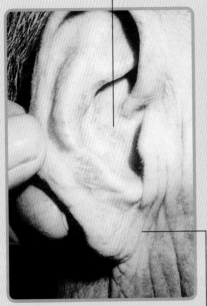

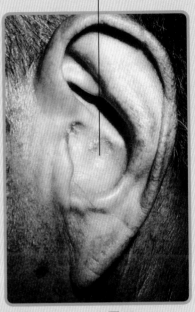

▲ 彩圖 51　　　　皺褶紋　　　▲ 彩圖 52

胸椎、腰骶椎有結節

彩圖 53 ▶

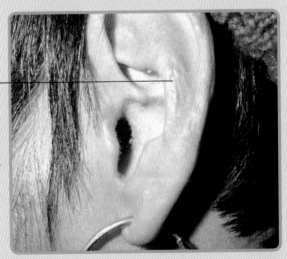

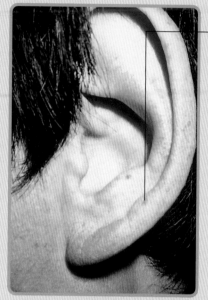

鎖骨穴區小結節

▲ 彩圖 54

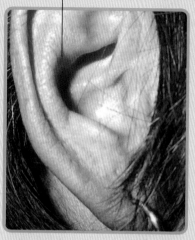

腹穴區毛細血管顯見

▲ 彩圖 55

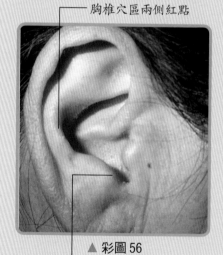

胸椎穴區兩側紅點

▲ 彩圖 56

內分泌穴區小結節

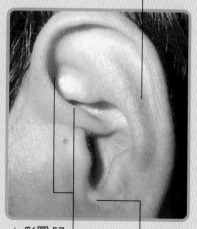

胰膽穴區紅色斑點

▲ 彩圖 57

內分泌穴區片狀增厚

內生殖器、艇角穴區色紅，油潤

內分泌穴區腫脹

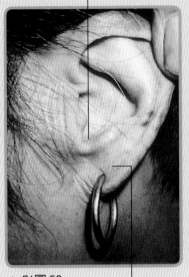

▲ 彩圖 58

枕穴區片狀增厚

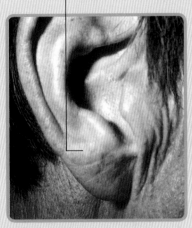

▲ 彩圖 59

枕穴區隆起

內生殖器、艇角穴區色紅，油潤

艇角穴區環狀皺褶

枕穴區隆起

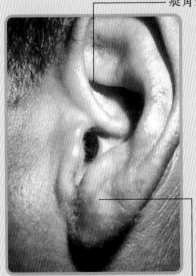

▲ 彩圖 60

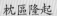

枕區隆起

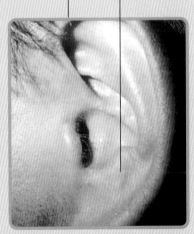

▲ 彩圖 61

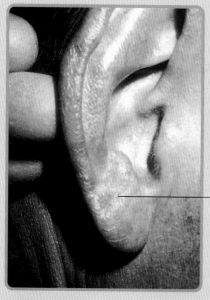

◀彩圖 62

枕穴區紅暈

面頰穴區片狀紅暈

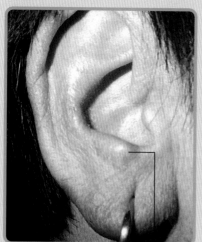

▲彩圖 63

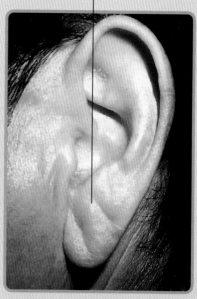

額穴區紅暈

▲彩圖 64

彩圖65▶

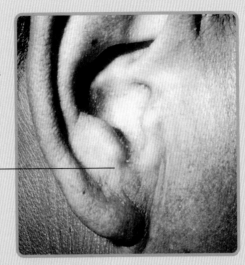

面頰穴區點，
片狀白色改變

胸椎穴區毛細血管充盈

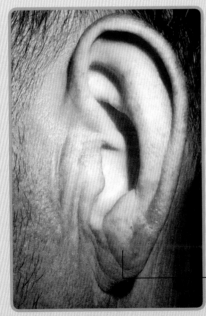

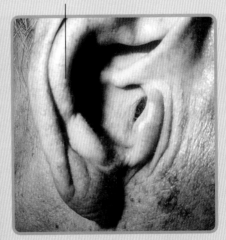

▲ 彩圖67

面頰穴區皺褶

▲ 彩圖66

腎穴區點狀白色 ——

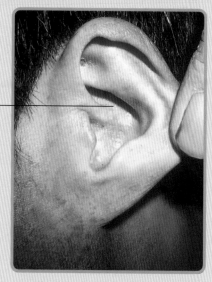

▲ 彩圖 68

腎穴區片狀淡紅暈

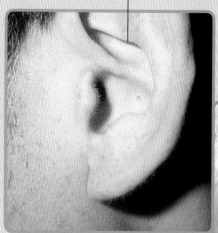

▲ 彩圖 69

內生殖器區、內分泌穴區黯紅色

—— 腎穴區脫屑

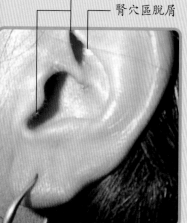

彩圖 70 ▶

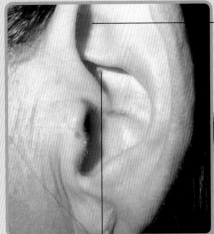

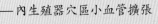
內生殖器穴區小血管擴張

膀胱穴區結節、紅斑

▲彩圖71

輸尿管穴區紅斑

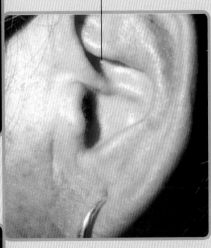

▲彩圖72

膀胱穴區結節、紅斑

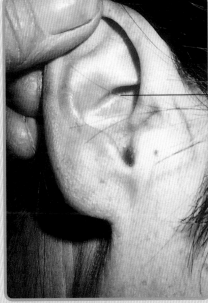

◀彩圖73

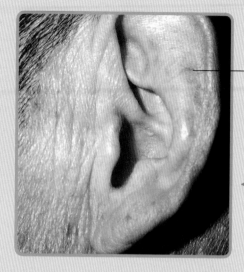

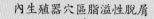
尿道穴區色斑

◀彩圖74

腎、輸尿管、膀胱穴區結節　　　　　內生殖器穴區脂溢性脫屑

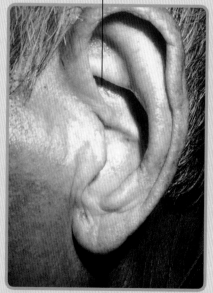

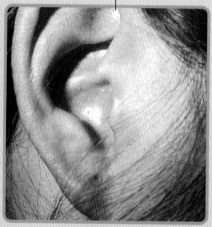

▲彩圖76

▲彩圖75

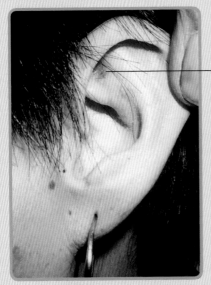

內生殖器穴區混合性改變

▲ 彩圖77

內生殖器穴區
黯紅色、脫屑

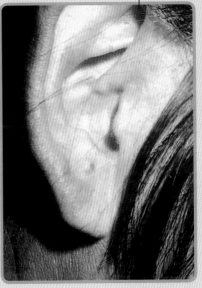

▲ 彩圖78

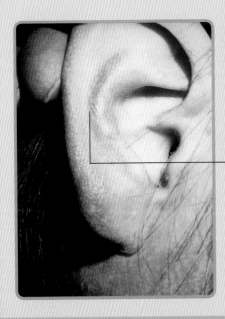

胸椎穴區條索狀

◀彩圖79

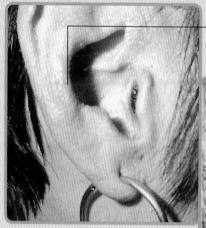

胸椎穴區結節

艇角穴區黑色

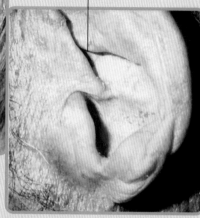

▲ 彩圖 80

彩圖 81 ▶

艇角穴區淡黃色

尿道穴區片狀增厚

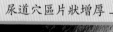

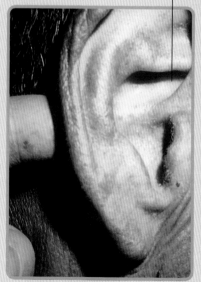

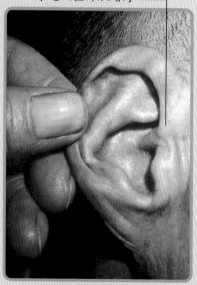

▲ 彩圖 82

▲ 彩圖 83

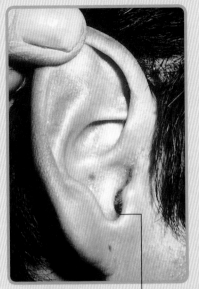

內生殖器、艇角穴區色白，乾燥

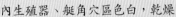

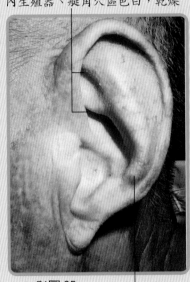

▲ 彩圖 84　　內分泌穴區點、片狀增厚

▲ 彩圖 85

頸椎穴區點狀白色

內生殖器穴區脫屑

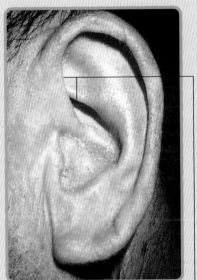

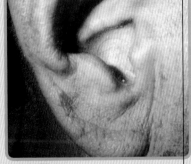

▲ 彩圖 87

外生殖器穴區灰白色

▲ 彩圖 86　　內生殖器、艇角穴區色白，乾燥

內生殖器脫屑 ——

外生殖器灰白色 ——

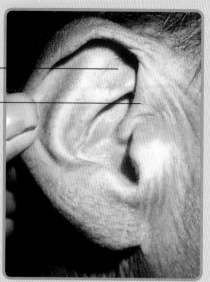

▲ 彩圖 88

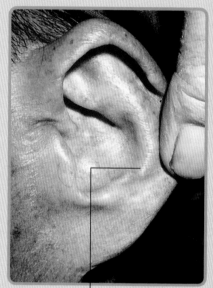

▲ 彩圖 89

頸椎穴區隆起結節

頸椎穴區隆起結節 ——

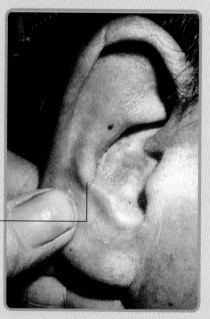

彩圖 90 ▶

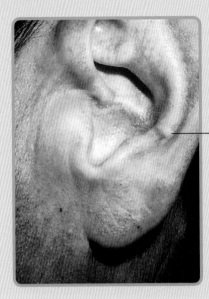

◀彩圖 91

————— 頸椎穴區一側性隆起結節

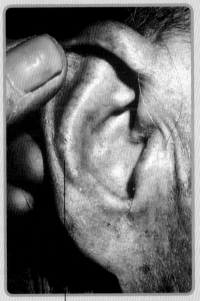

▲ 彩圖 92

頸椎穴區串珠狀隆起

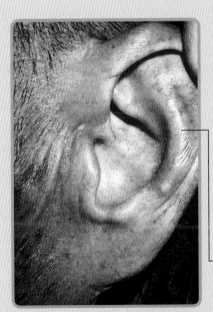

————— 腰骶椎穴區隆起結節

◀彩圖 93

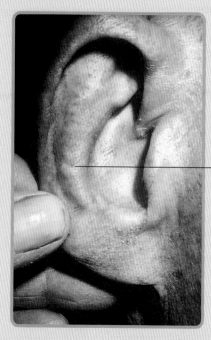

頸椎、腰骶椎穴
區隆起，結節

彩圖 94 ▶

腰骶椎穴區片狀紅色

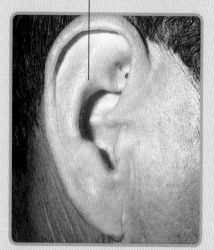

▲ 彩圖 95

色斑面積與腰病的範圍成正比

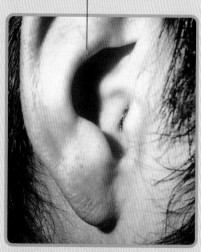

▲ 彩圖 96

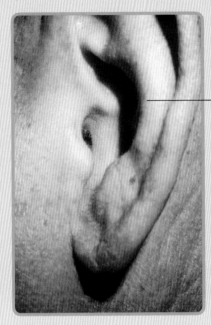

◀彩圖 97

腰骶椎穴區顏色反映受傷時間

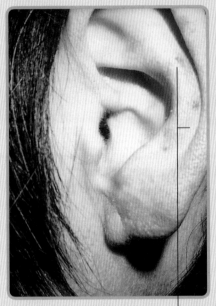

▲ 彩圖 99

腕、肘關節穴區片狀紅暈

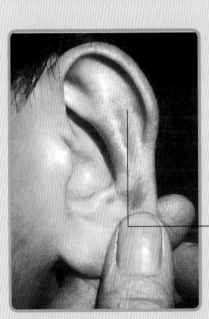

腕關節穴區點狀紅暈

◀彩圖 98

腕、肘、肩關節穴區紅色

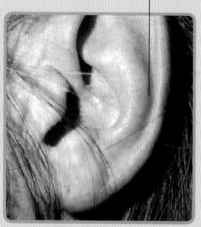

▲ 彩圖 100

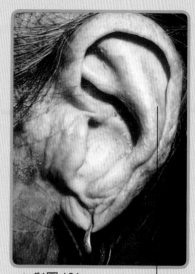

▲ 彩圖 101

肘關節穴區黯紅色改變

頸椎區片狀紅暈

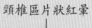

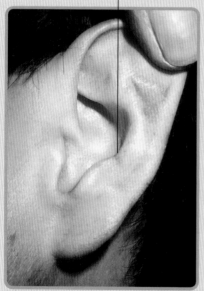

▲ 彩圖 102

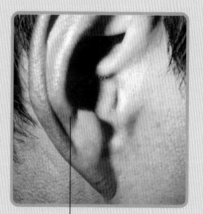

▲ 彩圖 103

頸椎穴區點狀白色，邊緣紅色

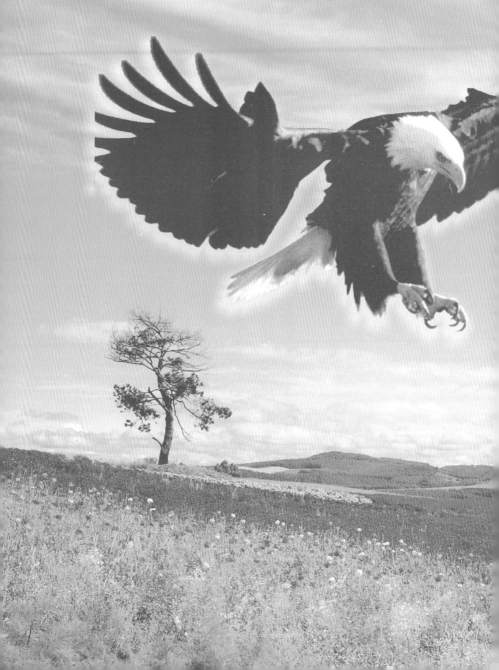

大展好書　好書大展
品嘗好書　冠群可期

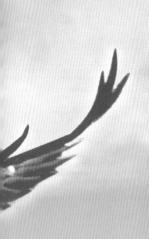

大展好書　好書大展
品嘗好書　冠群可期